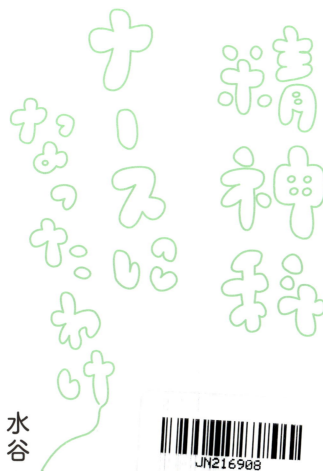

精神科ナースになったわけ

水谷 緑

イースト・プレス

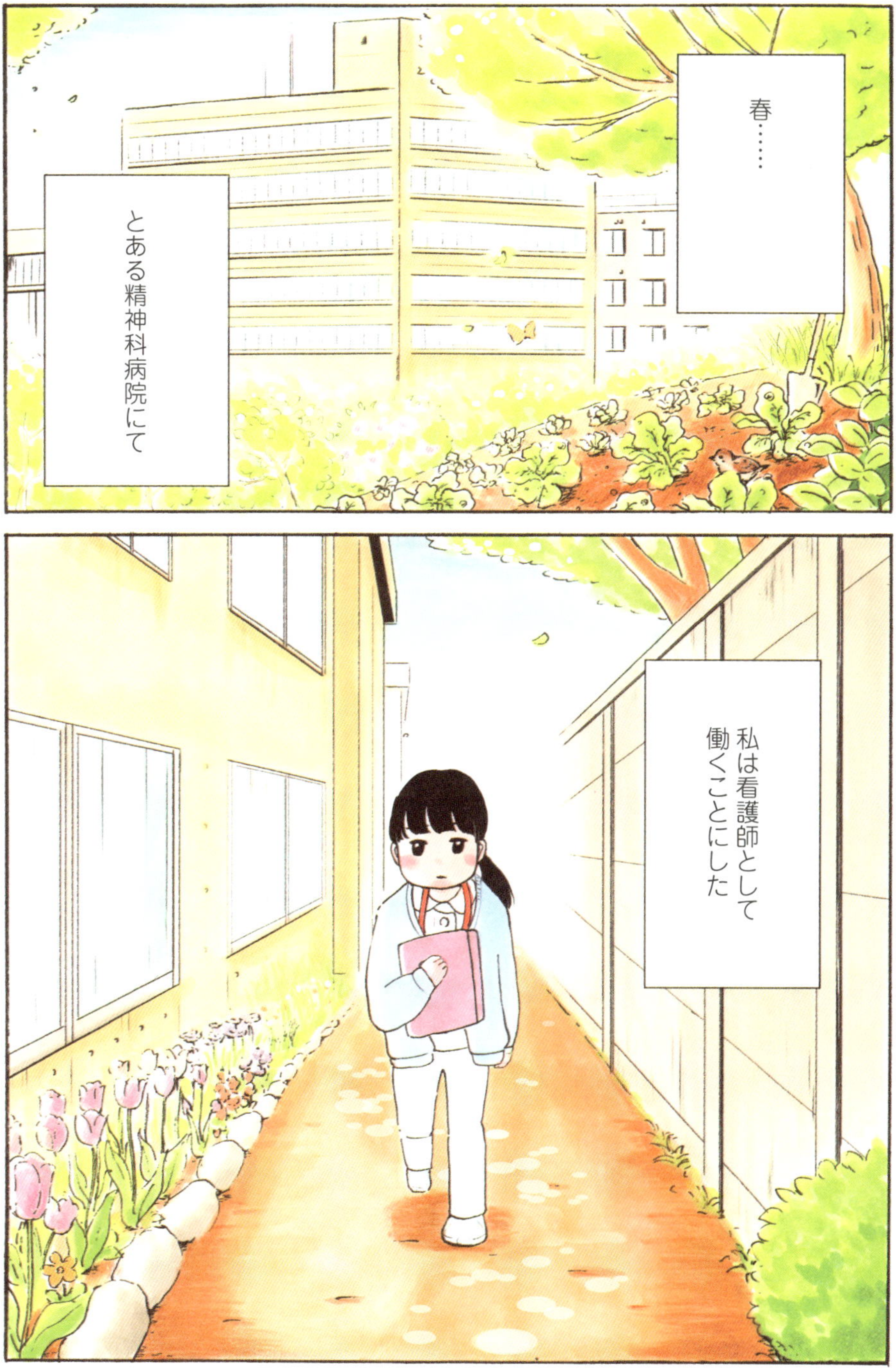
春……
とある精神科病院にて
私は看護師として働くことにした

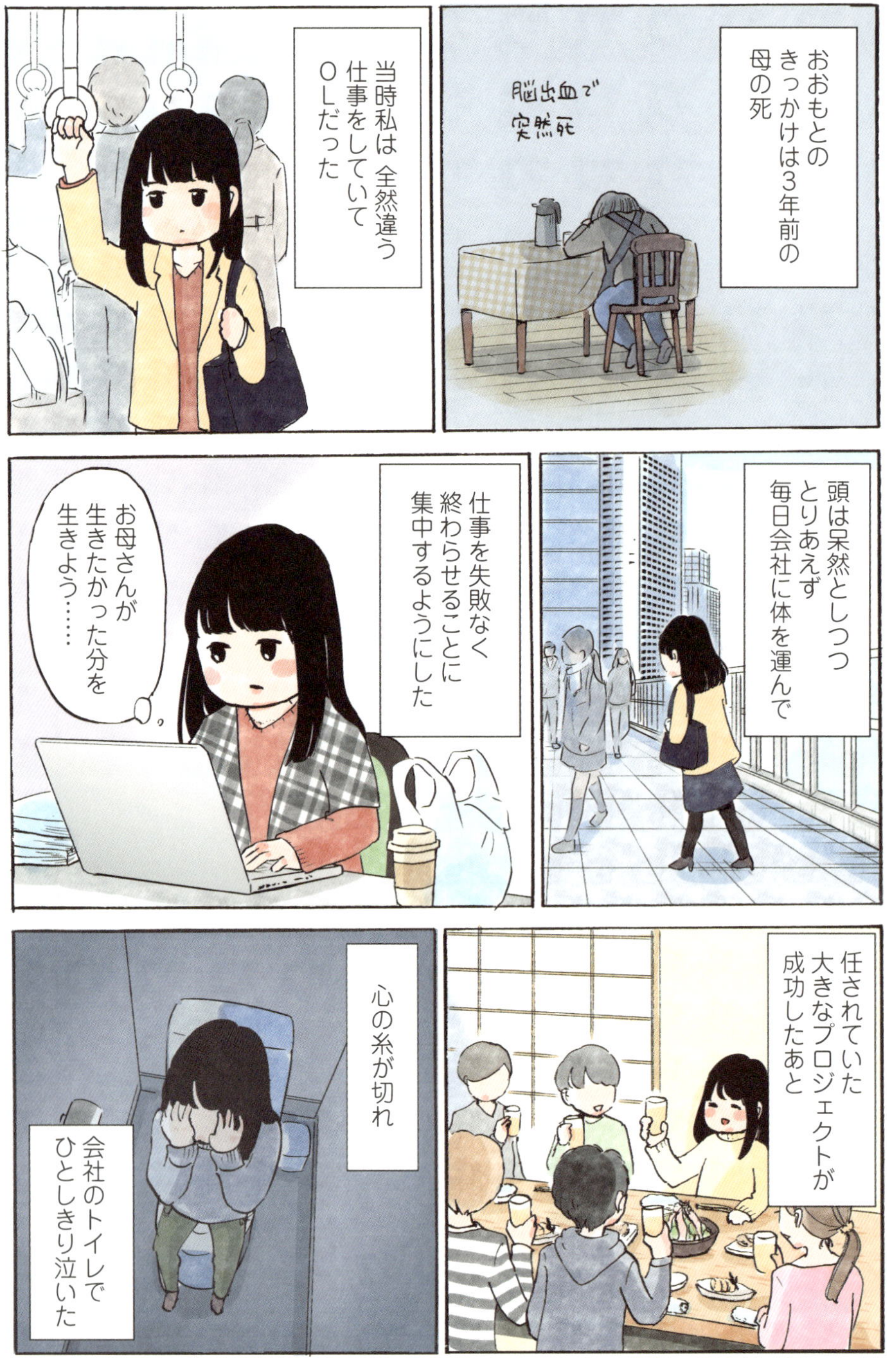
おおもとのきっかけは3年前の母の死
脳出血で突然死
当時私は 全然違う仕事をしていてOLだった
頭は呆然としつつとりあえず毎日会社に体を運んで
仕事を失敗なく終わらせることに集中するようにした
お母さんが生きたかった分を生きよう……
任されていた大きなプロジェクトが成功したあと
心の糸が切れ
会社のトイレでひとしきり泣いた

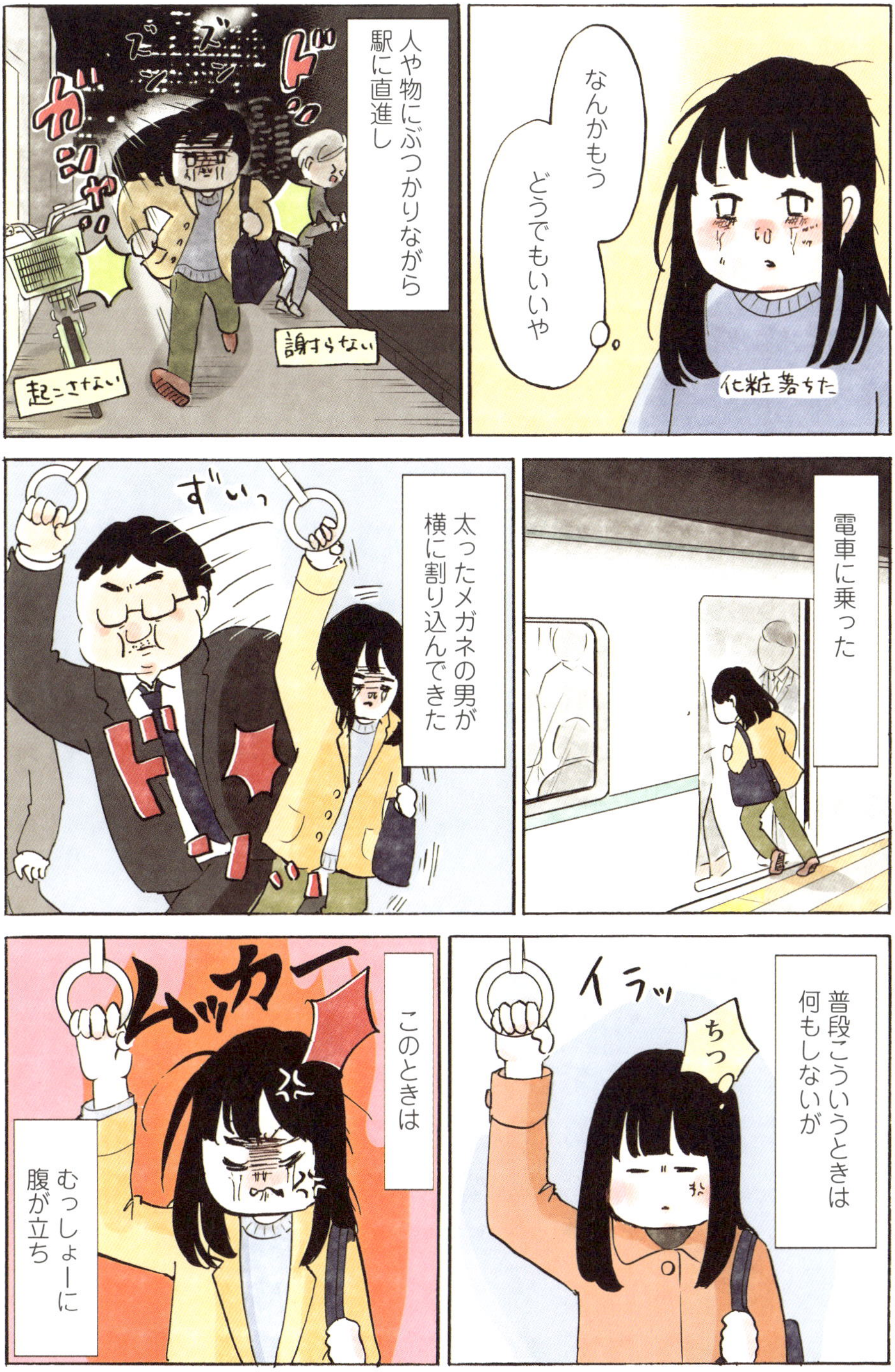
なんかもう
どうでもいいや
化粧落ちた
人や物にぶつかりながら駅に直進し
謝らない
起こさない
電車に乗った
太ったメガネの男が横に割り込んできた
ずいっ
普段こういうときは何もしないが
イラッ
ちっ
このときは
むっしょーに腹が立ち
ムッカー

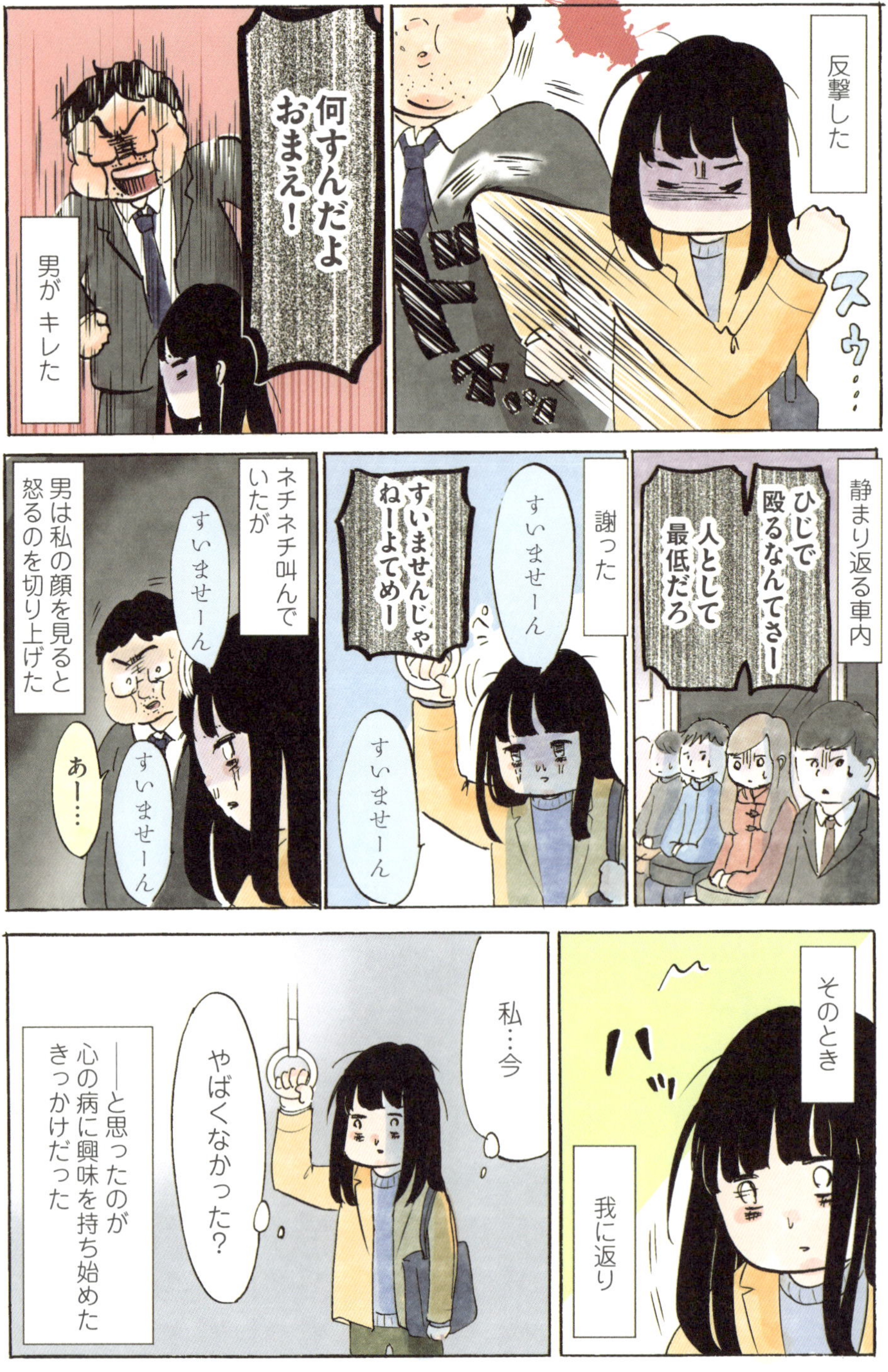
反撃した
スゥ…
何すんだよ おまえ！
男が キレた
静まり返る車内
ひじで殴るなんてさー
人として最低だろ
謝った
すいませーん
すいませんじゃねーよてめー
すいませーん
ネチネチ叫んでいたが
すいませーん
すいませーん
あー…
男は私の顔を見ると怒るのを切り上げた
そのとき
ハッ
我に返り
私…今
やばくなかった？
——と思ったのが
心の病に興味を持ち始めた
きっかけだった

第1章

はじめての精神科病院

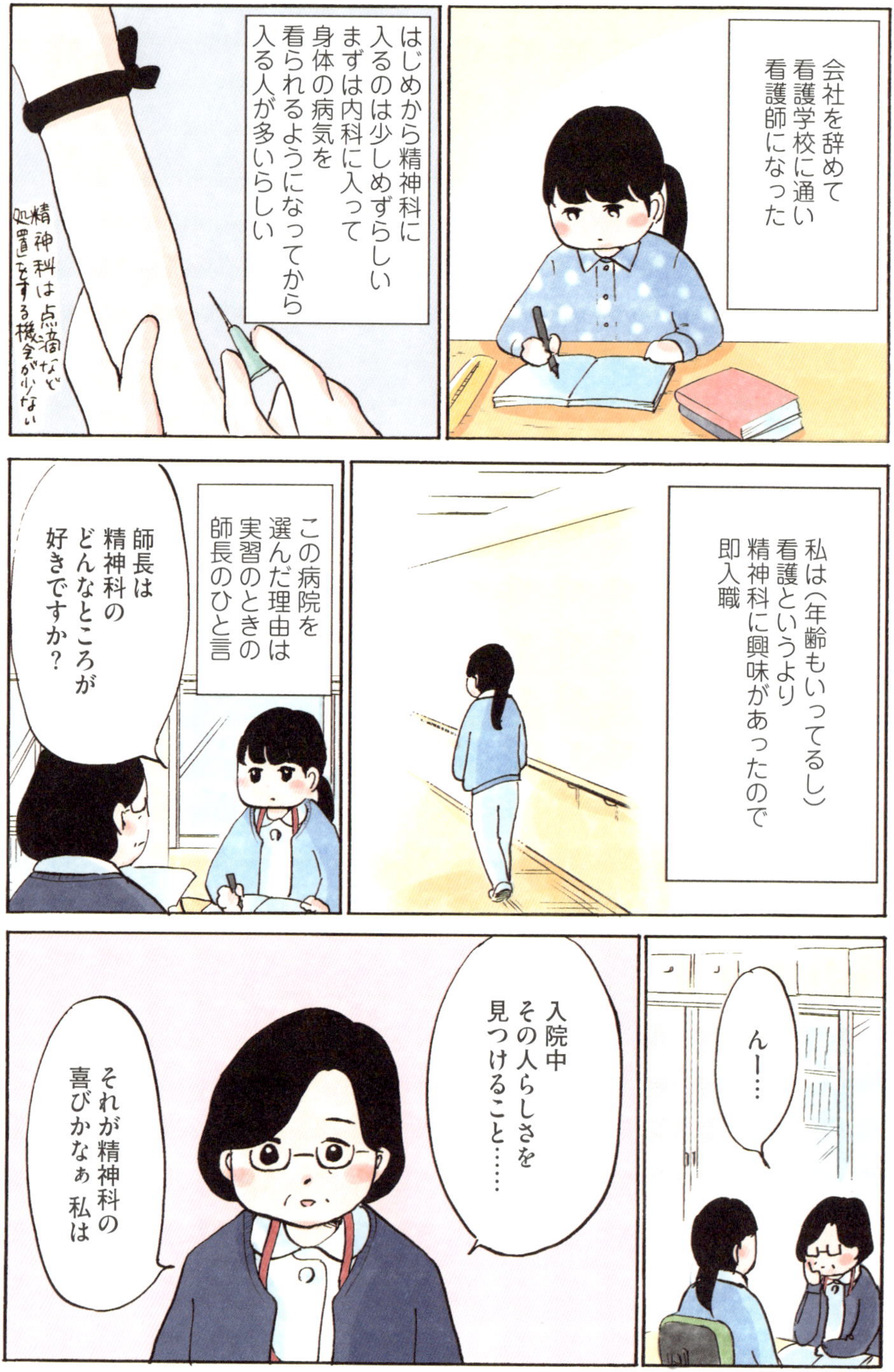
会社を辞めて
看護学校に通い
看護師になった
はじめから精神科に
入るのは少しめずらしい
まずは内科に入って
身体の病気を
看られるようになってから
入る人が多いらしい
精神科は点滴など
処置をする機会が少ない
私は（年齢もいってるし）
看護というより
精神科に興味があったので
即入職
この病院を
選んだ理由は
実習のときの
師長のひと言
師長は
精神科の
どんなところが
好きですか？
んー……
入院中
その人らしさを
見つけること……
それが精神科の
喜びかなぁ 私は

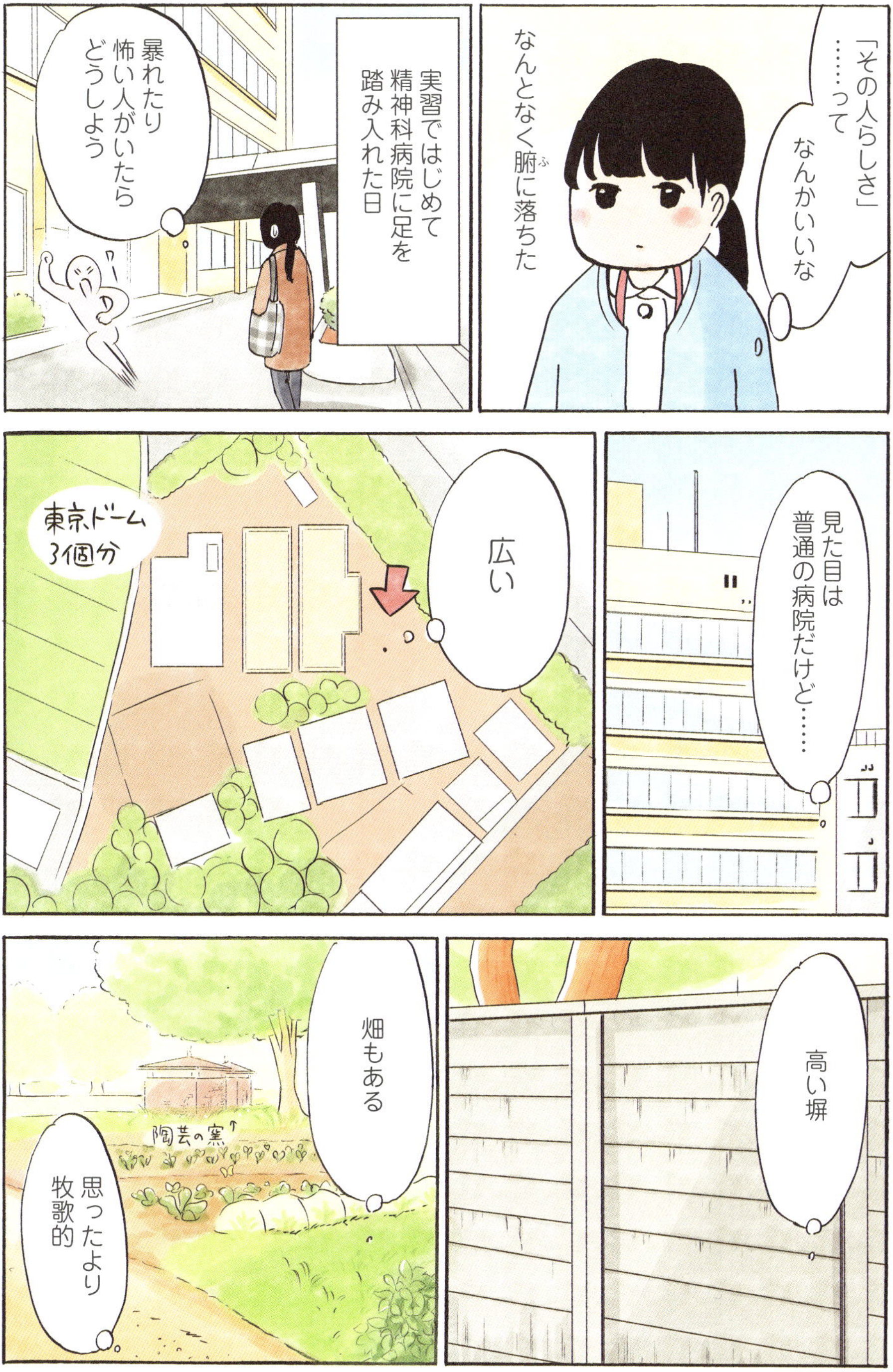
「その人らしさ」……って
なんかいいな
なんとなく腑《ふ》に落ちた
実習ではじめて精神科病院に足を踏み入れた日
暴れたり怖い人がいたらどうしよう
見た目は普通の病院だけど……
広い
東京ドーム3個分
高い塀
畑もある
陶芸の窯
思ったより牧歌的

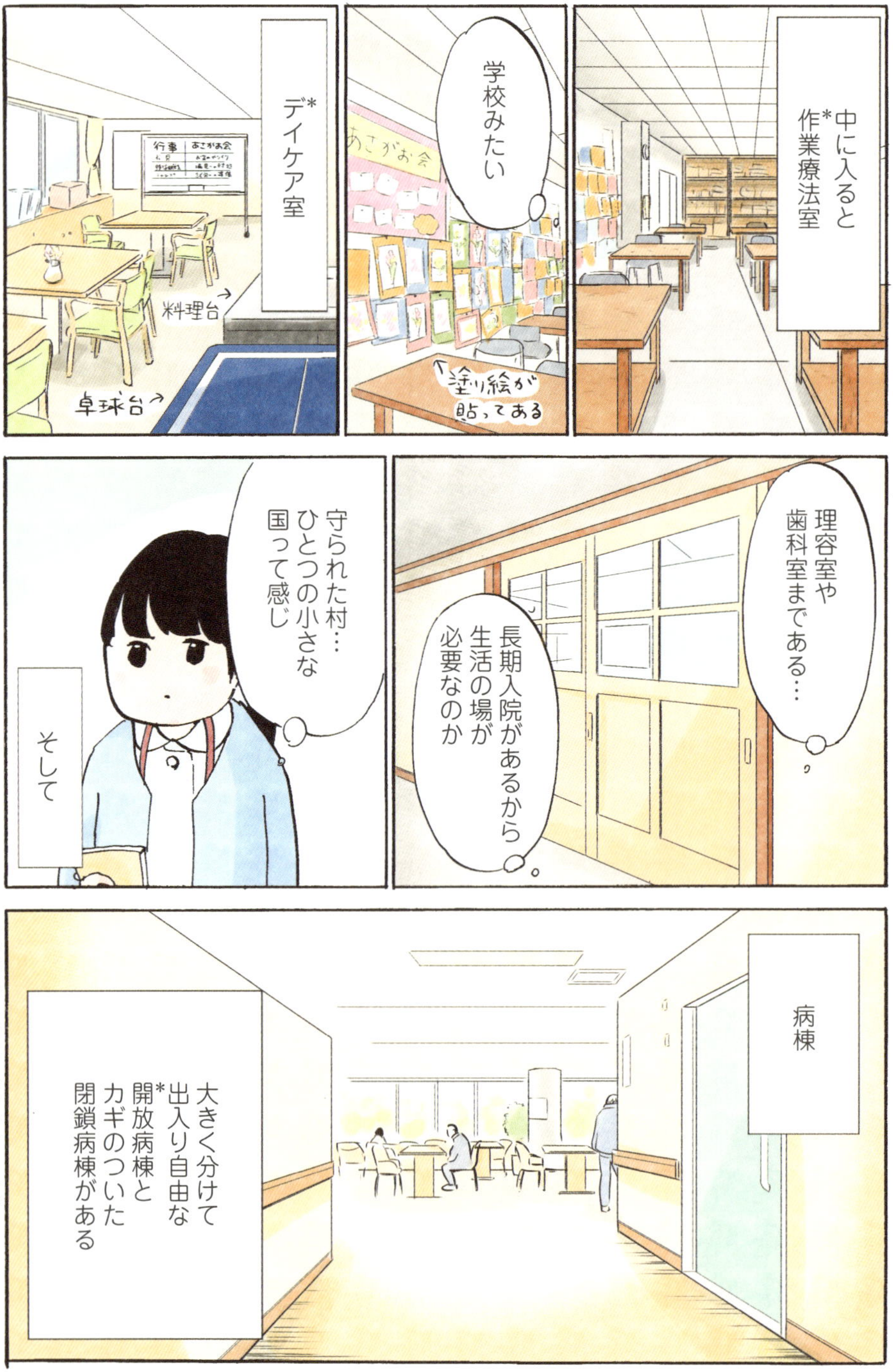
中に入ると
作業療法室*
学校みたい
あさがお会
塗り絵が貼ってある
デイケア室*
料理台
卓球台
理容室や歯科室まである…
長期入院があるから生活の場が必要なのか
守られた村…ひとつの小さな国って感じ
そして
病棟
大きく分けて出入り自由な開放病棟*とカギのついた閉鎖病棟がある

*人間が生活の中で行う作業をすることにより、回復を目指す治療法。

*患者さんが日中、グループ活動などを通して、社会復帰を目標に行う精神的なリハビリテーション。

*開放病棟も夜間はカギがかかります。

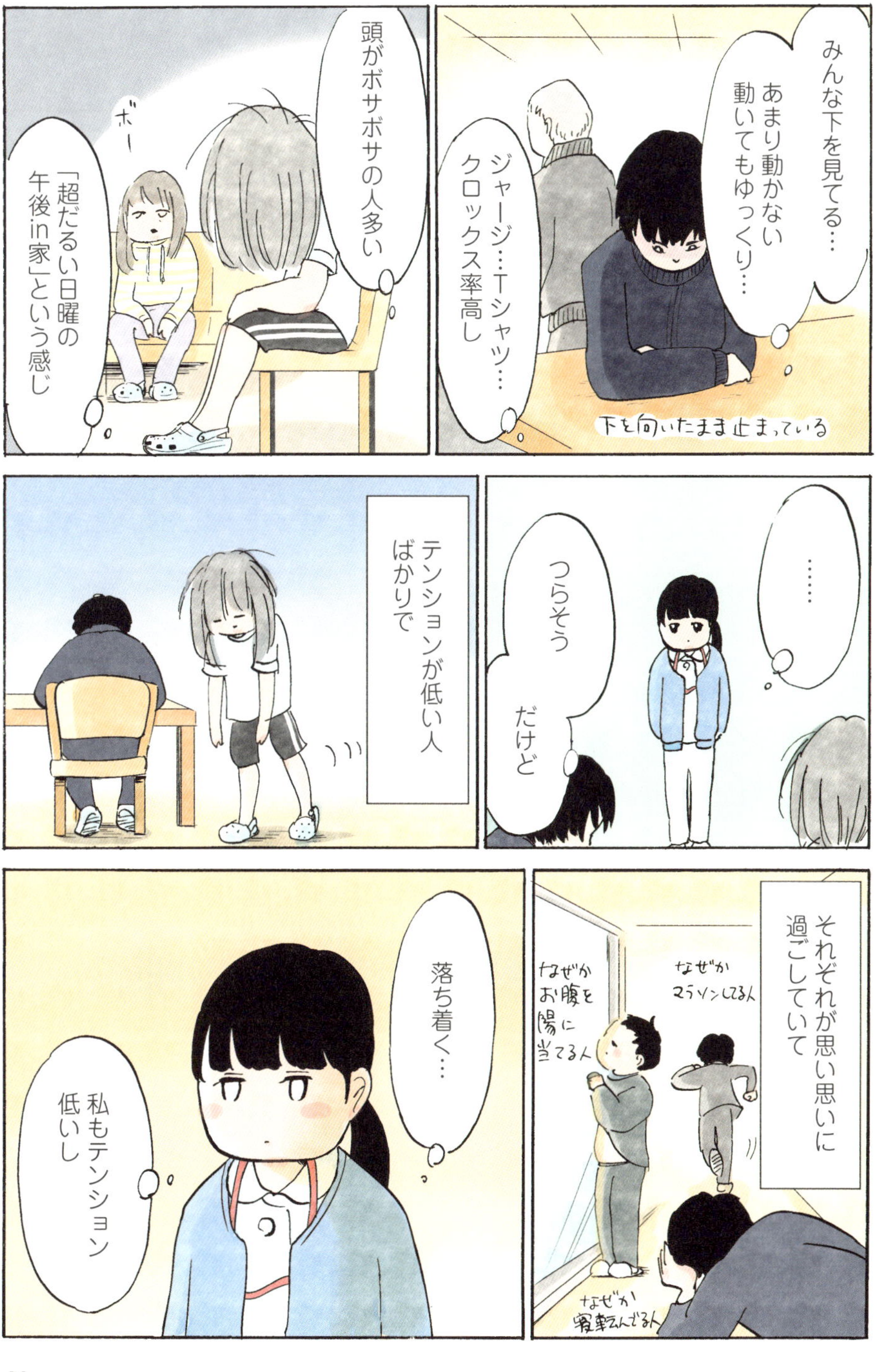
みんな下を見てる…
あまり動かない
動いてもゆっくり…
ジャージ…Tシャツ…
クロックス率高し
下を向いたまま止まっている
頭がボサボサの人多い
ボー
「超だるい日曜の午後in家」という感じ
……
つらそう
だけど
テンションが低い人ばかりで
それぞれが思い思いに過ごしていて
なぜかマラソンしてる人
なぜかお腹を陽に当てる人
なぜか寝転んでる人
落ち着く…
私もテンション低いし

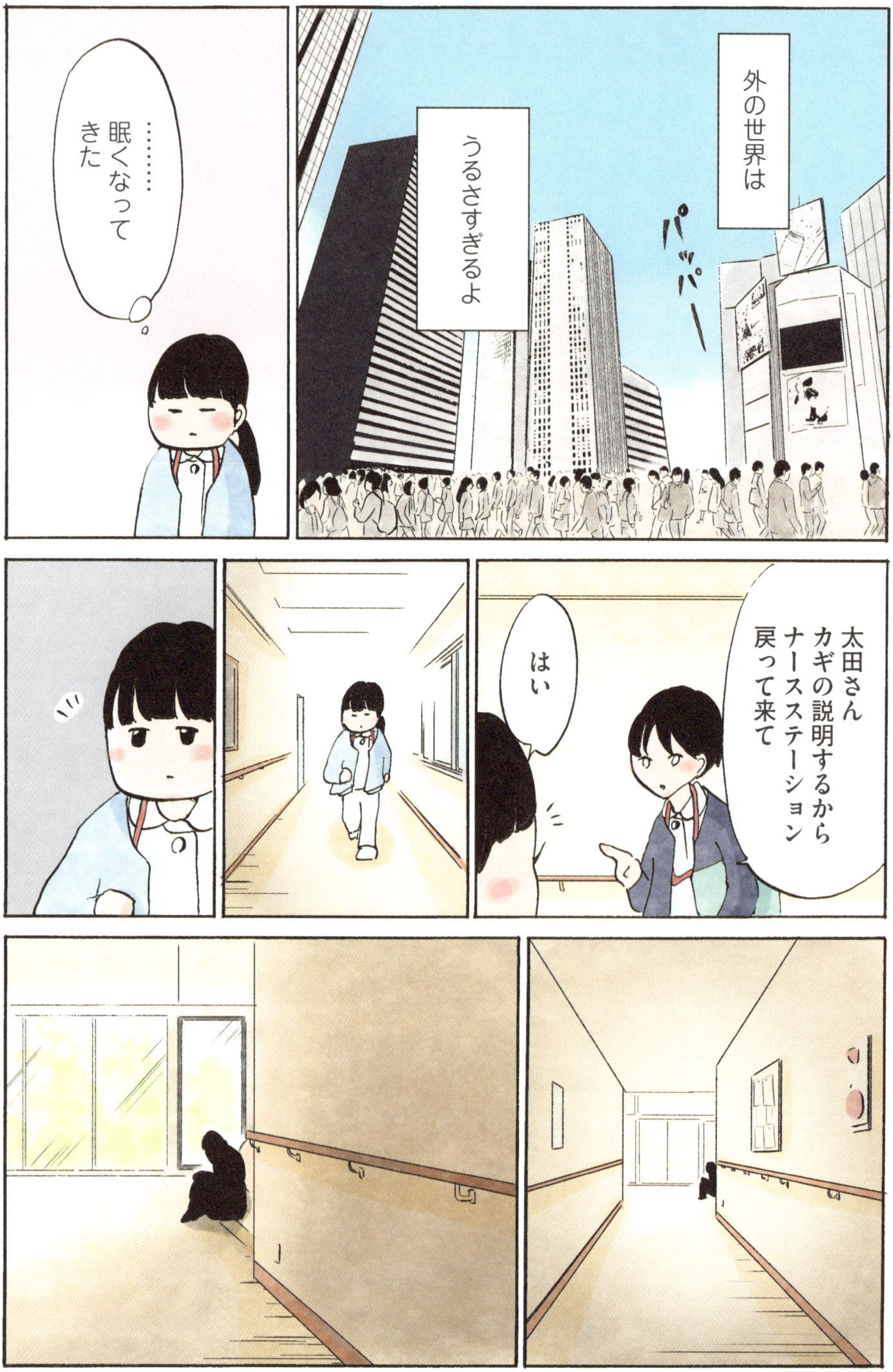
外の世界は
うるさすぎるよ
パッパー
……眠くなってきた
太田さん カギの説明するから ナースステーション戻って来て
はい

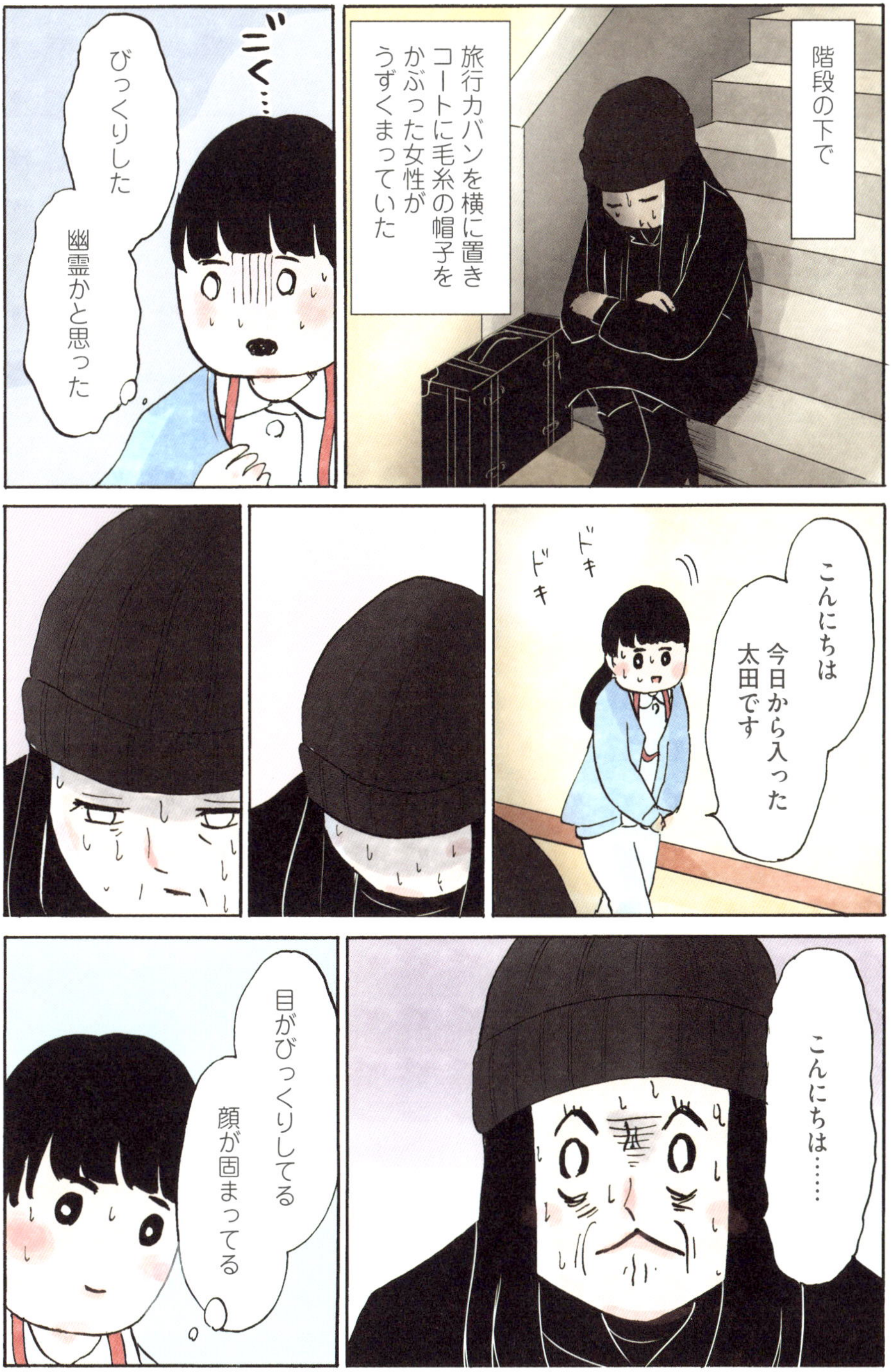
階段の下で
旅行カバンを横に置き
コートに毛糸の帽子を
かぶった女性が
うずくまっていた
ゴく…
びっくりした
幽霊かと思った
こんにちは
今日から入った
太田です
ドキ
ドキ
こんにちは……
目がびっくりしてる
顔が固まってる

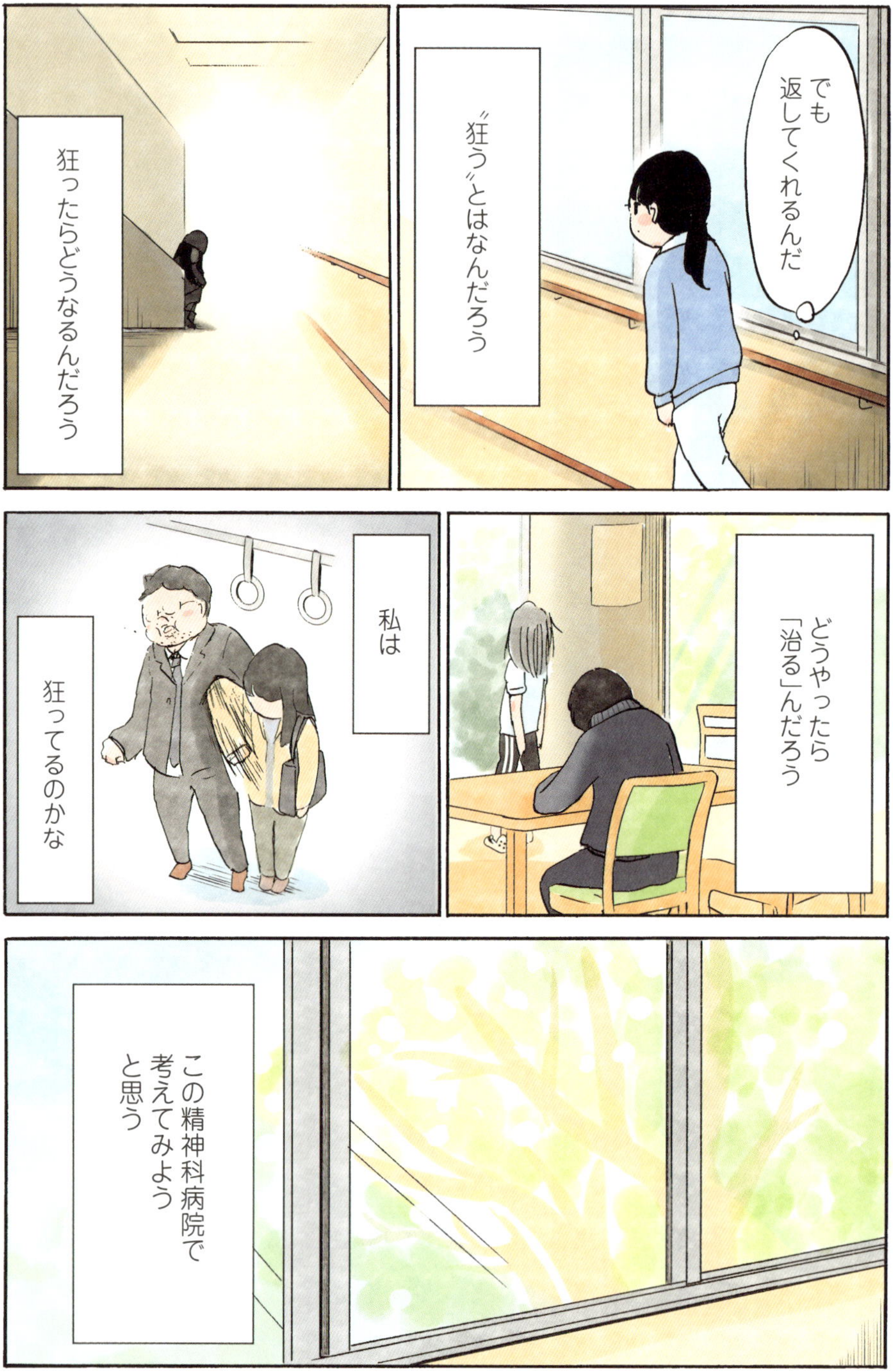

でも
返してくれるんだ
〝狂う〟とはなんだろう
狂ったらどうなるんだろう
どうやったら
「治る」んだろう
私は
狂ってるのかな
この精神科病院で
考えてみよう
と思う

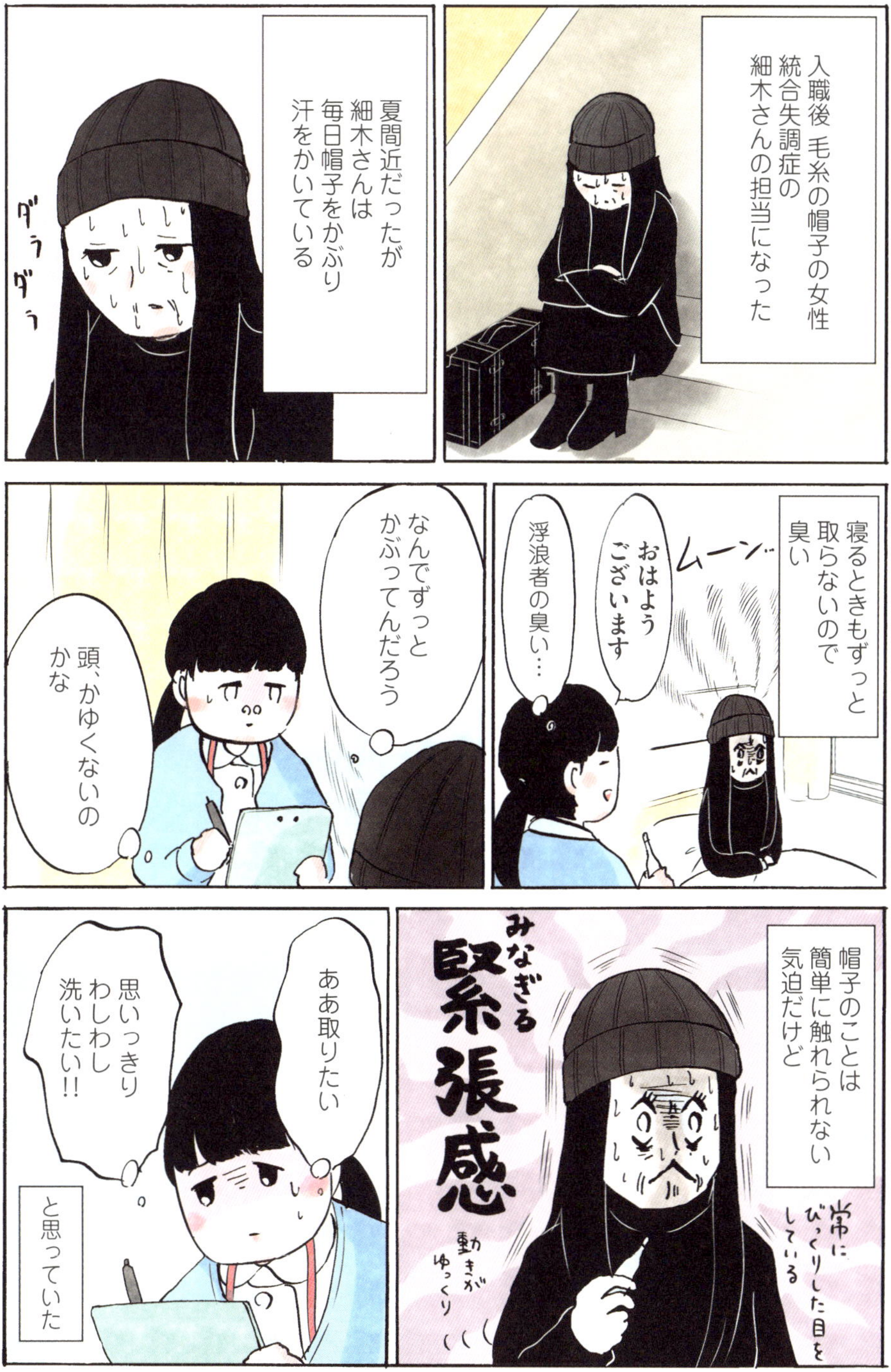
入職後 毛糸の帽子の女性 統合失調症の 細木さんの担当になった
夏間近だったが 細木さんは 毎日帽子をかぶり 汗をかいている
ダラダラ
寝るときもずっと 取らないので 臭い
ムーン
おはようございます
浮浪者の臭い…
なんでずっと かぶってんだろう
頭、かゆくないのかな
帽子のことは 簡単に触れられない 気迫だけど
みなぎる緊張感
常にびっくりした目をしている
動きがゆっくり
ああ取りたい
思いっきり わしわし 洗いたい!!
と思っていた

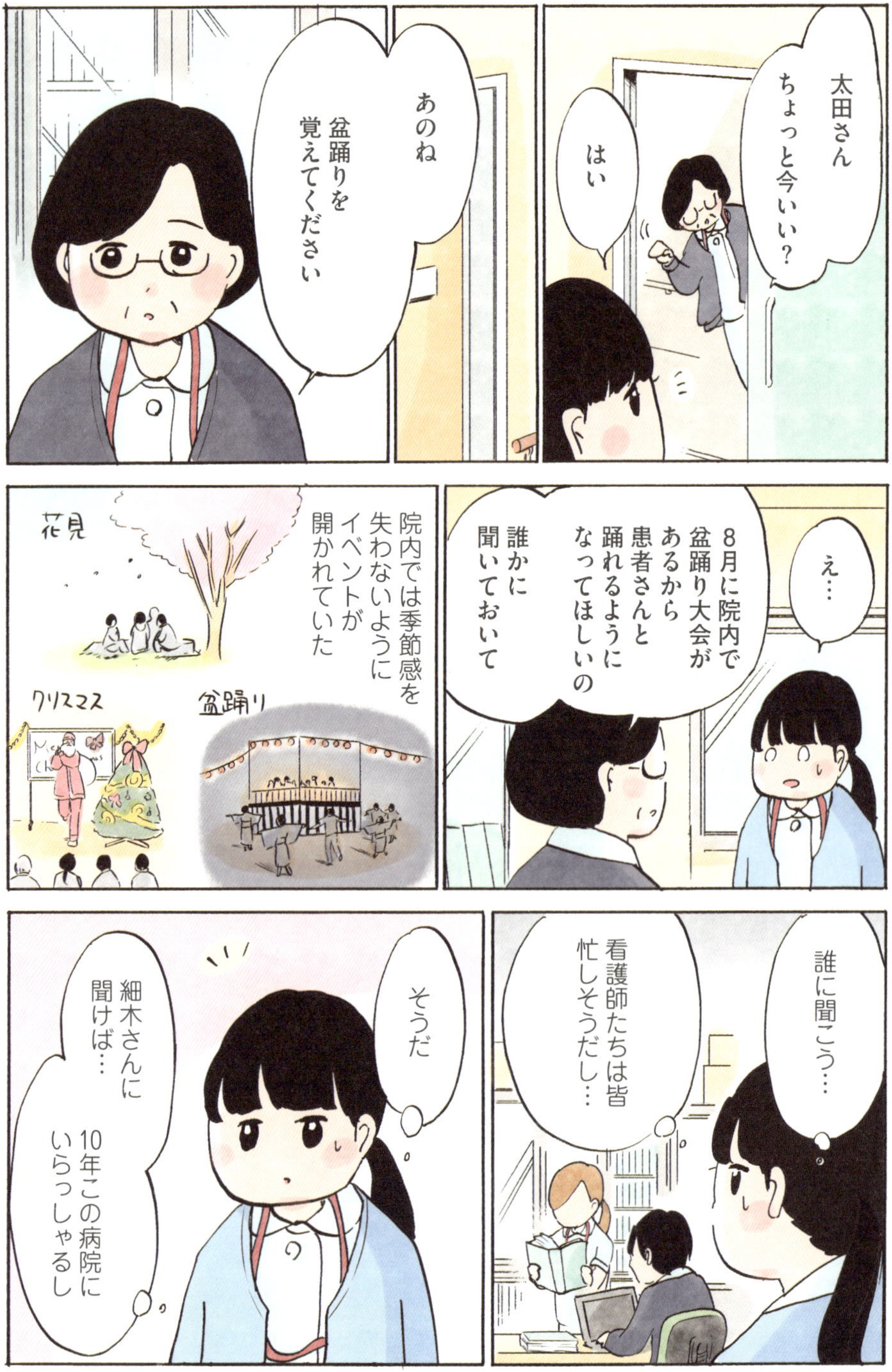

太田さん
ちょっと今いい?
はい
あのね
盆踊りを
覚えてください
え…
8月に院内で
盆踊り大会が
あるから
患者さんと
踊れるように
なってほしいの
誰かに
聞いておいて
院内では季節感を
失わないように
イベントが
開かれていた
花見
クリスマス
盆踊り
誰に聞こう…
看護師たちは皆
忙しそうだし…
そうだ
細木さんに
聞けば…
10年この病院に
いらっしゃるし

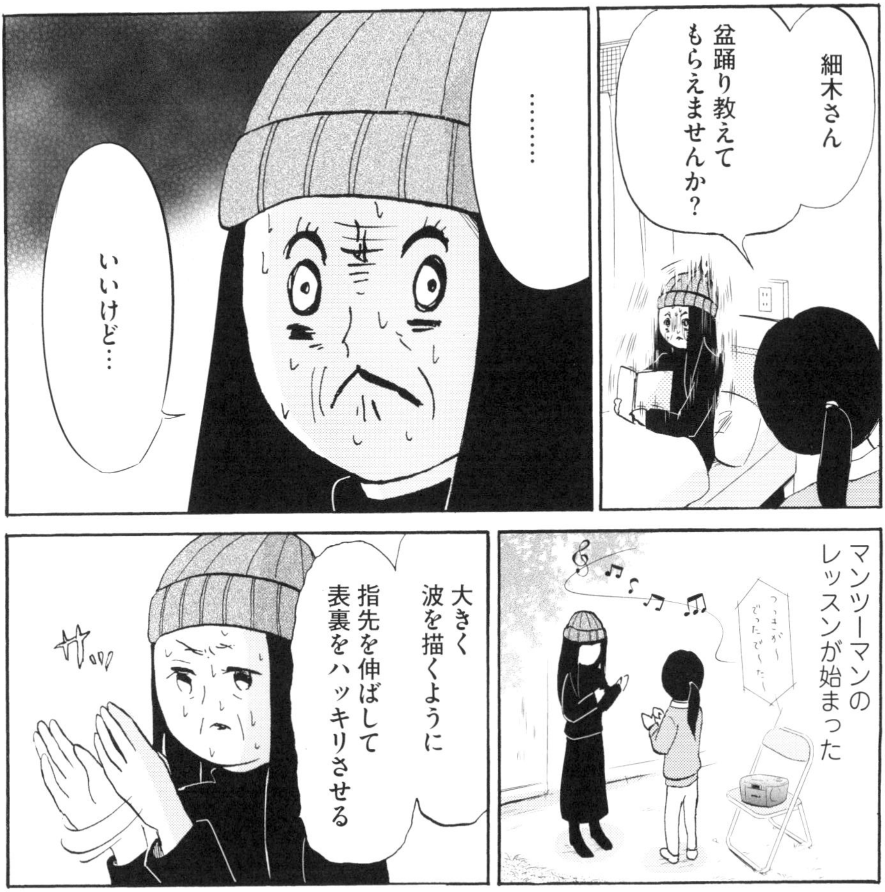
細木さん
盆踊り教えてもらえませんか？
………
いいけど…
マンツーマンのレッスンが始まった
大きく
波を描くように
指先を伸ばして
表裏をハッキリさせる
こうですか？
違う…
それじゃ
美しくないわ
こう

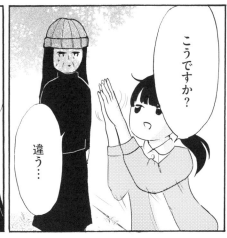

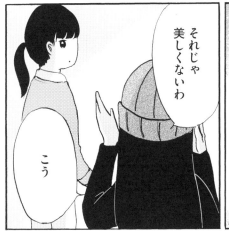

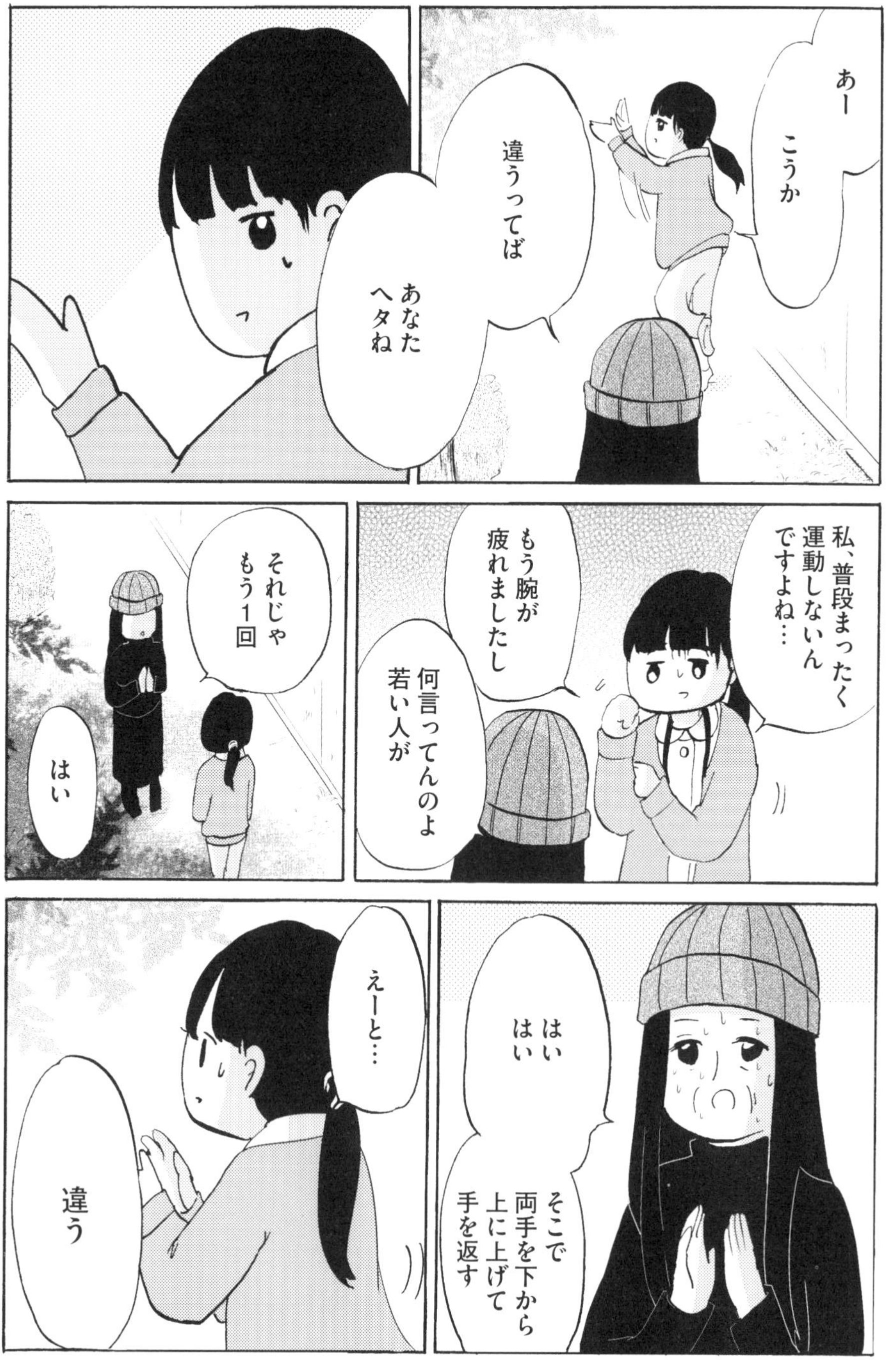
あー
こうか
違うってば
あなた
ヘタね
私、普段まったく
運動しないいん
ですよね…
もう腕が
疲れましたし
何言ってんのよ
若い人が
それじゃ
もう1回
はい
はい
はい
そこで
両手を下から
上に上げて
手を返す
えーと…
違う

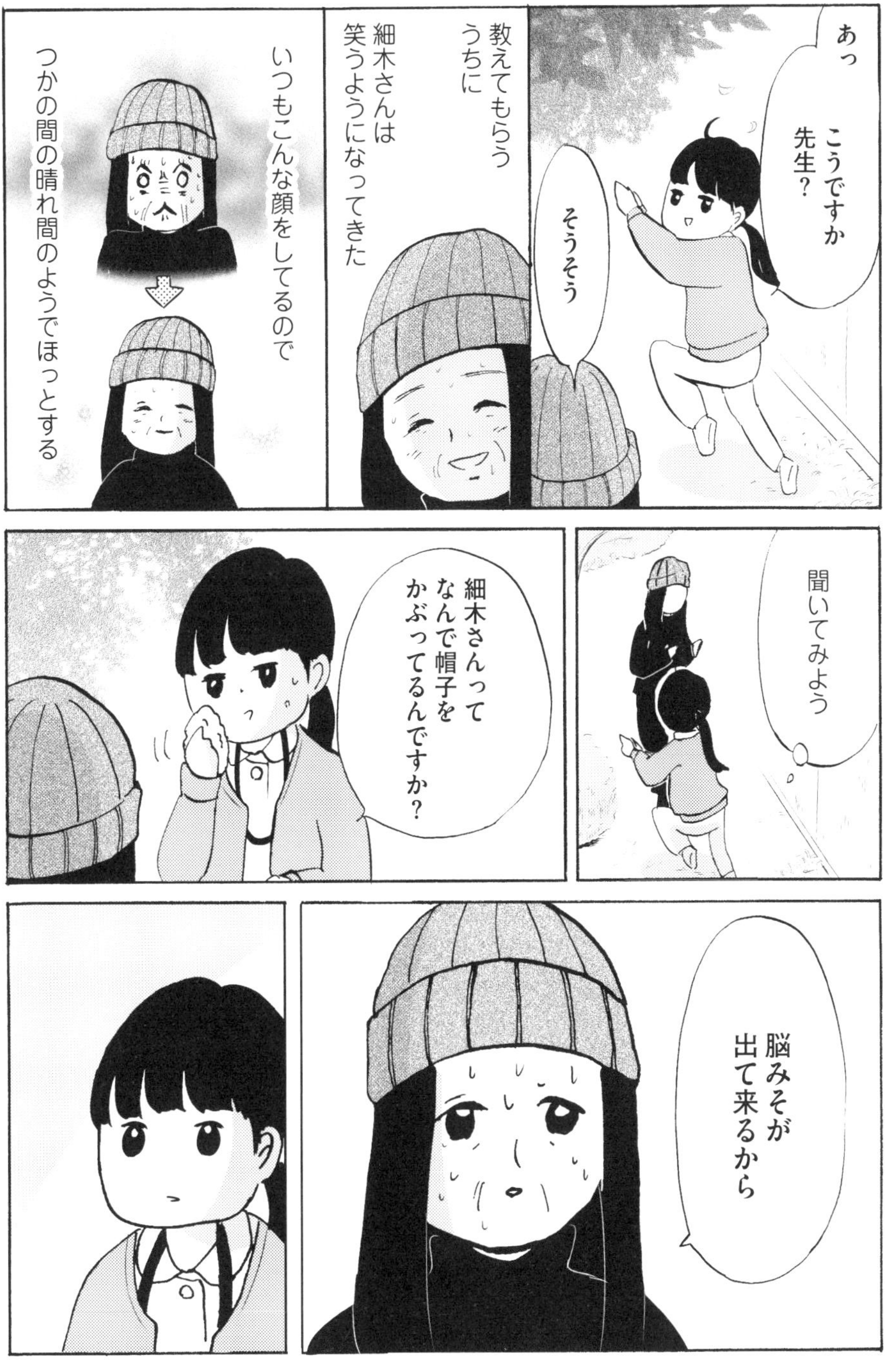

あっ
こうですか
先生？
そうそう
教えてもらう
うちに
細木さんは
笑うようになってきた
いつもこんな顔をしてるので
つかの間の晴れ間のようでほっとする
聞いてみよう
細木さんって
なんで帽子を
かぶってるんですか？
脳みそが
出て来るから

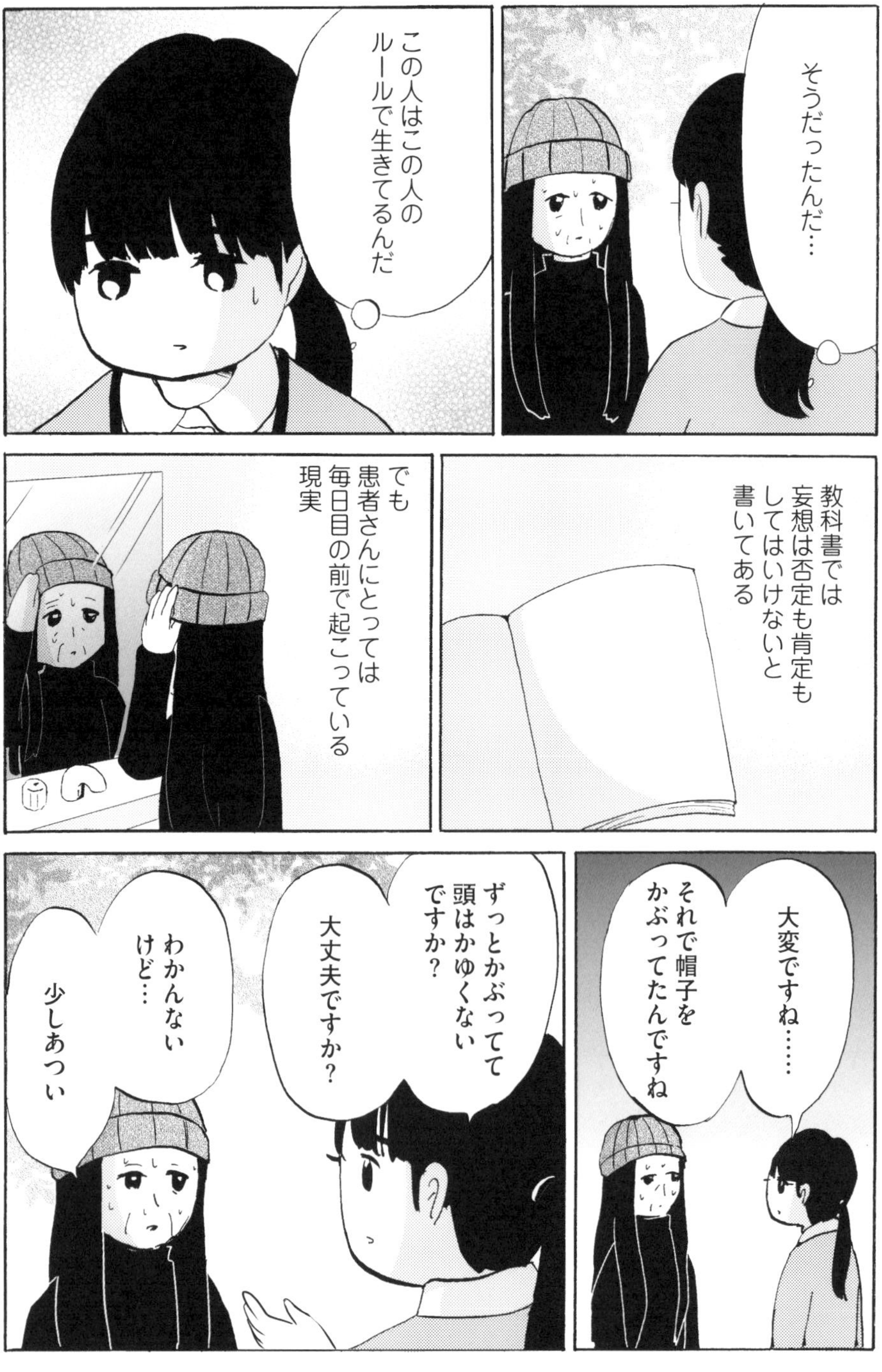
そうだったんだ…
この人はこの人のルールで生きてるんだ
教科書では妄想は否定も肯定もしてはいけないと書いてある
でも患者さんにとっては毎日目の前で起こっている現実
大変ですね……
それで帽子をかぶってたんですね
ずっとかぶってて頭はかゆくないですか？
大丈夫ですか？
わかんないけど…
少しあつい

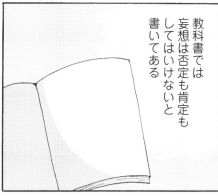

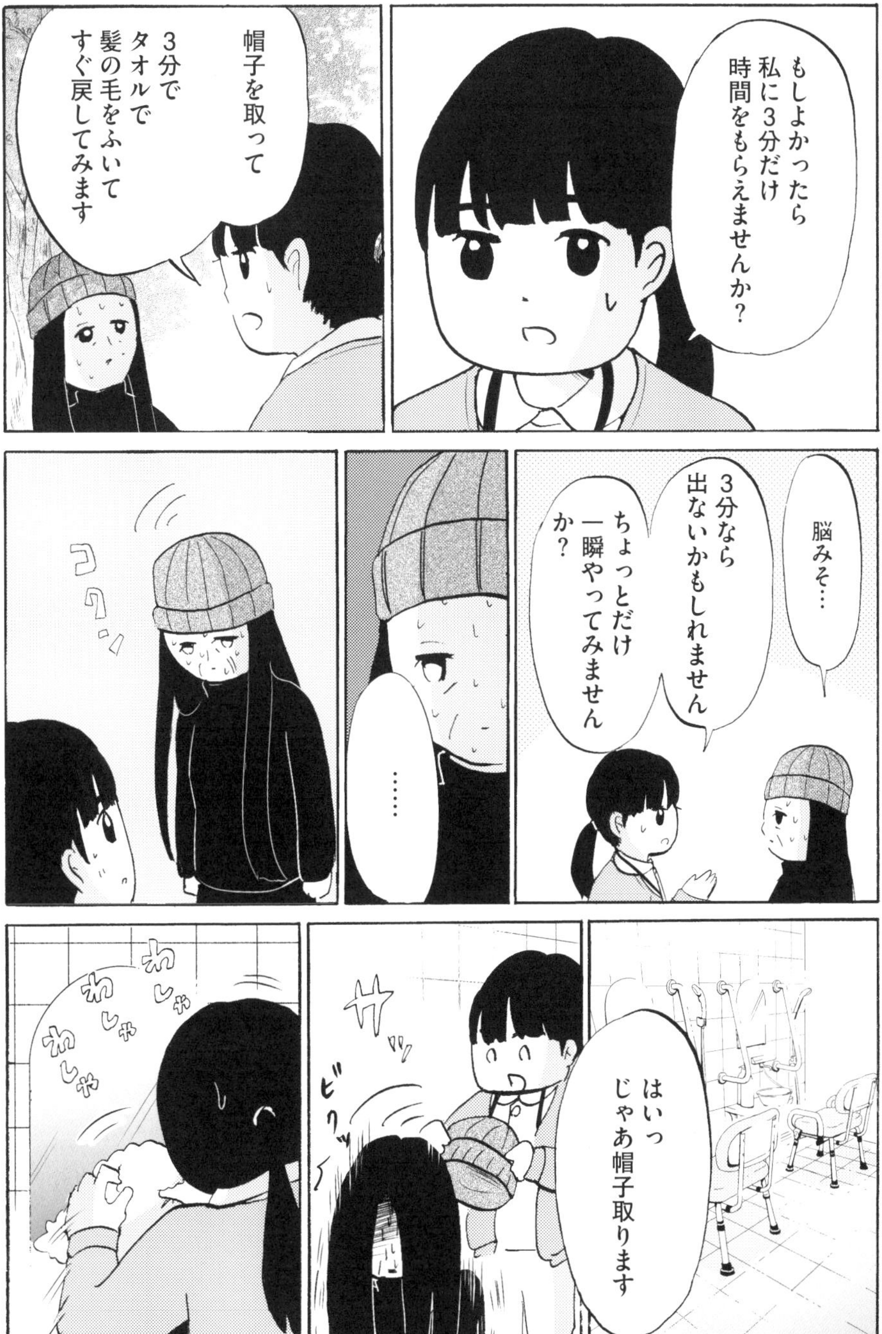
もしよかったら
私に3分だけ
時間をもらえませんか？
帽子を取って
3分で
タオルで
髪の毛をふいて
すぐ戻してみます
脳みそ…
3分なら
出ないかもしれません
ちょっとだけ
一瞬やってみません
か？
……
コクン
はいっ
じゃあ帽子取ります
サッ
ビクッ
わしゃ
わしゃ
わしゃ

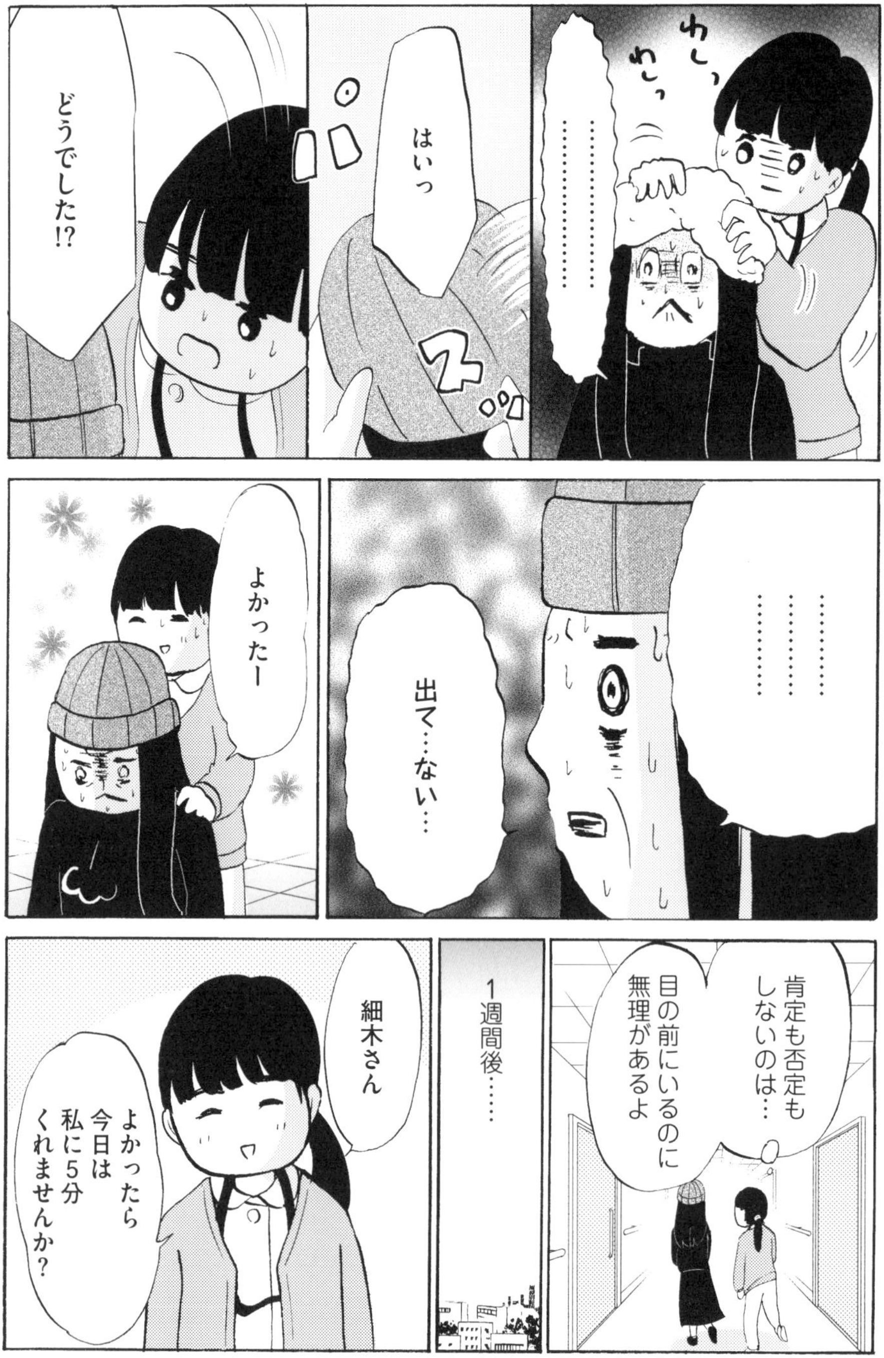
わしっ
わしっ
…………
はいっ
どうでした!?
…………
出て…ない…
よかったー
肯定もしないのは…
目の前にいるのに無理があるよ
1週間後……
細木さん
よかったら今日は私に5分くれませんか?

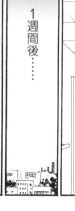

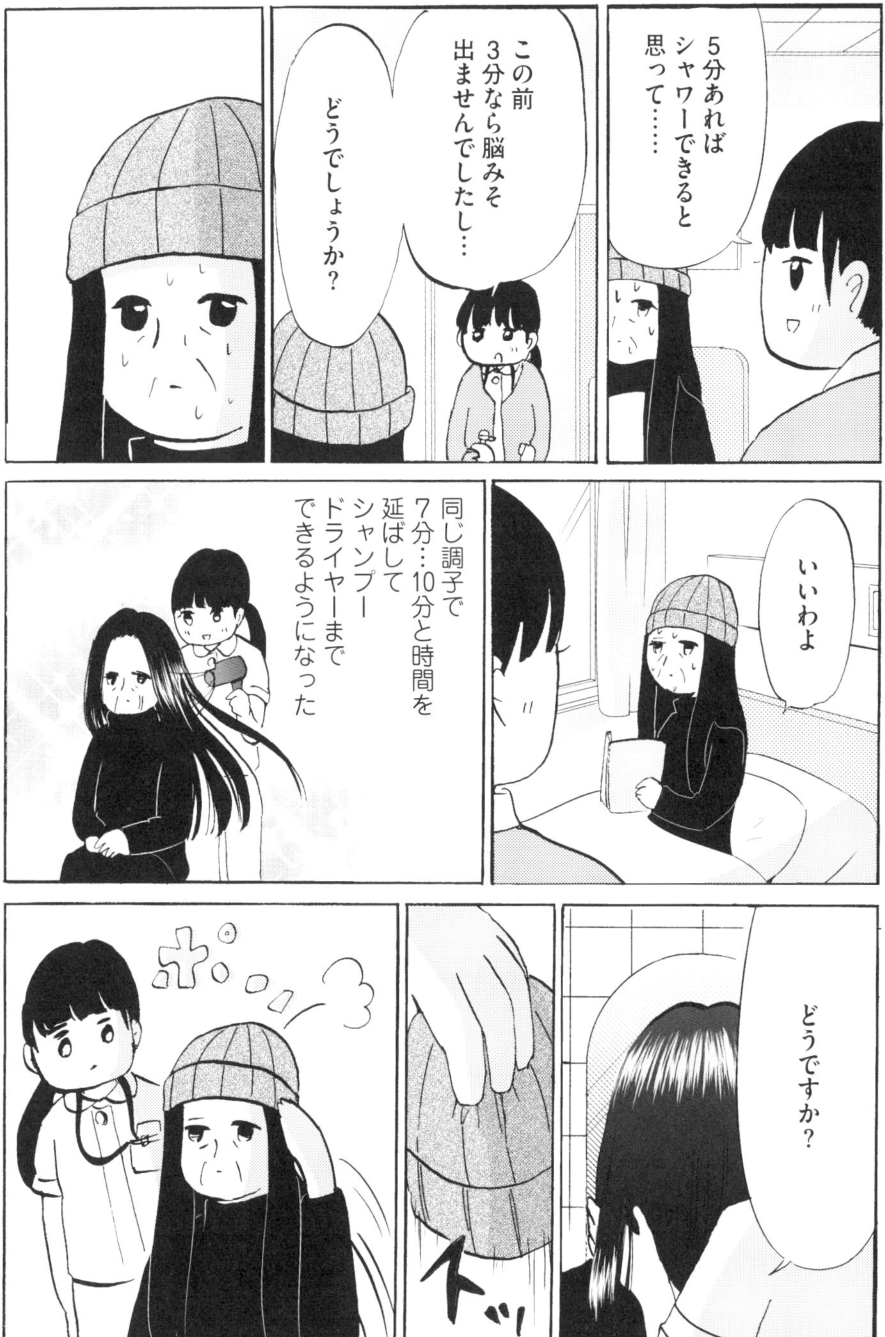
5分あれば
シャワーできると
思って……
この前
3分なら脳みそ
出ませんでしたし…
どうでしょうか？
いいわよ
同じ調子で
7分…10分と時間を
延ばして
シャンプー
ドライヤーまで
できるようになった
どうですか？
ズッ
ポ

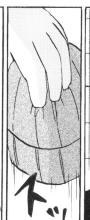

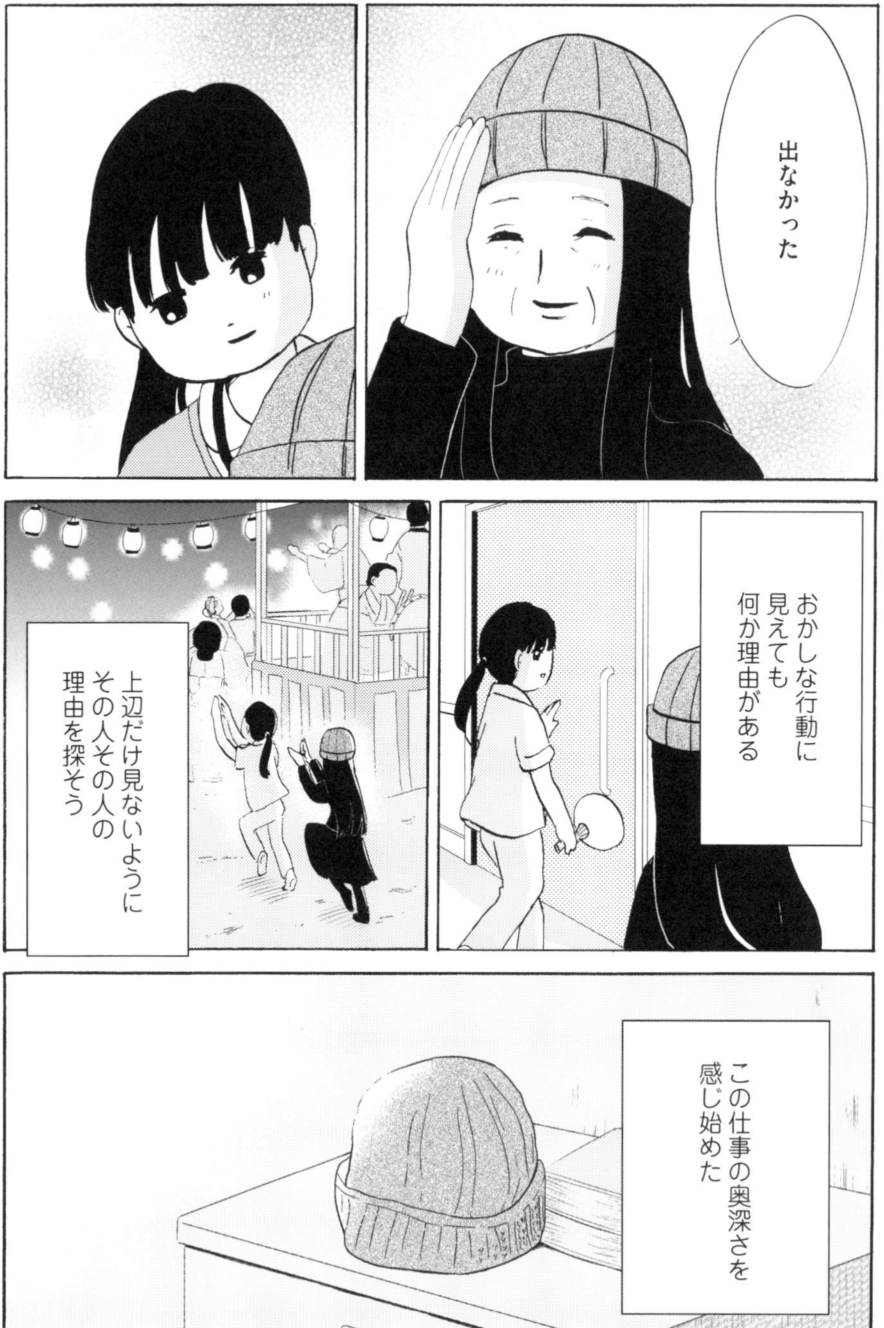

出なかった
おかしな行動に見えても何か理由がある
上辺だけ見ないようにその人その人の理由を探そう
この仕事の奥深さを感じ始めた

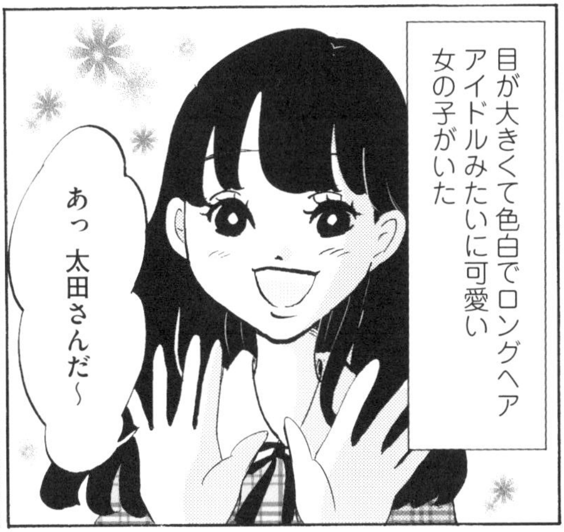
目が大きくて色白でロングヘア
アイドルみたいに可愛い
女の子がいた
あっ 太田さんだ〜

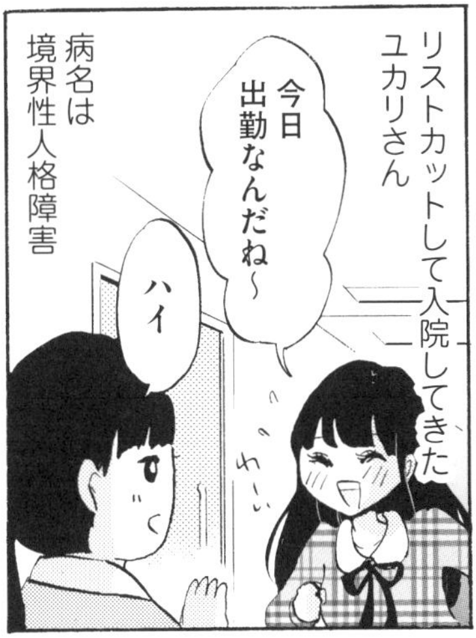
リストカットして入院してきた
ユカリさん
今日
出勤なんだね〜
ハイ
病名は
境界性人格障害

境界性人格障害の特徴は

- 見捨てられ不安がある。
- 感情が不安定。
- 自傷行為の繰り返し。
- 不安定な人間関係。
- 自己否定感が強い。
- 20〜30代の女性に多く年齢と共に落ち着き30代半ばで自然と改善することもある。

（「若者のはしか」という医者もいる）

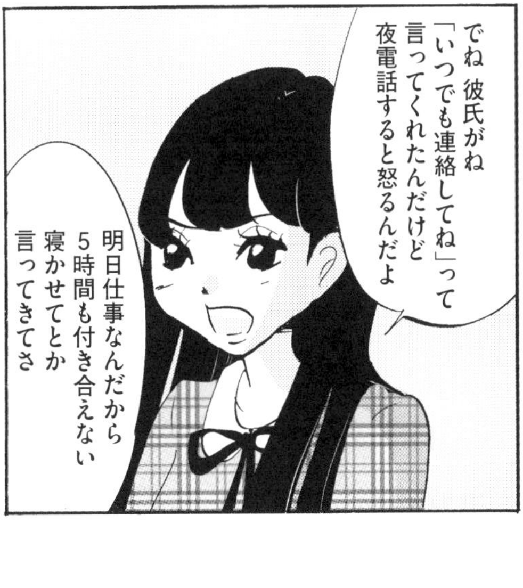
でね 彼氏がね
「いつでも連絡してね」って
言ってくれたんだけど
夜電話すると怒るんだよ
明日仕事なんだから
5時間も付き合えない
寝かせてとか
言ってきてさ

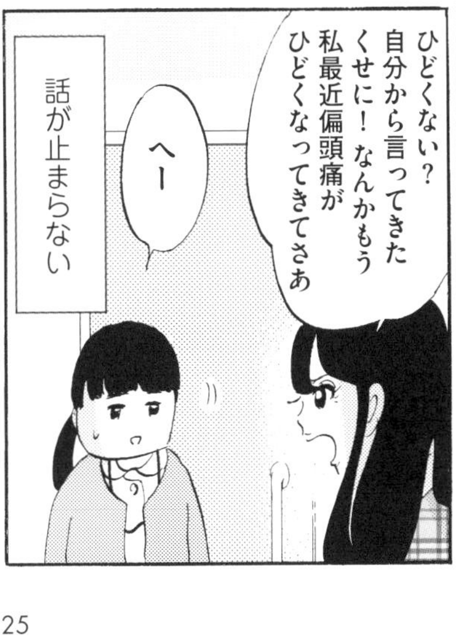
ひどくない？
自分から言ってきた
くせに！ なんかもう
私最近偏頭痛が
ひどくなってきてさぁ
へー
話が止まらない

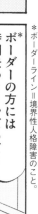

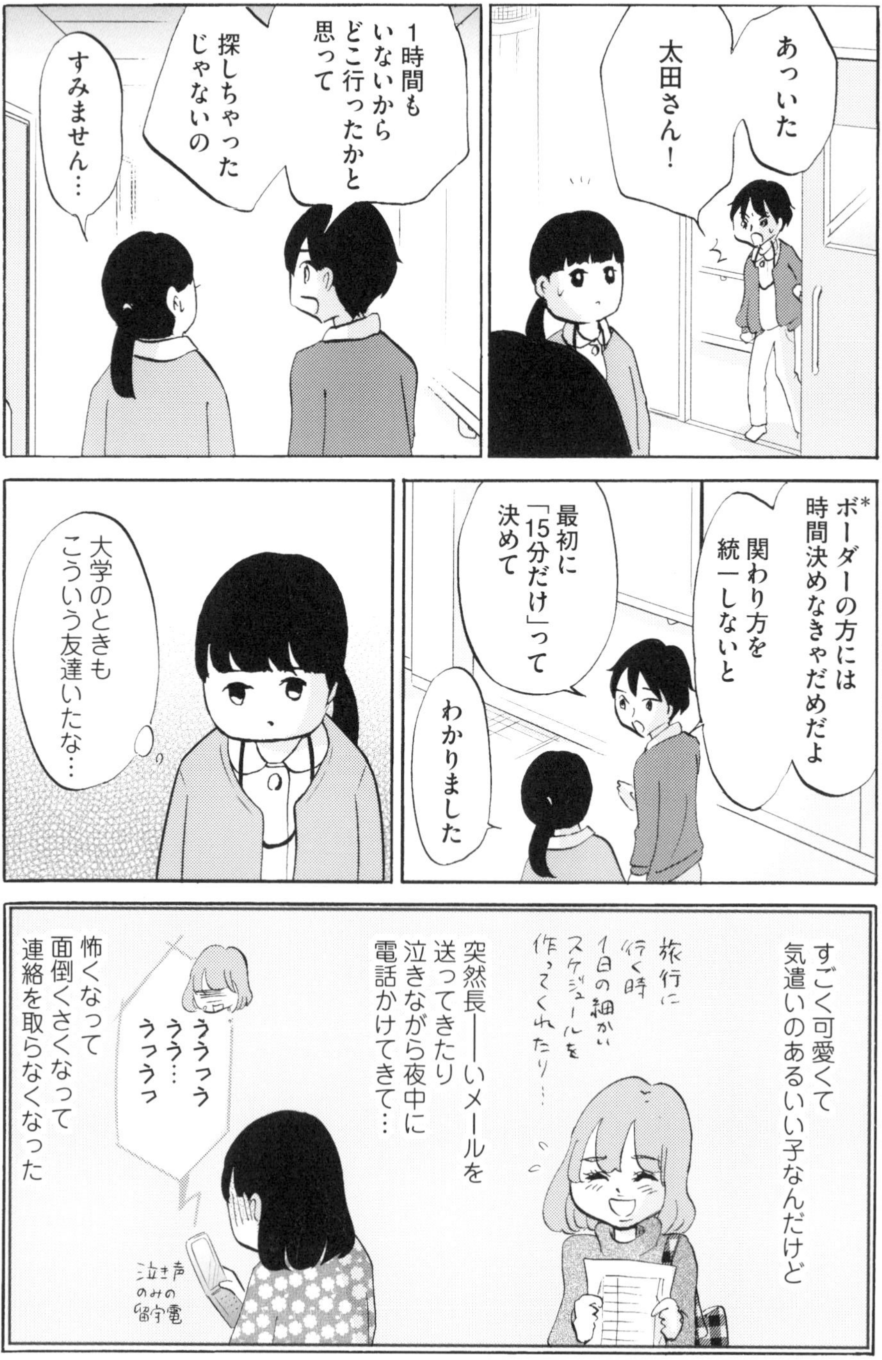
あっ いた
太田さん！
1時間もいないからどこ行ったかと思って
探しちゃったじゃないの
すみません…
＊ボーダーの方には時間決めなきゃだめだよ
関わり方を統一しないと
最初に「15分だけ」って決めて
わかりました
大学のときもこういう友達いたな…
すごく可愛くて気遣いのあるいい子なんだけど
旅行に行く時1日の細かいスケジュールを作ってくれたり…
突然長——いメールを送ってきたり泣きながら夜中に電話かけてきて…
ううっう うう… ううっ
泣き声のみの留守電
怖くなって面倒くさくなって連絡を取らなくなった

＊ボーダーライン＝境界性人格障害のこと。

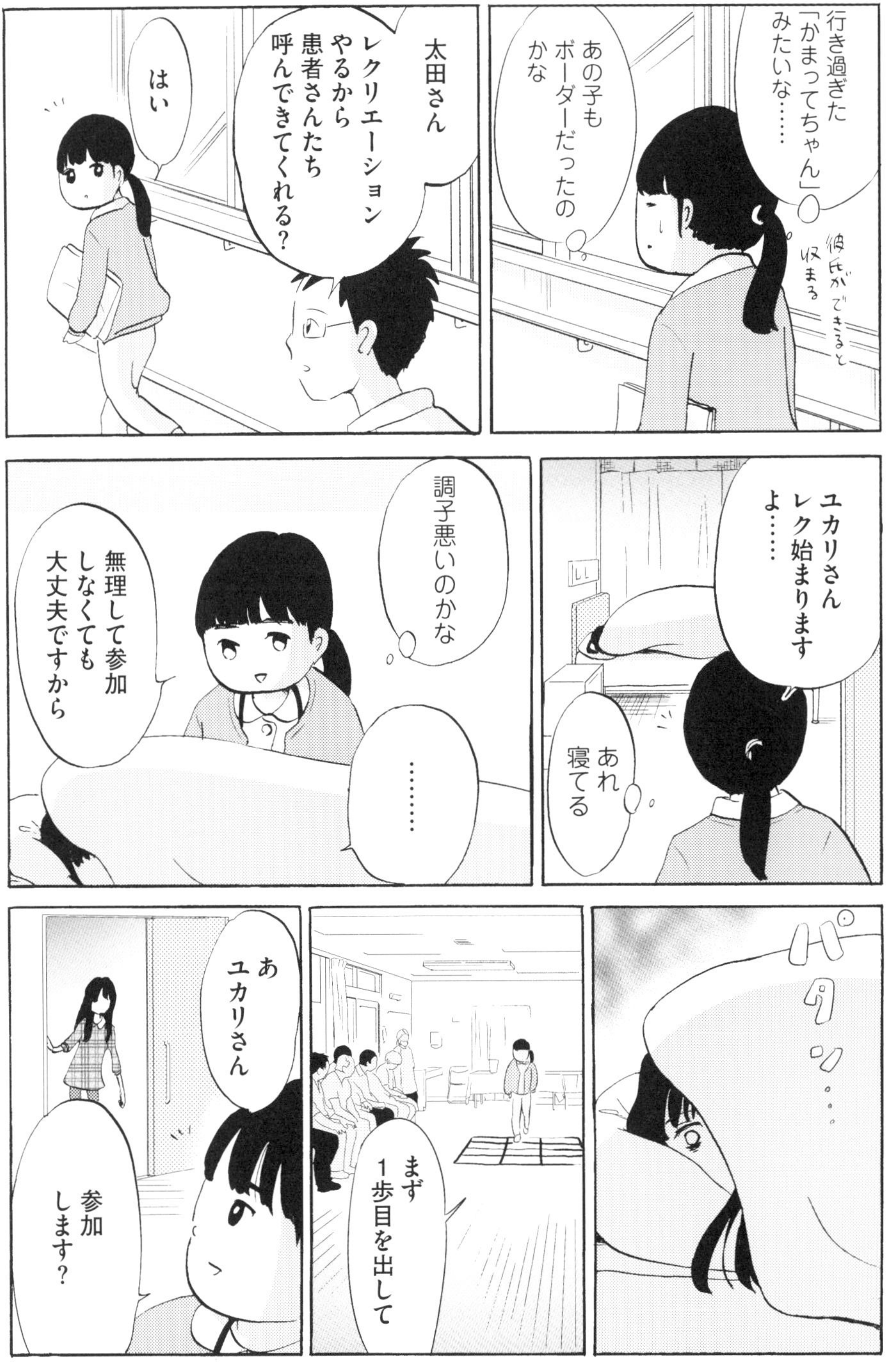
行き過ぎた
「かまってちゃん」
みたいな……
あの子も
ボーダーだったの
かな
彼氏ができると収まる
太田さん
レクリエーション
やるから
患者さんたち
呼んできてくれる?
はい
ユカリさん
レク始まります
よ……
あれ
寝てる
調子悪いのかな
………
無理して参加
しなくても
大丈夫ですから
パタン…。
まず
1歩目を出して
あ
ユカリさん
参加
します?

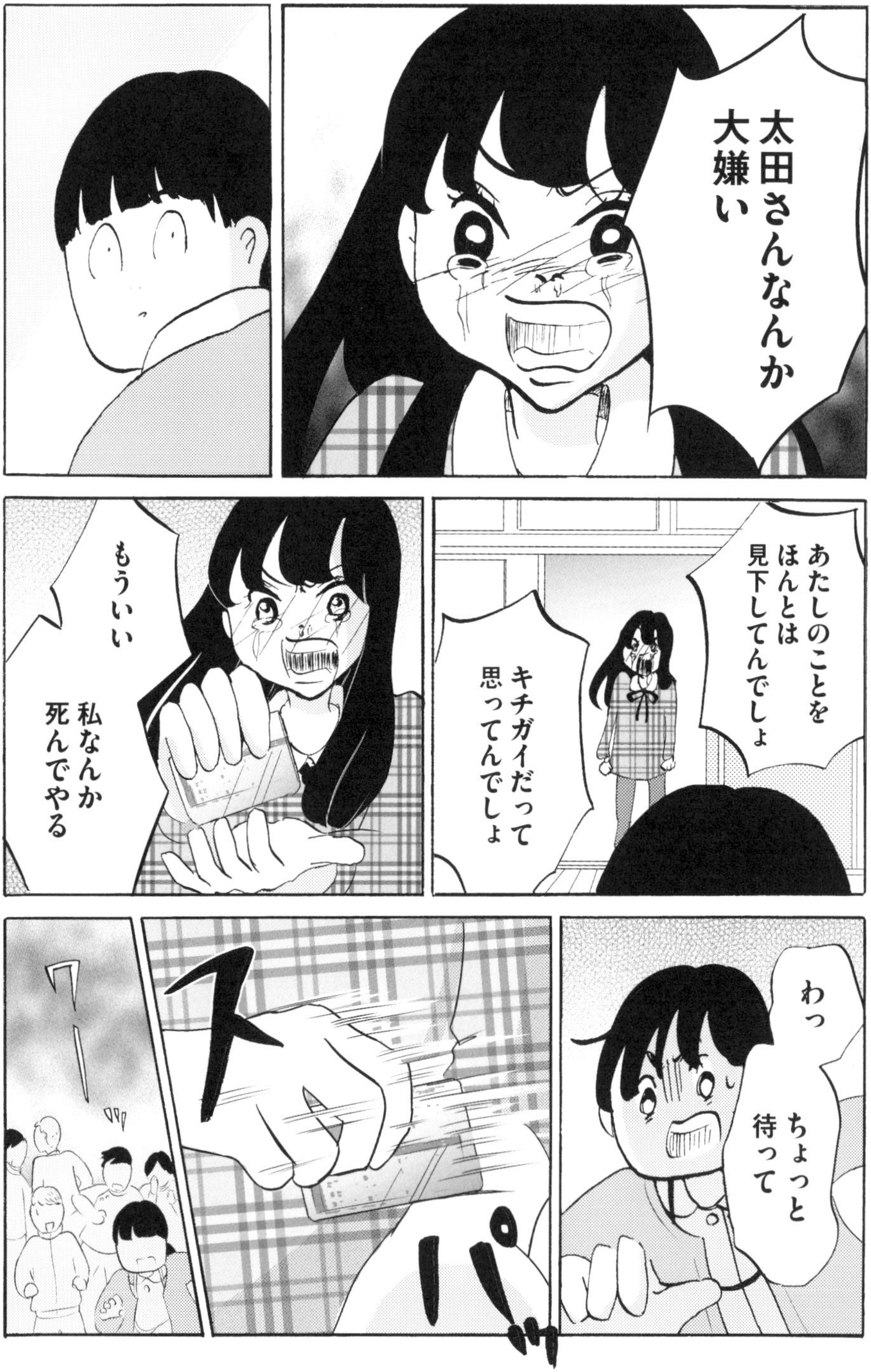
太田さんなんか
大嫌い
あたしのことを
ほんとは
見下してんでしょ
キチガイだって
思ってんでしょ
もういい
私なんか
死んでやる
わっ
ちょっと
待って
スー
パ
ワーー

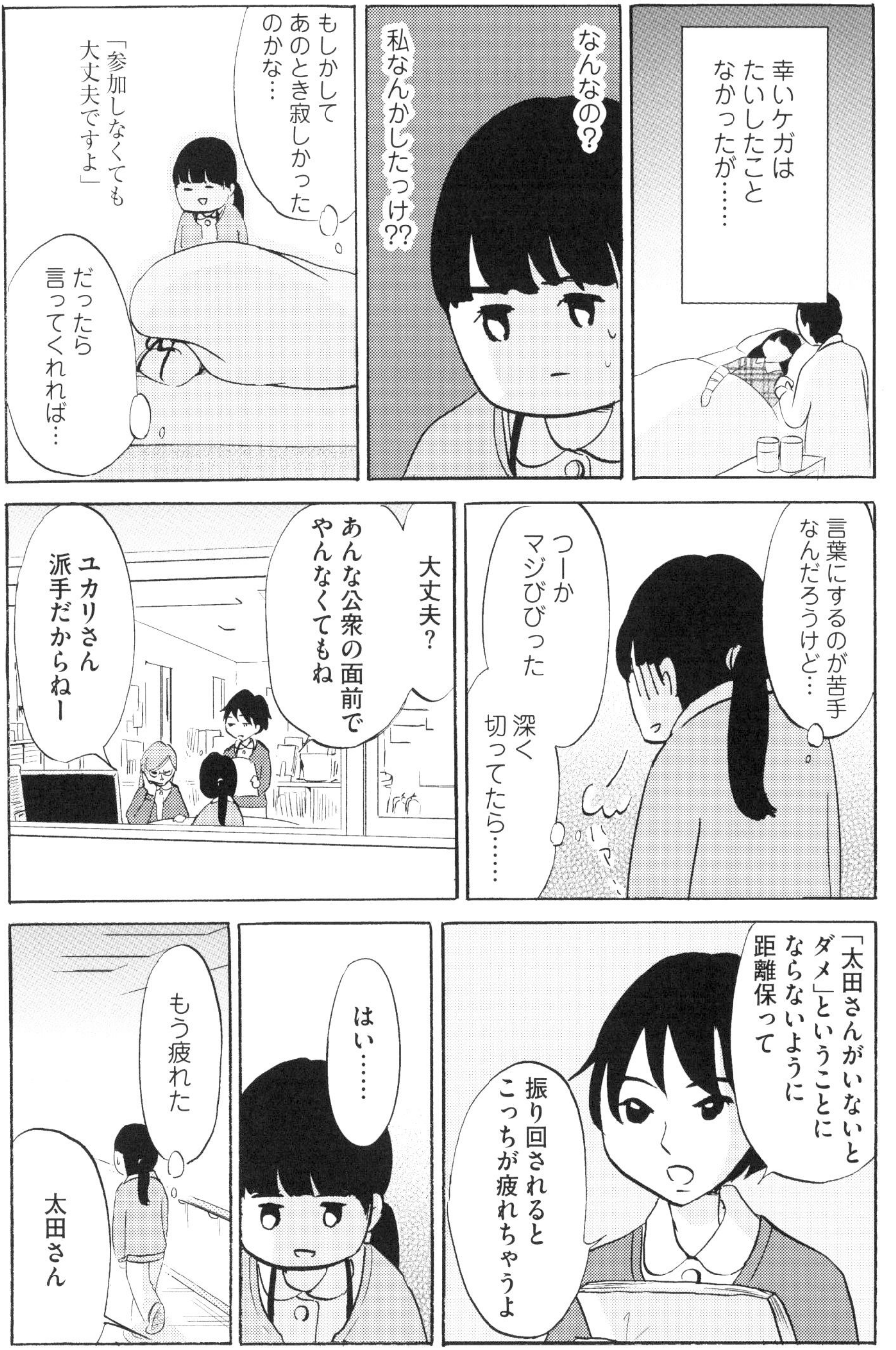
幸いケガは
たいしたこと
なかったが……
なんなの？
私なんかしたっけ？？
もしかして
あのとき寂しかった
のかな…
「参加しなくても
大丈夫ですよ」
だったら
言ってくれれば…
言葉にするのが苦手
なんだろうけど…
つーか
マジびびった
深く
切ってたら……
大丈夫？
あんな公衆の面前で
やんなくてもね
ユカリさん
派手だからねー
「太田さんがいないと
ダメ」ということに
ならないように
距離保って
振り回されると
こっちが疲れちゃうよ
はい……
もう疲れた
太田さん

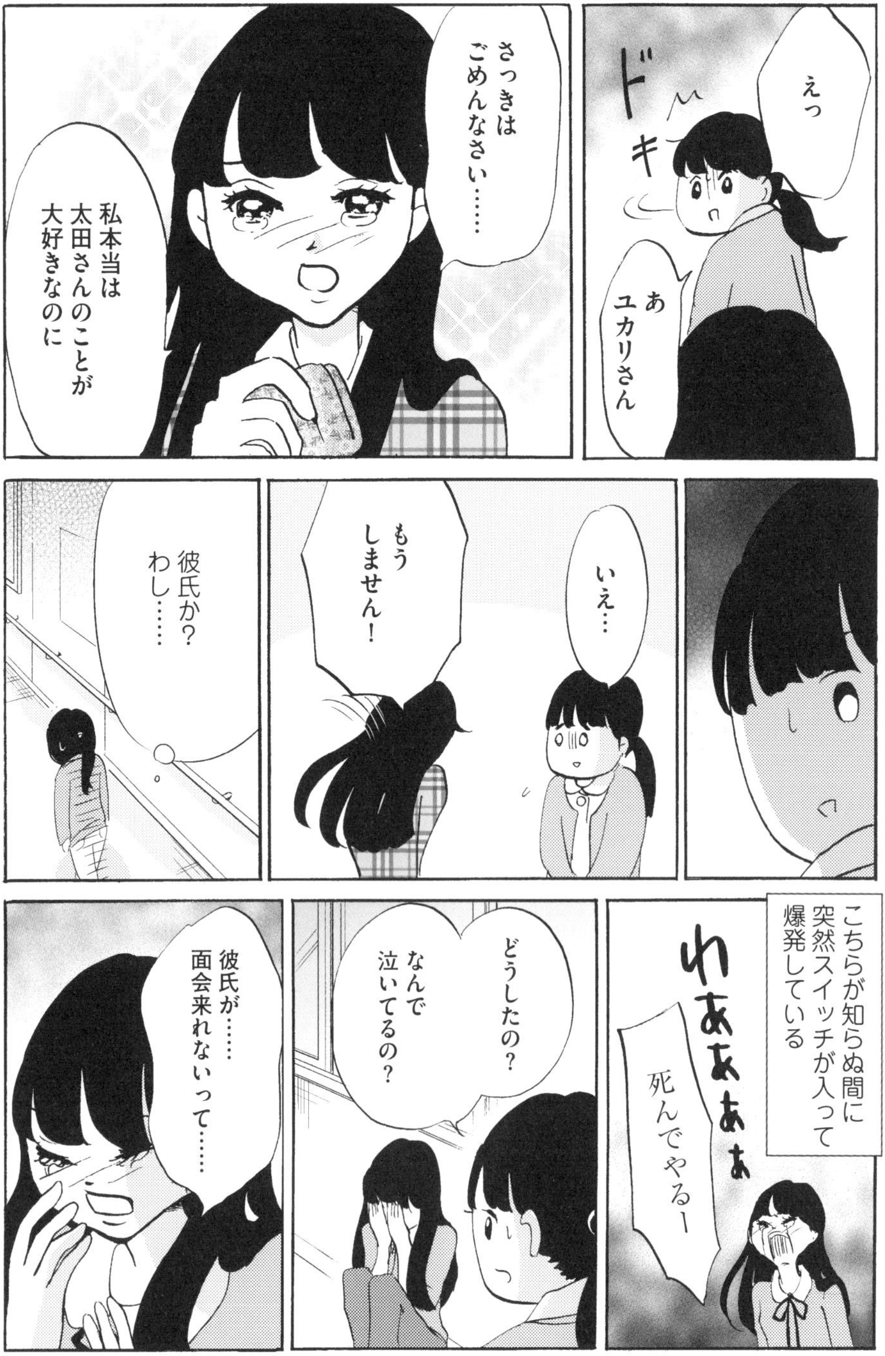
えっ
ドキ
あ
ユカリさん
さっきは
ごめんなさい……
私本当は
太田さんのことが
大好きなのに
いえ…
もう
しません!
彼氏か?
わし……
こちらが知らぬ間に
突然スイッチが入って
爆発している
わあぁぁぁ
死んでやるー
どうしたの?
なんで
泣いてるの?
彼氏が……
面会来れないって……

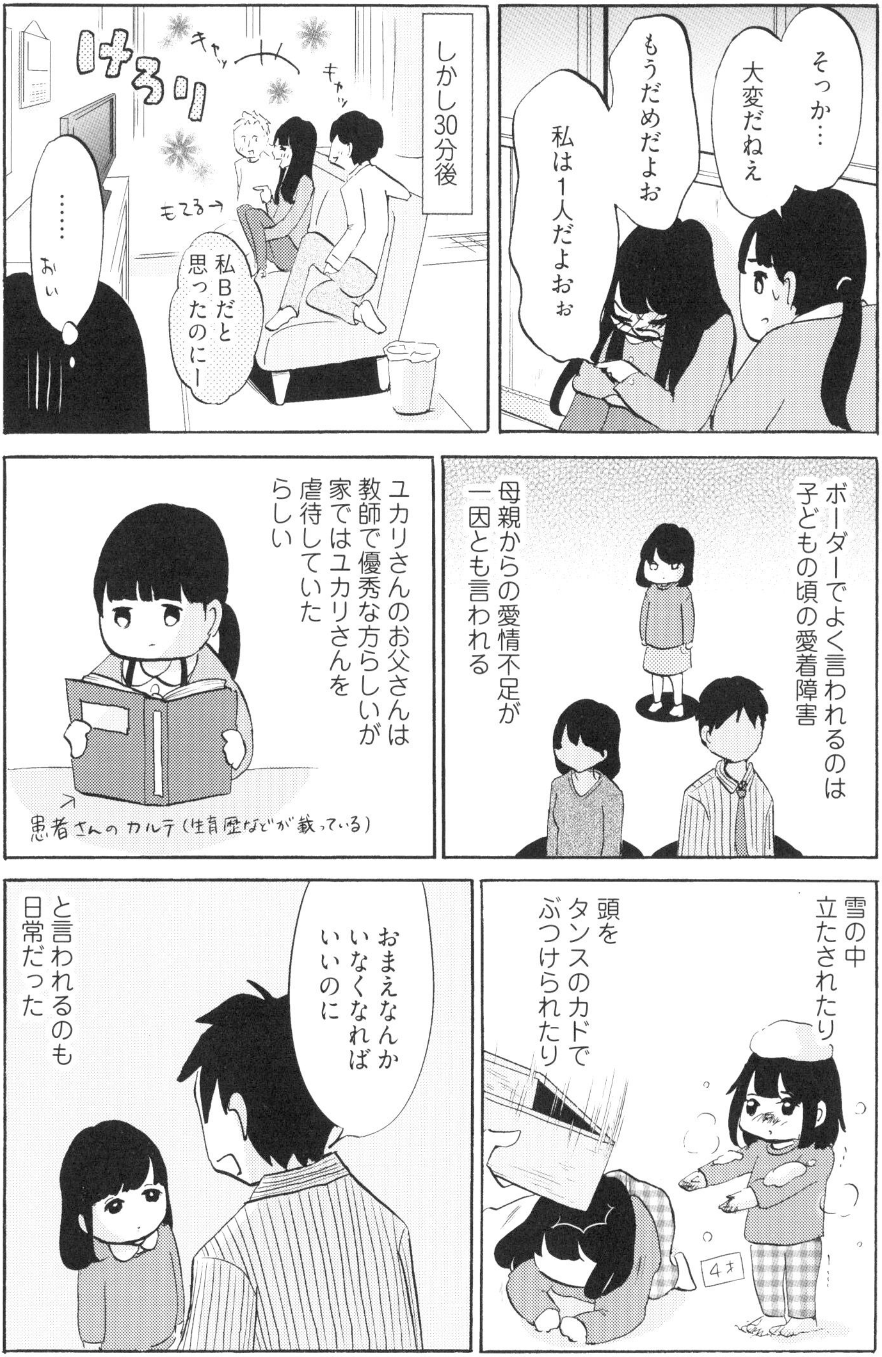
そっか…
大変だねえ
もうだめだよお
私は1人だよおぉ
しかし30分後
けろり
キャッ
キャッ
もてるー→
私Bだと思ったのにー
……
おい
ボーダーでよく言われるのは子どもの頃の愛着障害
母親からの愛情不足が一因とも言われる
ユカリさんのお父さんは教師で優秀な方らしいが家ではユカリさんを虐待していたらしい
患者さんのカルテ（生育歴などが載っている）
雪の中立たされたり
頭をタンスのカドでぶつけられたり
4才
おまえなんかいなくなればいいのに
と言われるのも日常だった

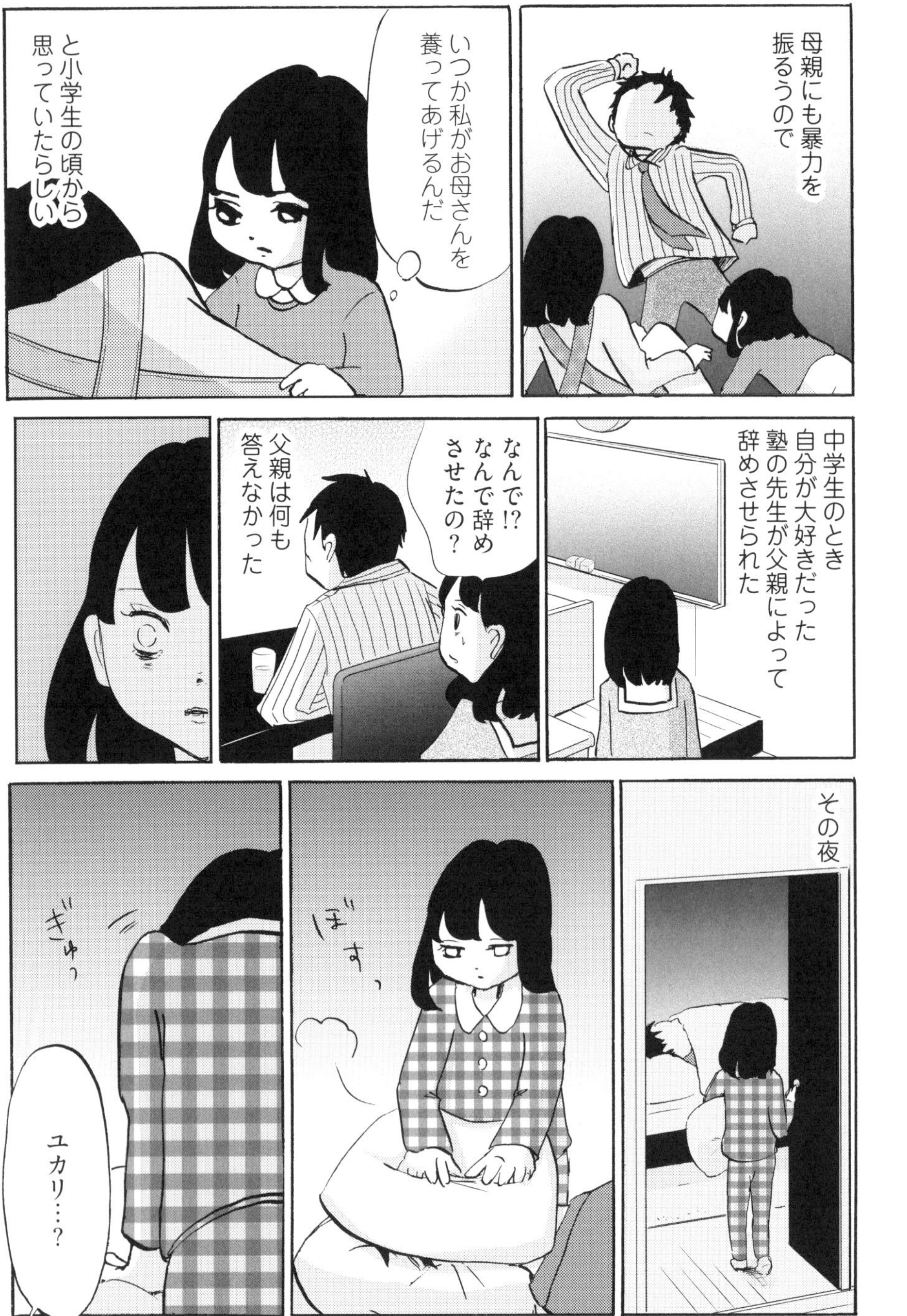

母親にも暴力を振るうので
いつか私がお母さんを養ってあげるんだ
と小学生の頃から思っていたらしい
中学生のとき自分が大好きだった塾の先生が父親によって辞めさせられた
なんで!?なんで辞めさせたの?
父親は何も答えなかった
その夜
ぼす
ぎゅっ
ユカリ…?

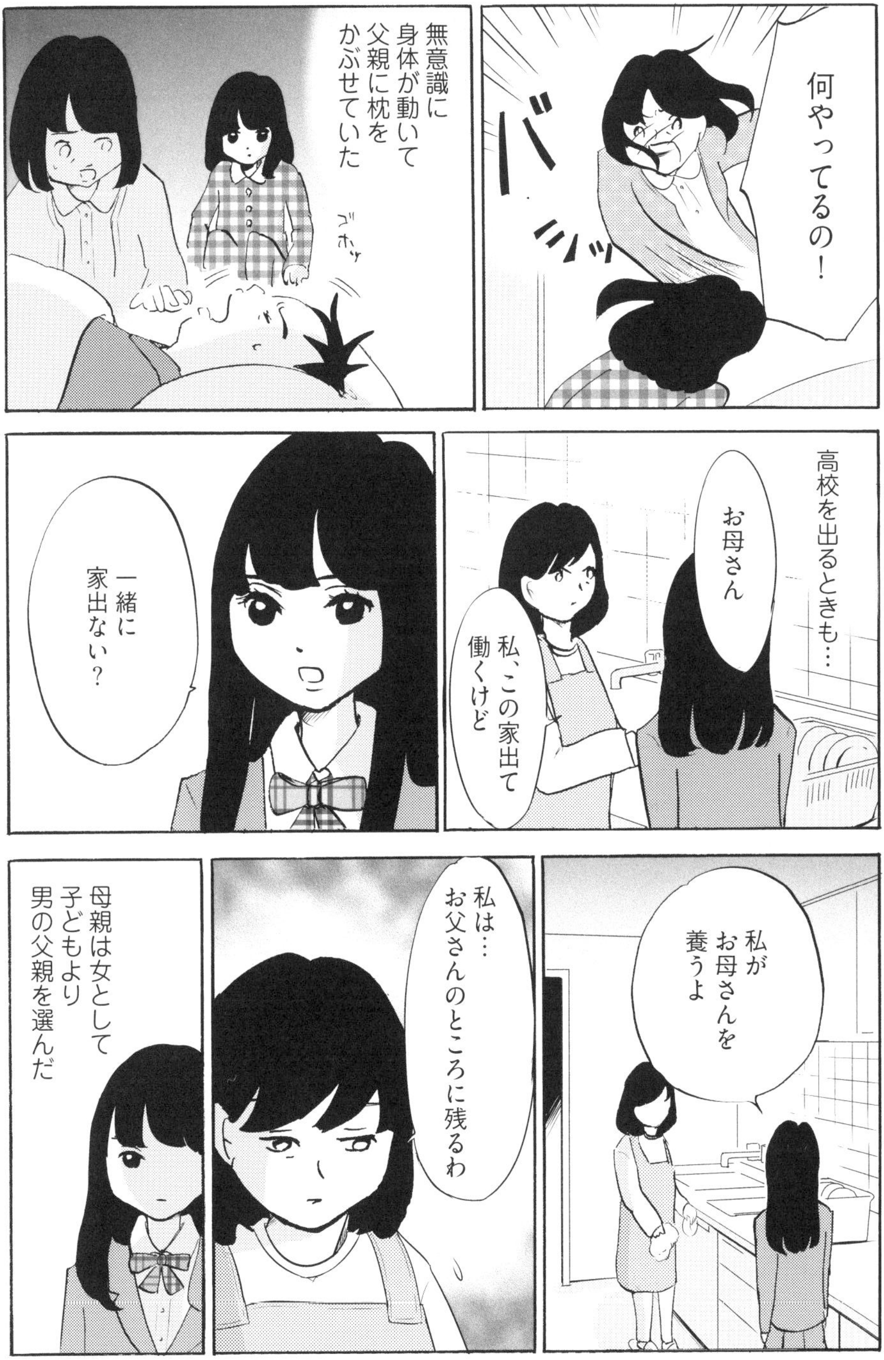
何やってるの！
バ
シッ
無意識に
身体が動いて
父親に枕を
かぶせていた
ゴホッ
高校を出るときも…
お母さん
私、この家出て
働くけど
一緒に
家出ない？
私が
お母さんを
養うよ
私は…
お父さんのところに残るわ
母親は女として
子どもより
男の父親を選んだ

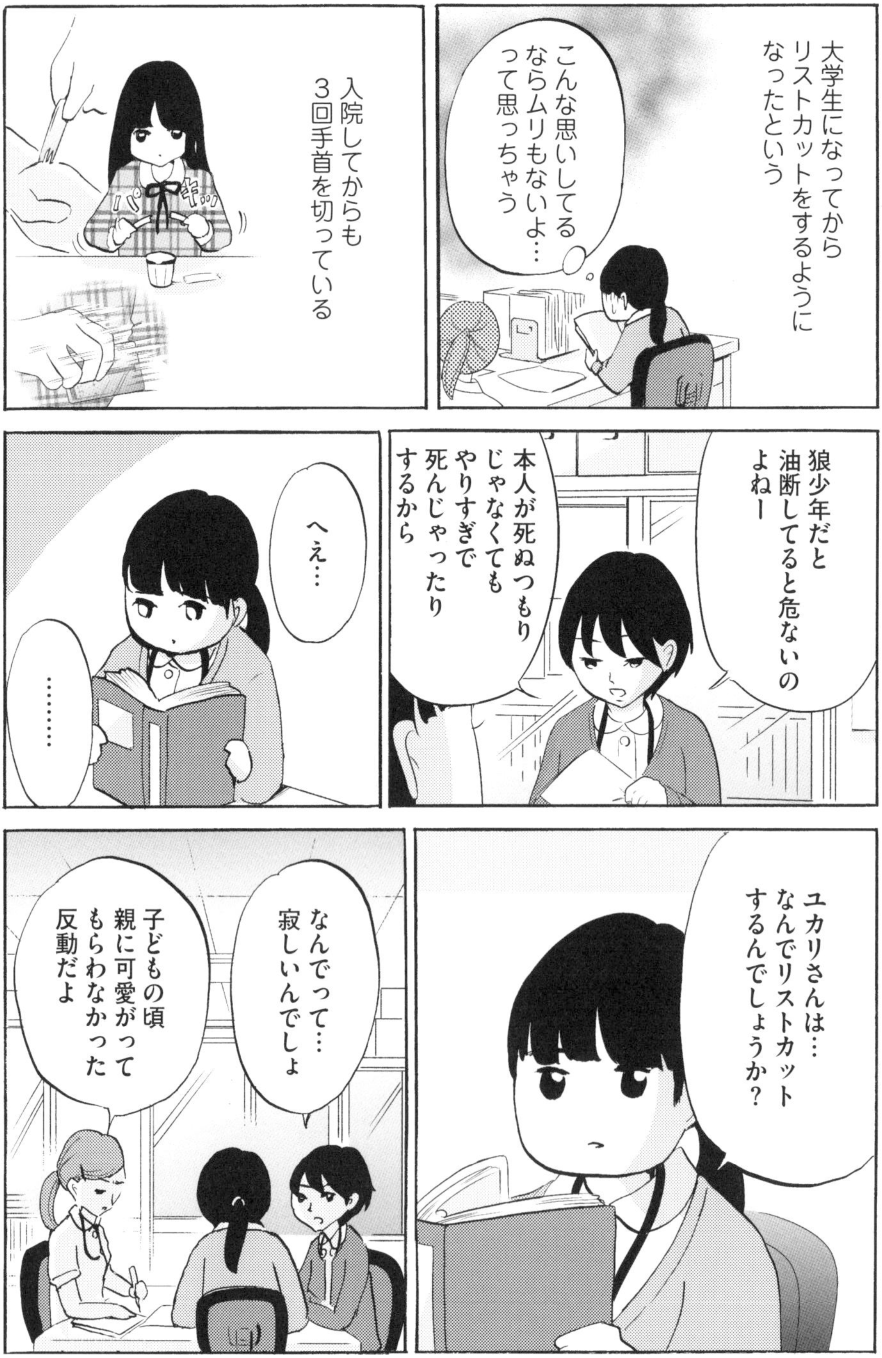
大学生になってから
リストカットをするように
なったという
こんな思いしてるならムリもないよ…って思っちゃう
入院してからも
3回手首を切っている
狼少年だと油断してると危ないのよねー
本人が死ぬつもりじゃなくてもやりすぎで死んじゃったりするから
へえ…
………
ユカリさんは…なんでリストカットするんでしょうか?
なんでって…寂しいんでしょ
子どもの頃親に可愛がってもらわなかった反動だよ

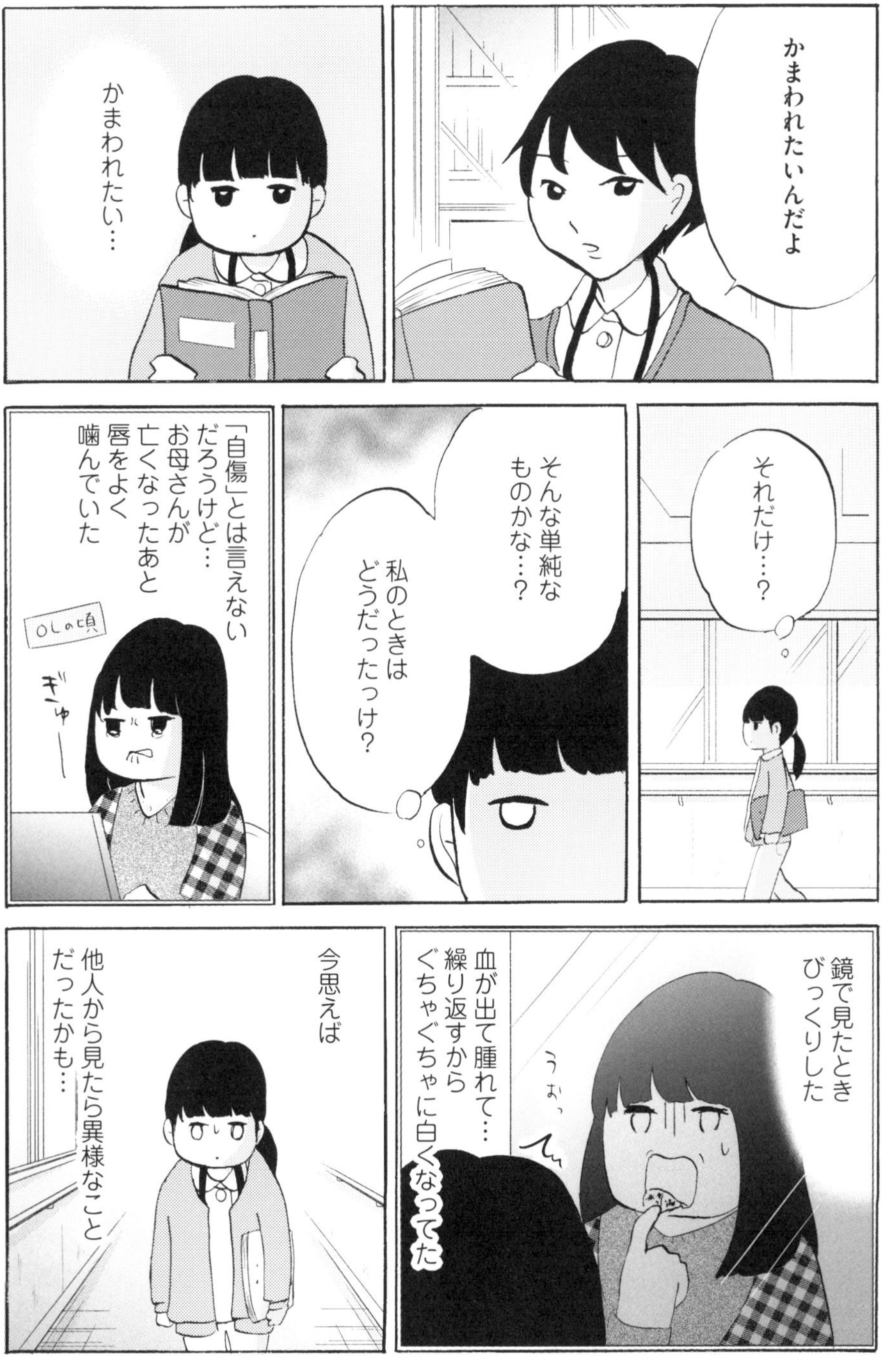
かまわれたいんだよ
かまわれたい…
それだけ…？
そんな単純なものかな…？
私のときはどうだったっけ？
「自傷」とは言えないだろうけど…お母さんが亡くなったあと唇をよく噛んでいた
OLの頃
ぎゅー
鏡で見たときびっくりした
血が出て腫れて…繰り返すからぐちゃぐちゃに白くなってた
うぉっ
今思えば
他人から見たら異様なことだったかも…

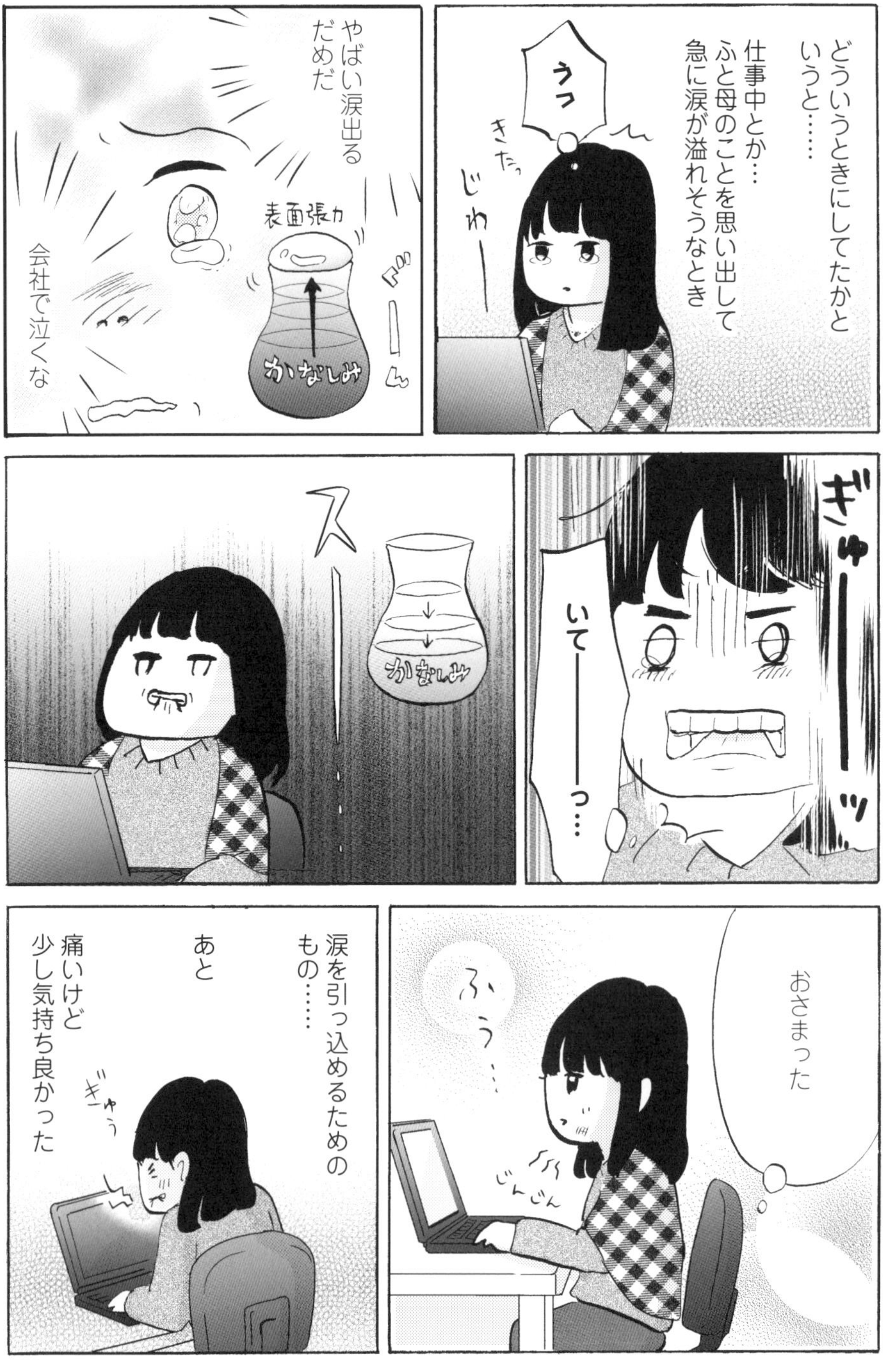
どういうときにしてたかと
いうと……
仕事中とか…
ふと母のことを思い出して
急に涙が溢れそうなとき
うっ
きたっ
じわー
やばい涙出る
だめだ
表面張力
かなしみ
ドーン
会社で泣くな
ぎゅーーッ
いてーーっ…
スーー……
かなしみ
ふう…
おさまった
じんじん
涙を引っ込めるための
もの……
あと
痛いけど
少し気持ち良かった
ぎゅう

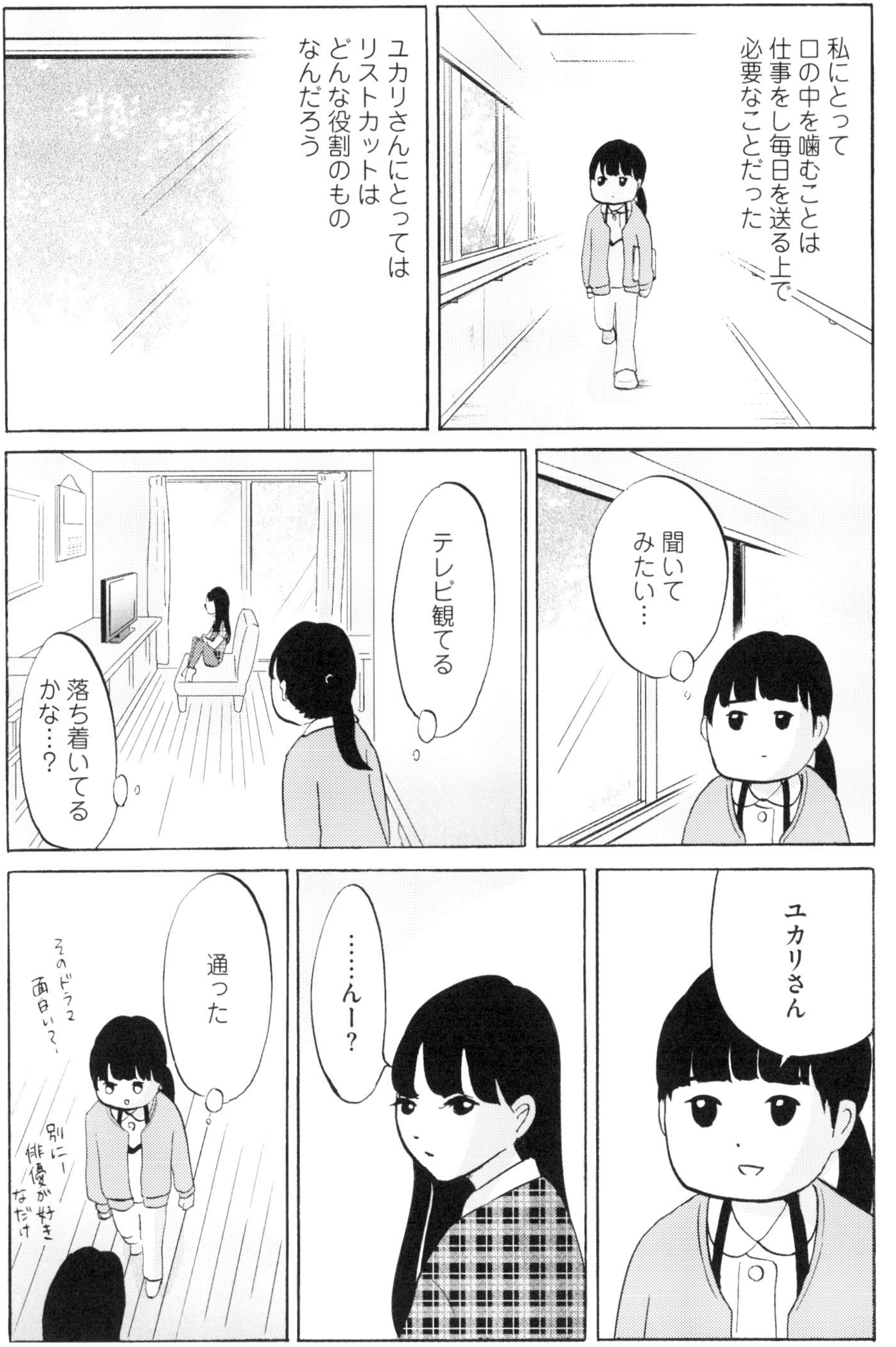

私にとって
口の中を噛むことは
仕事をし毎日を送る上で
必要なことだった
ユカリさんにとっては
リストカットは
どんな役割のもの
なんだろう
聞いて
みたい…
テレビ観てる
落ち着いてる
かな…？
ユカリさん
……んー？
通った
そのドラマ
面白いって、
別にー
俳優が好き
なだけ

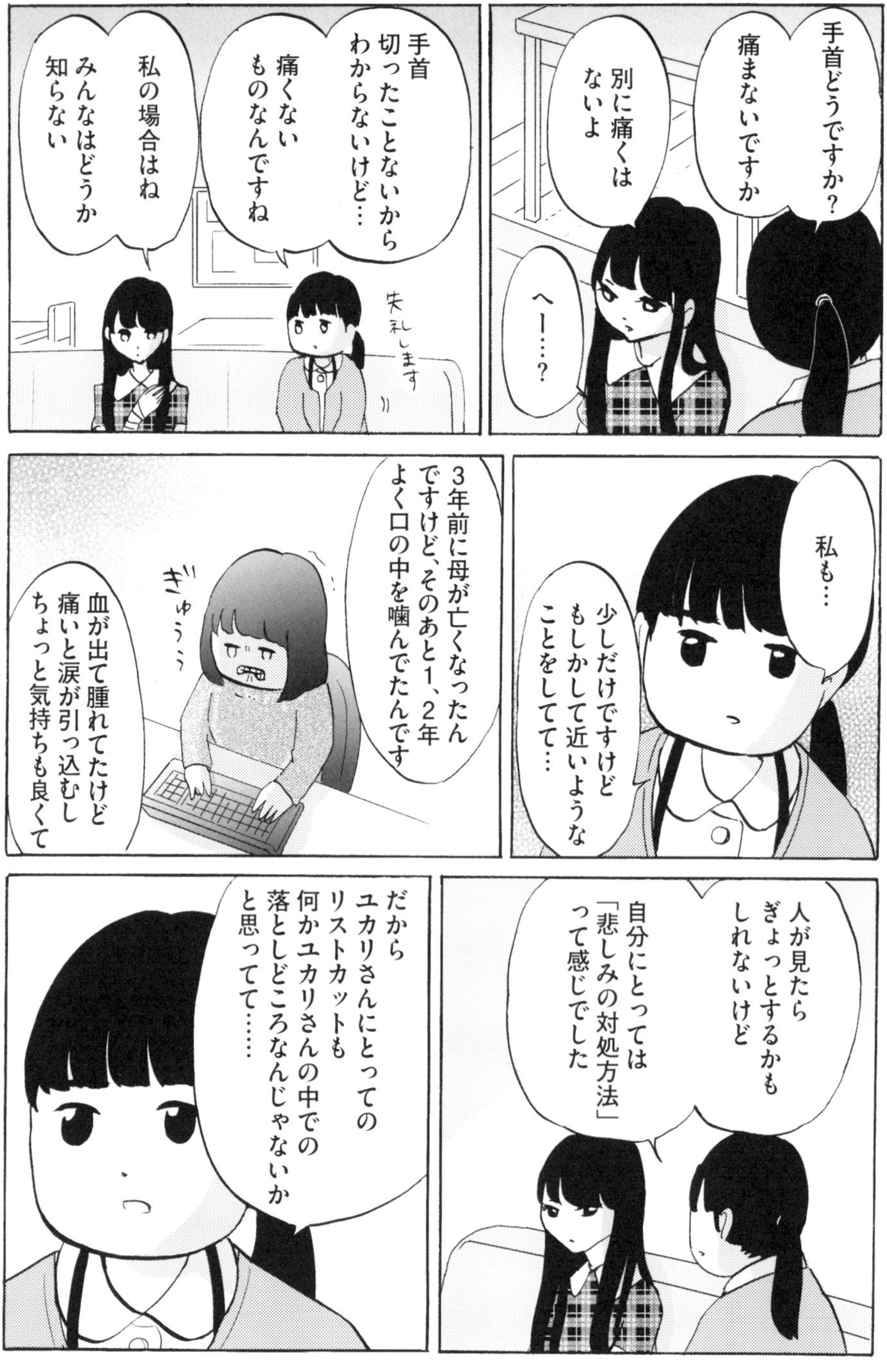

手首どうですか？
痛まないですか
別に痛くはないよ
へー…？
手首切ったことないからわからないけど…
痛くないものなんですね
私の場合はね
みんなはどうか知らない
失礼します
私も…
少しだけですけどもしかして近いようなことをしてて…
3年前に母が亡くなったんですけど、そのあと1、2年よく口の中を噛んでたんです
ぎゅううう
血が出て腫れてたけど痛いと涙が引っ込むしちょっと気持ちも良くて
人が見たらぎょっとするかもしれないけど
自分にとっては「悲しみの対処方法」って感じでした
だからユカリさんにとってのリストカットも何かユカリさんの中での落としどころなんじゃないかと思ってて……

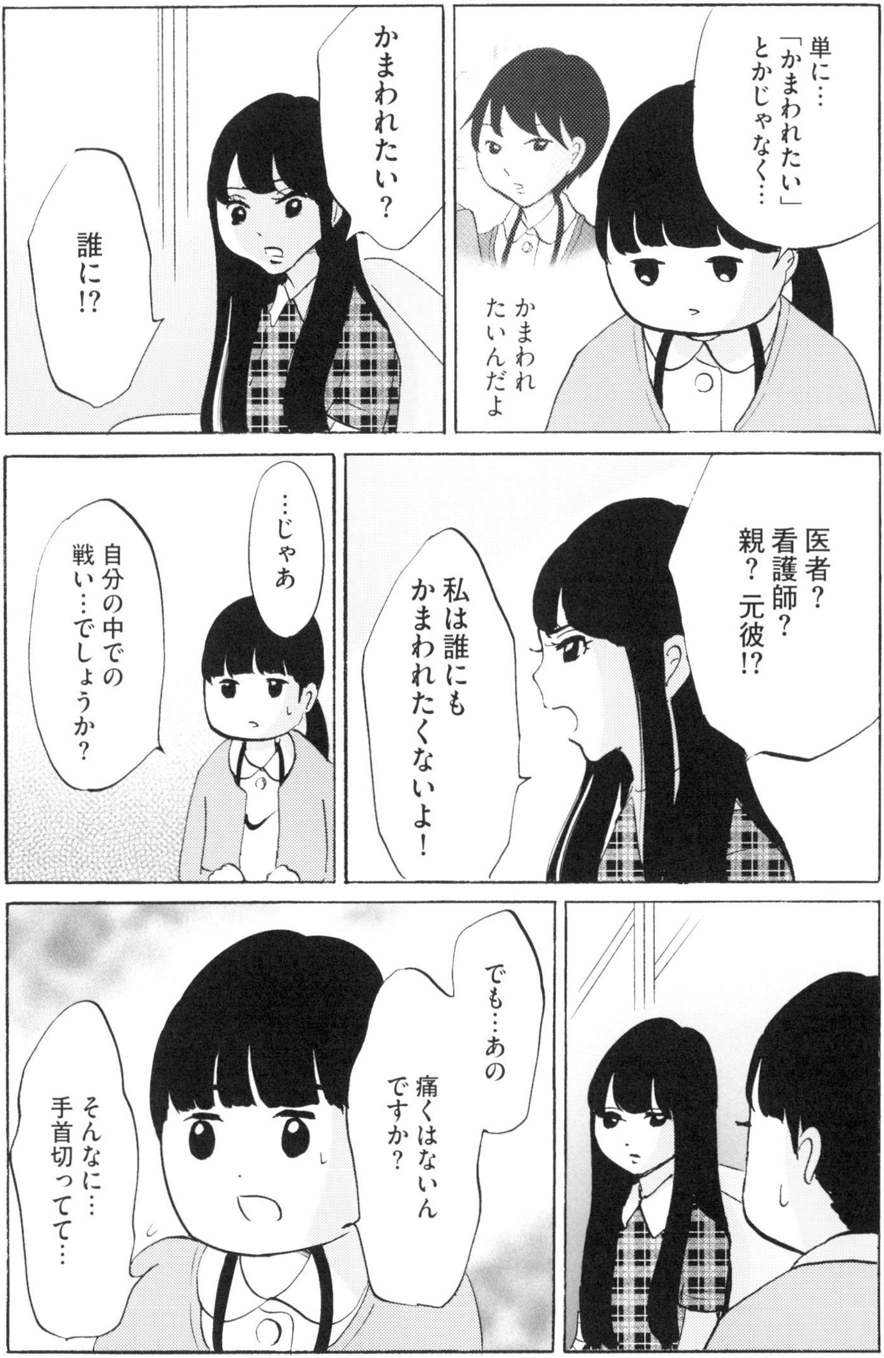
単に…「かまわれたい」とかじゃなく…
かまわれたいんだよ
かまわれたい？
誰に!?
医者？看護師？親？元彼!?
私は誰にもかまわれたくないよ！
…じゃあ
自分の中での戦い…でしょうか？
でも…あの
痛くはないんですか？
そんなに…手首切ってて…

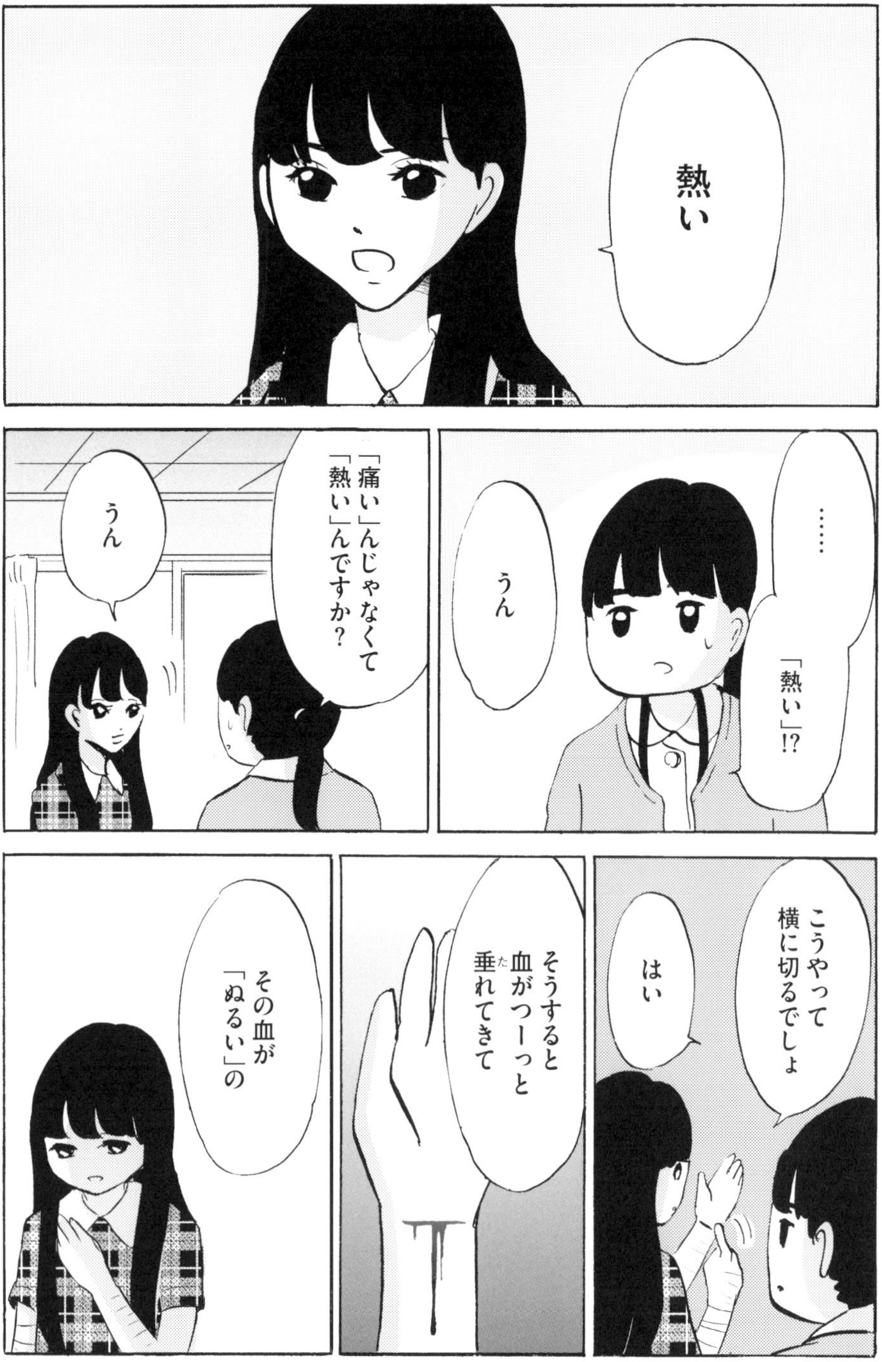
熱い
……
「熱い」!?
うん
「痛い」んじゃなくて「熱い」んですか?
うん
こうやって横に切るでしょ
はい
そうすると血がつーっと垂《た》れてきて
その血が「ぬるい」の

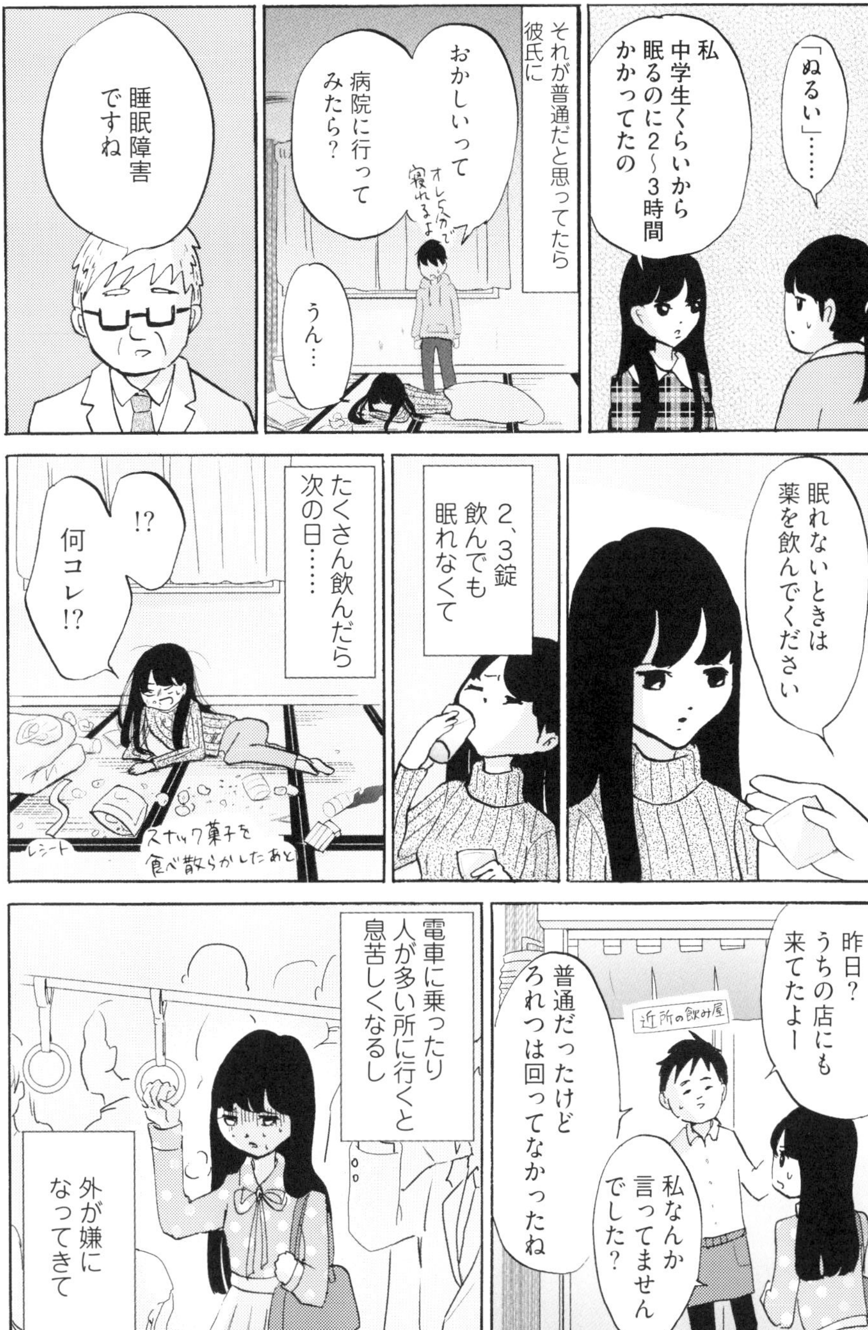
「ぬるい」……
私
中学生くらいから
眠るのに2～3時間
かかってたの
それが普通だと思ってたら
彼氏に
おかしいって
病院に行って
みたら？
オレ5分で
寝れるよ
うん…
睡眠障害
ですね
眠れないときは
薬を飲んでください
2、3錠
飲んでも
眠れなくて
たくさん飲んだら
次の日……
!?
何コレ!?
スナック菓子を
食べ散らかしたあと
レシート
昨日？
うちの店にも
来てたよー
近所の飲み屋
私なんか
言ってません
でした？
普通だったけど
ろれつは回ってなかったね
電車に乗ったり
人が多い所に行くと
息苦しくなるし
外が嫌に
なってきて

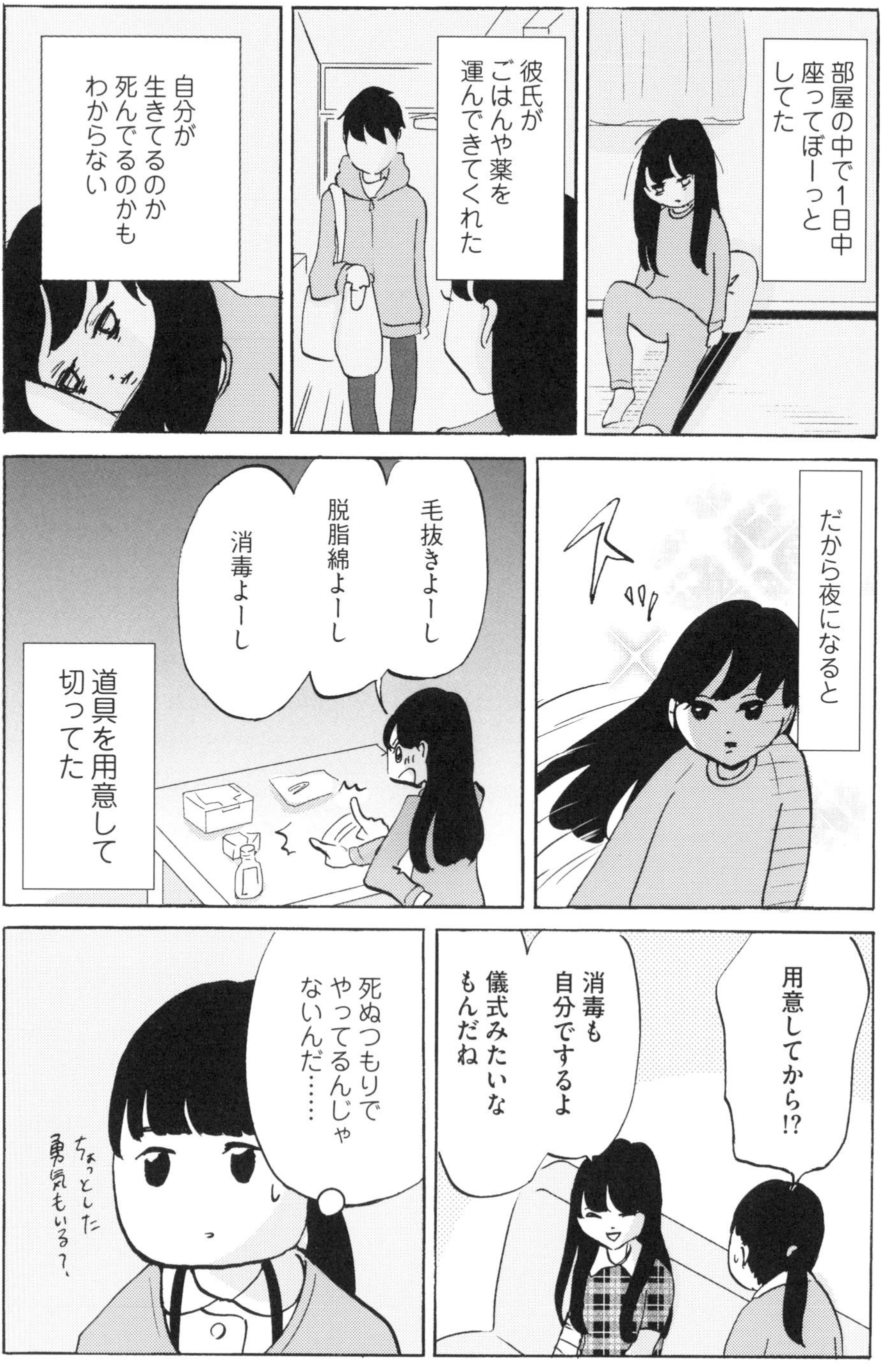
部屋の中で1日中座ってぼーっとしてた
彼氏がごはんや薬を運んできてくれた
自分が生きてるのか死んでるのかもわからない
だから夜になると
毛抜きよーし 脱脂綿よーし 消毒よーし
道具を用意して切ってた
用意してから!?
消毒も自分でするよ 儀式みたいなもんだね
死ぬつもりでやってるんじゃないんだ……
ちょっとした勇気もいる

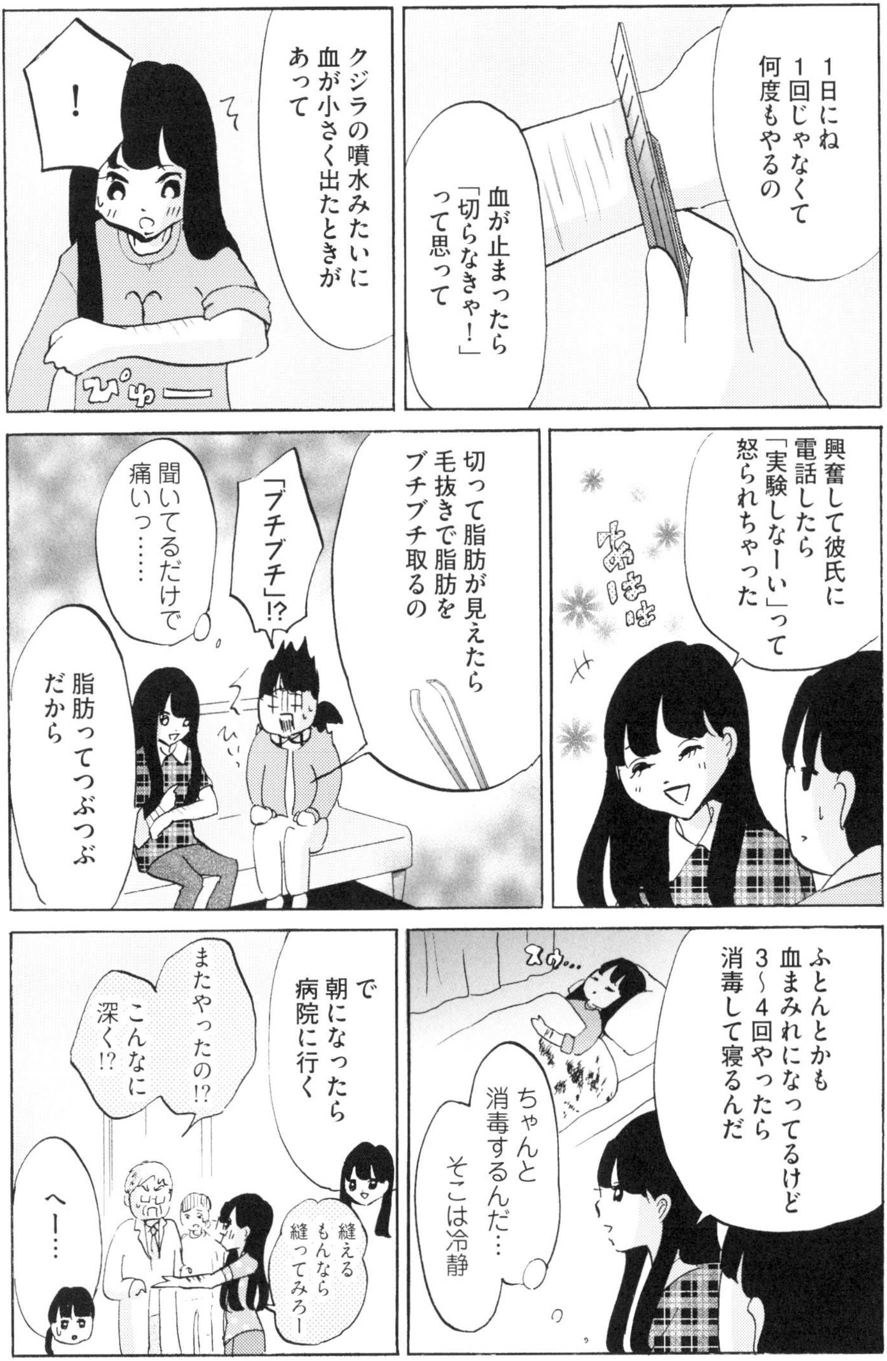
1日にね
1回じゃなくて
何度もやるの
血が止まったら
「切らなきゃ!」
って思って
クジラの噴水みたいに
血が小さく出たときが
あって
!
ぴゅー
興奮して彼氏に
電話したら
「実験しなーい」って
怒られちゃった
切って脂肪が見えたら
毛抜きで脂肪を
ブチブチ取るの
「ブチブチ」!?
ひぃぃ
聞いてるだけで
痛いっ……
脂肪ってつぶつぶ
だから
ふとんとかも
血まみれになってるけど
3~4回やったら
消毒して寝るんだ
ちゃんと
消毒するんだ…
そこは冷静
で
朝になったら
病院に行く
またやったの!?
こんなに
深く!?
縫える
もんなら
縫ってみろー
へー…

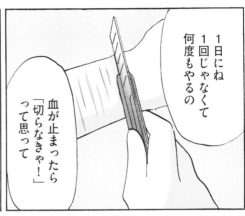

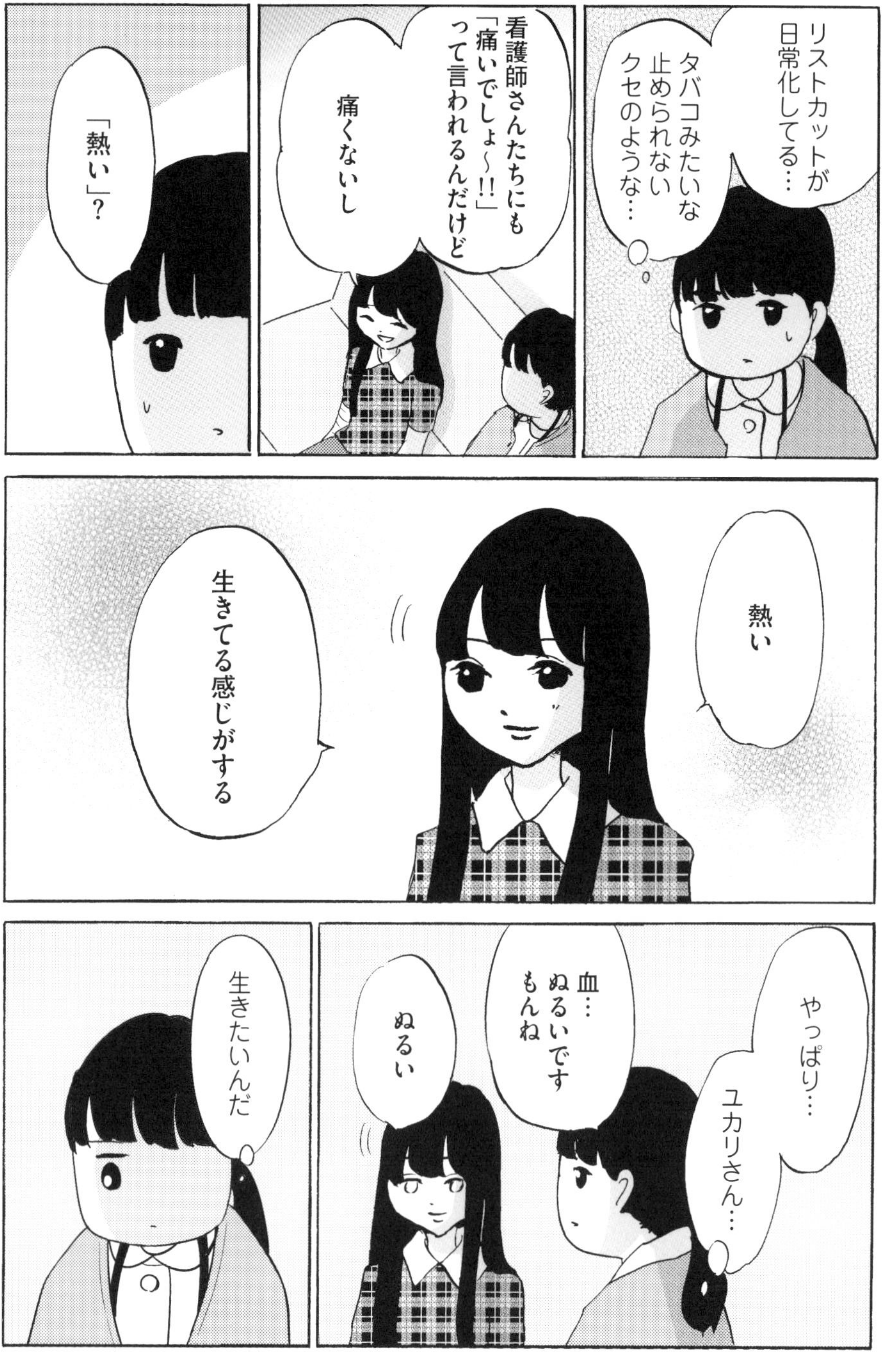

リストカットが
日常化してる…
タバコみたいな
止められない
クセのような…
看護師さんたちにも
「痛いでしょ~!!」
って言われるんだけど
痛くないし
「熱い」?
熱い
生きてる感じがする
やっぱり…
ユカリさん…
血…
ぬるいです
もんね
ぬるい
生きたいんだ

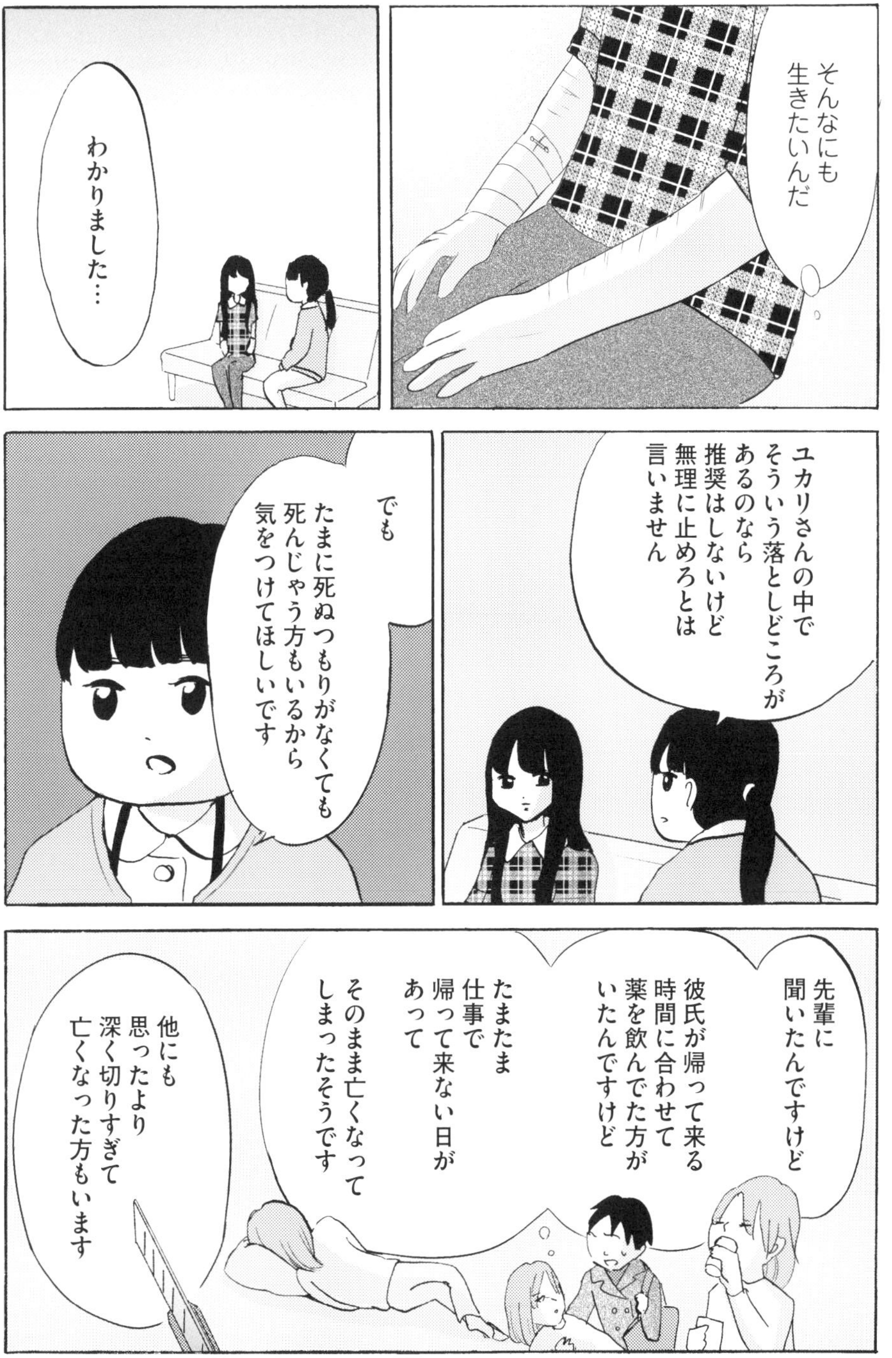
そんなにも生きたいんだ
わかりました…
ユカリさんの中でそういう落としどころがあるのなら推奨はしないけど無理に止めろとは言いません
でもたまに死ぬつもりがなくても死んじゃう方もいるから気をつけてほしいです
先輩に聞いたんですけど彼氏が帰って来る時間に合わせて薬を飲んでた方がいたんですけど
たまたま仕事で帰って来ない日があって
そのまま亡くなってしまったそうです
他にも思ったより深く切りすぎて亡くなった方もいます

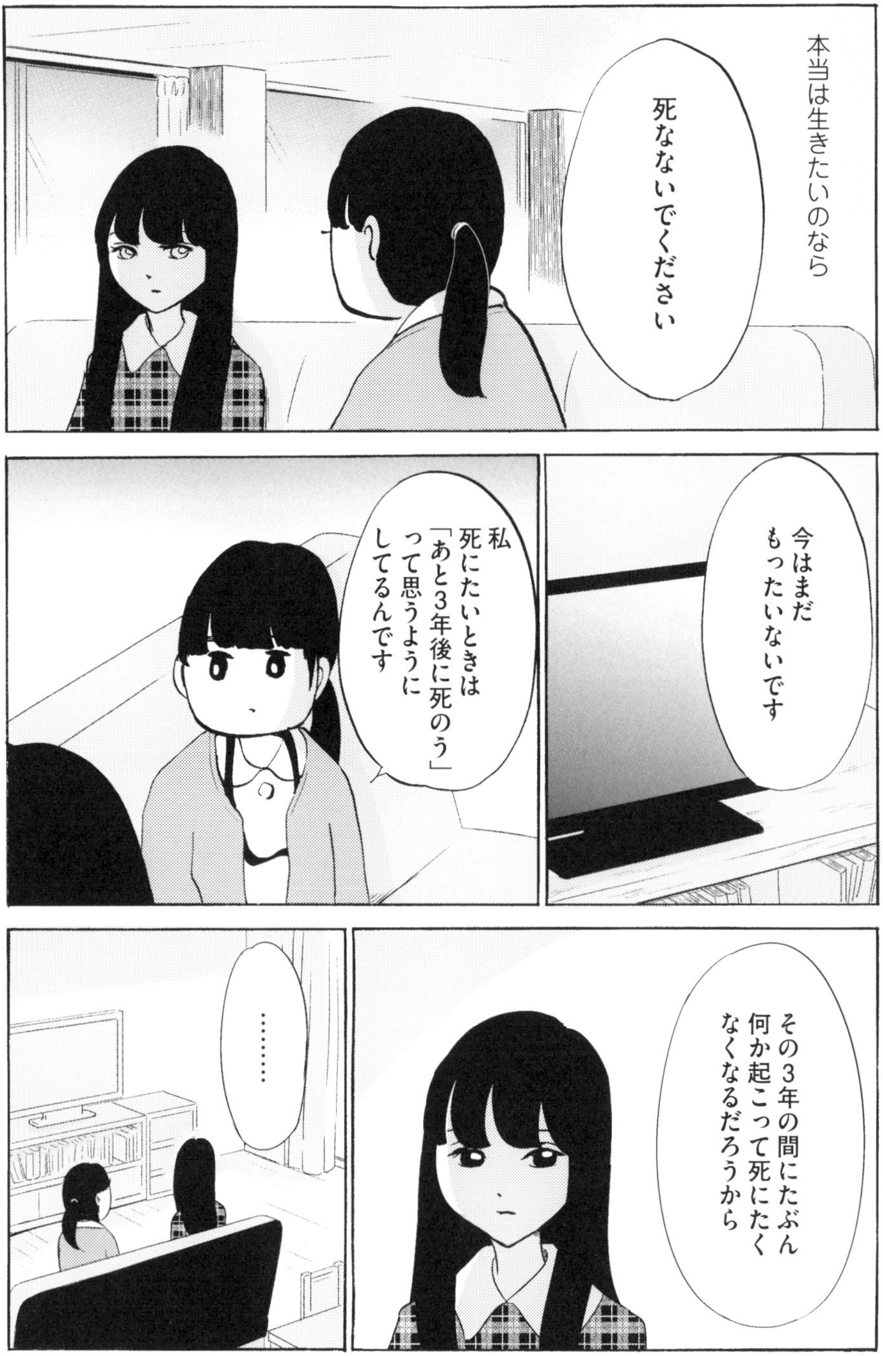
本当は生きたいのなら
死なないでください
今はまだ
もったいないです
私
死にたいときは
「あと3年後に死のう」
って思うように
してるんです
その3年の間にたぶん
何か起こって死にたく
なくなるだろうから
………

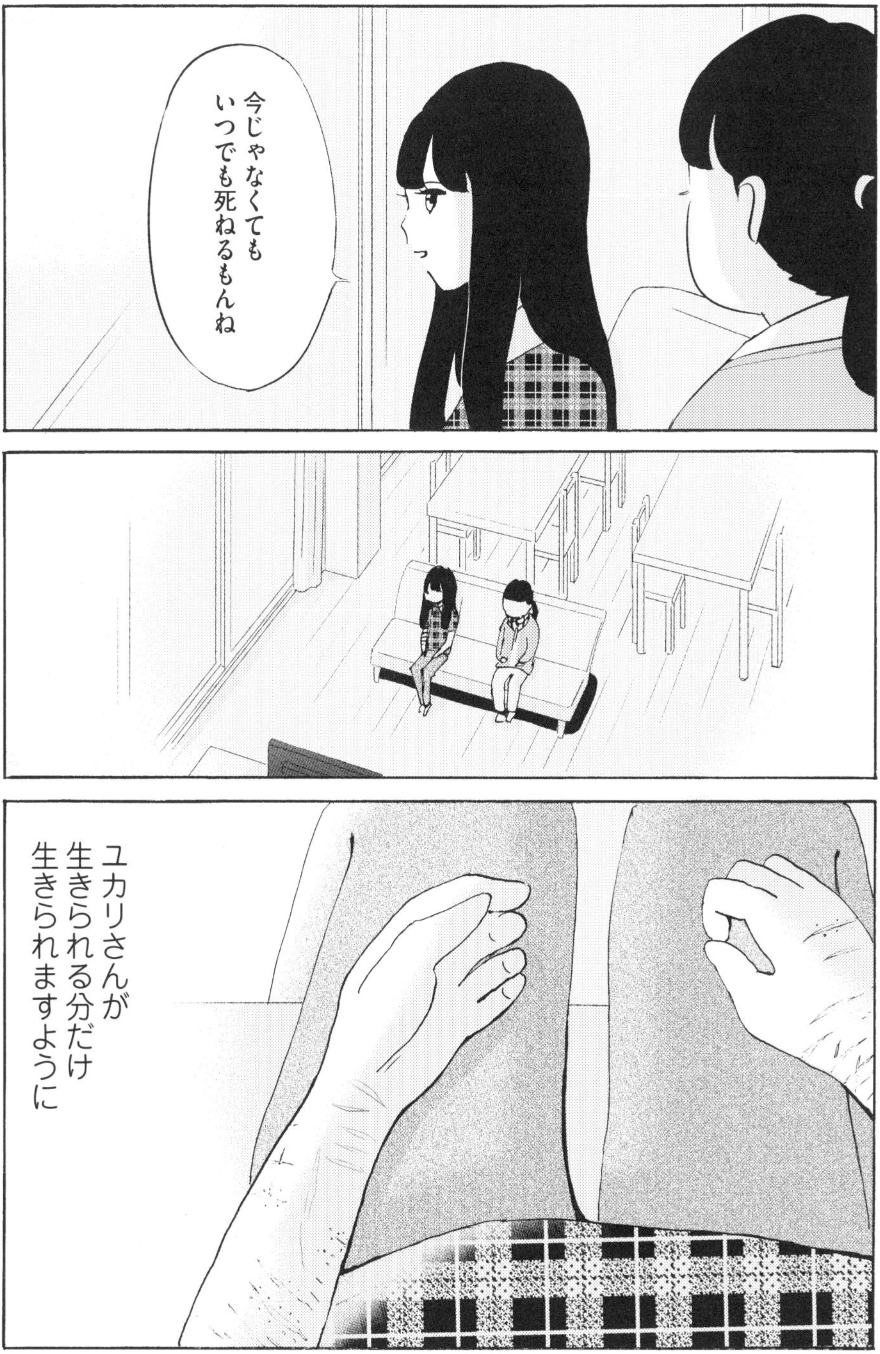
今じゃなくても
いつでも死ねるもんね
ユカリさんが
生きられる分だけ
生きられますように

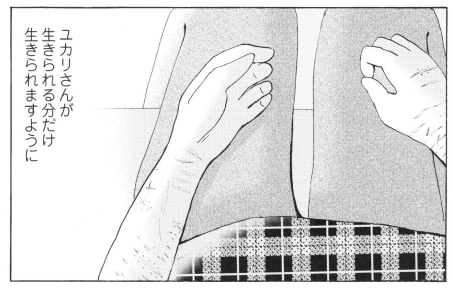

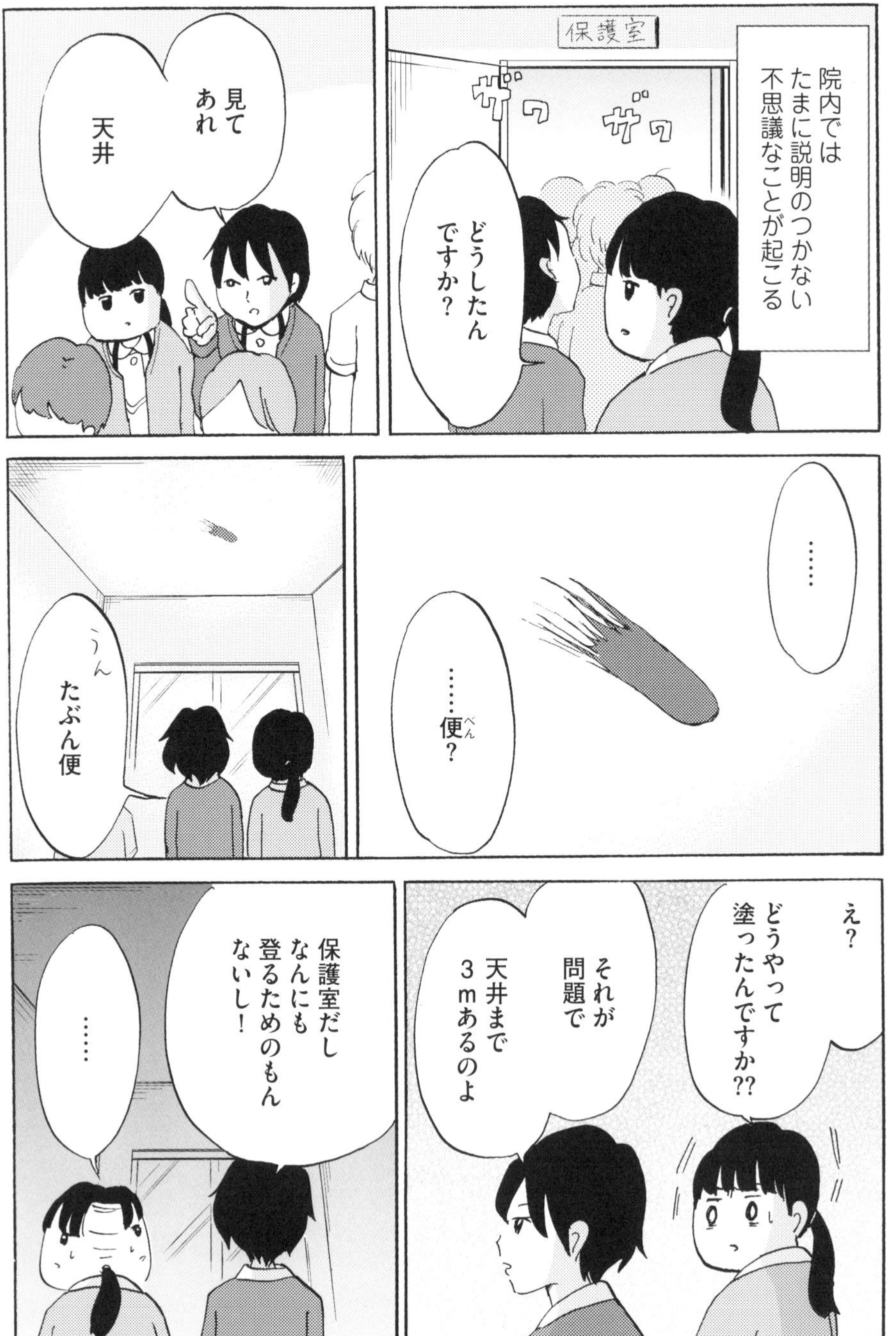

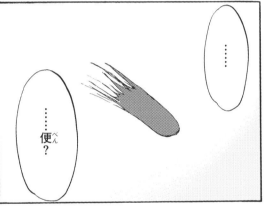

保護室
院内では たまに説明のつかない 不思議なことが起こる
ザワ ザワ
どうしたんですか?
見て あれ
天井
……
……便《べん》?
うん
たぶん便
え?
どうやって 塗ったんですか??
それが 問題で 天井まで 3mあるのよ
保護室だし なんにも 登るためのもん ないし!
……

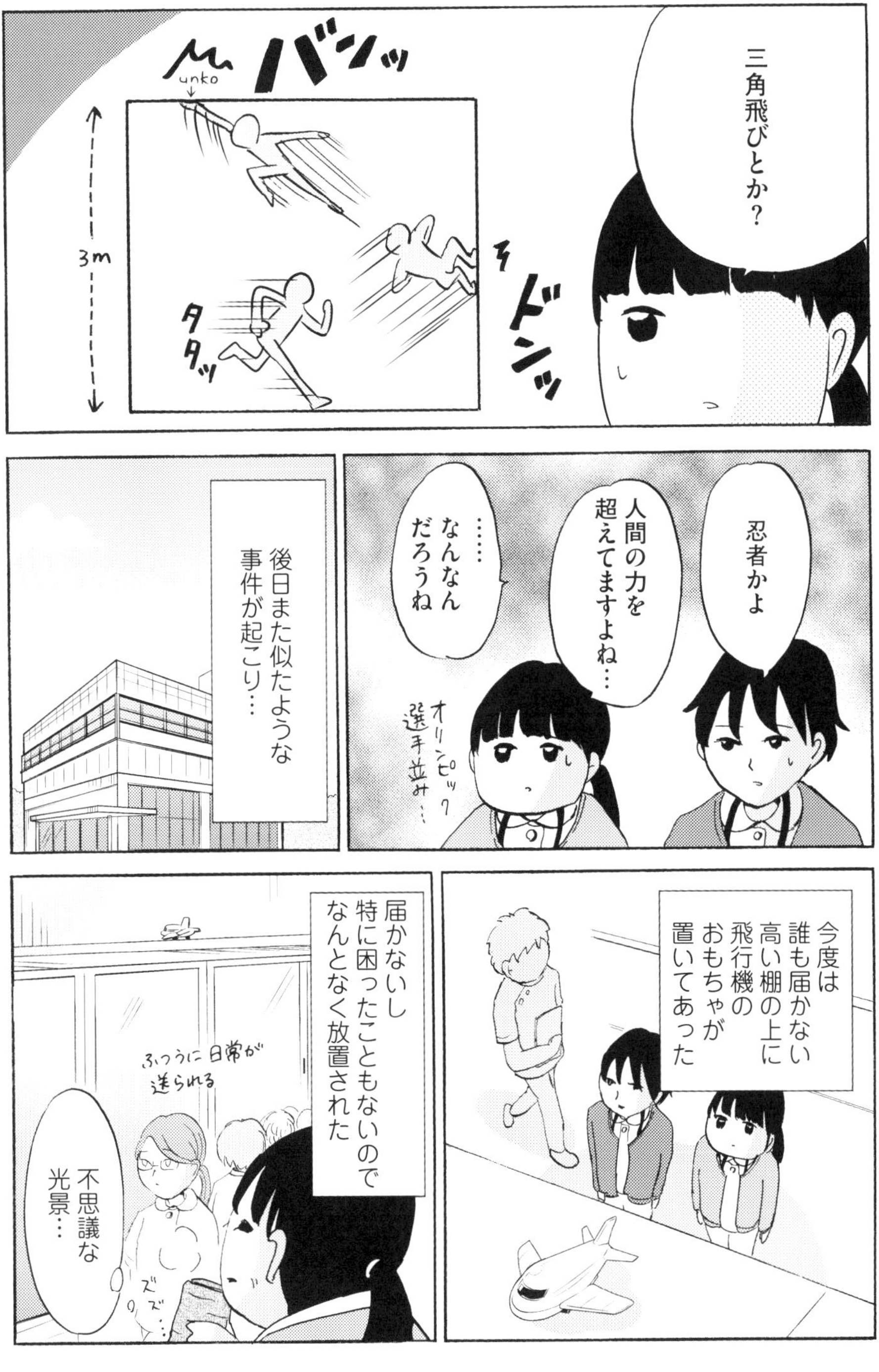
三角飛びとか？
バンッ
unko
3m
タタッ
ドンッ
忍者かよ
人間の力を超えてますよね…
……なんなんだろうね
オリンピック選手並み…
後日また似たような事件が起こり…
今度は誰も届かない高い棚の上に飛行機のおもちゃが置いてあった
届かないし特に困ったこともないのでなんとなく放置された
ふつうに日常が送られる
不思議な光景…
ズズ…

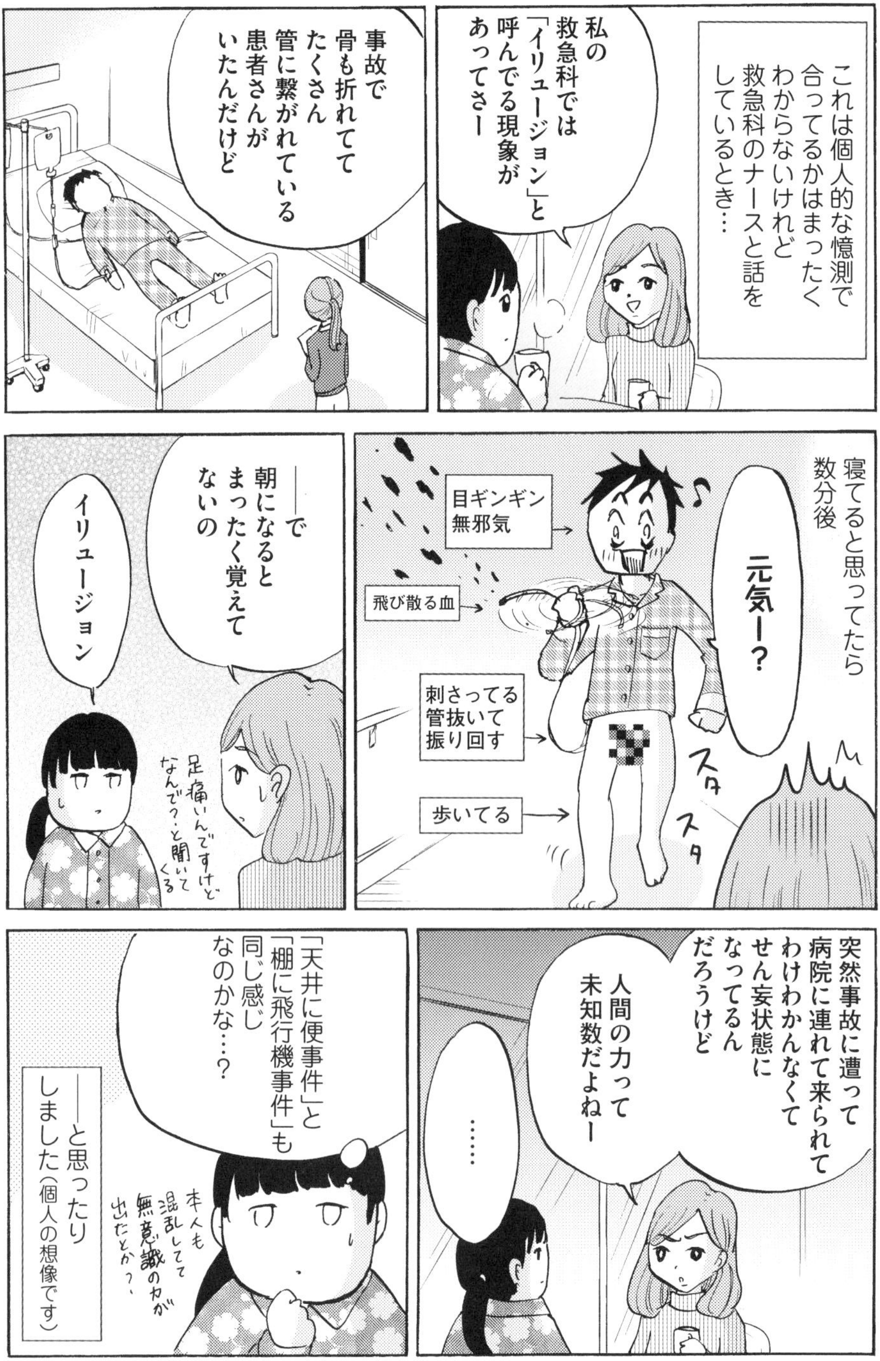

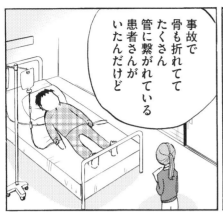

これは個人的な憶測で合ってるかはまったくわからないけれど救急科のナースと話をしているとき…
私の救急科では「イリュージョン」と呼んでる現象があってさー
事故で骨も折れててたくさん管に繋がれている患者さんがいたんだけど
寝てると思ってたら数分後
元気ー?
目ギンギン無邪気
飛び散る血
刺さってる管抜いて振り回す
歩いてる
スタスタ
——で朝になるとまったく覚えてないの
イリュージョン
足痛いんですけどなんで?と聞いてくる
突然事故に遭って病院に連れて来られてわけわかんなくてせん妄状態になってるんだろうけど
人間の力って未知数だよねー
……
「天井に便事件」と「棚に飛行機事件」も同じ感じなのかな…?
本人も混乱してて無意識の力が出たとか?
——と思ったりしました(個人の想像です)

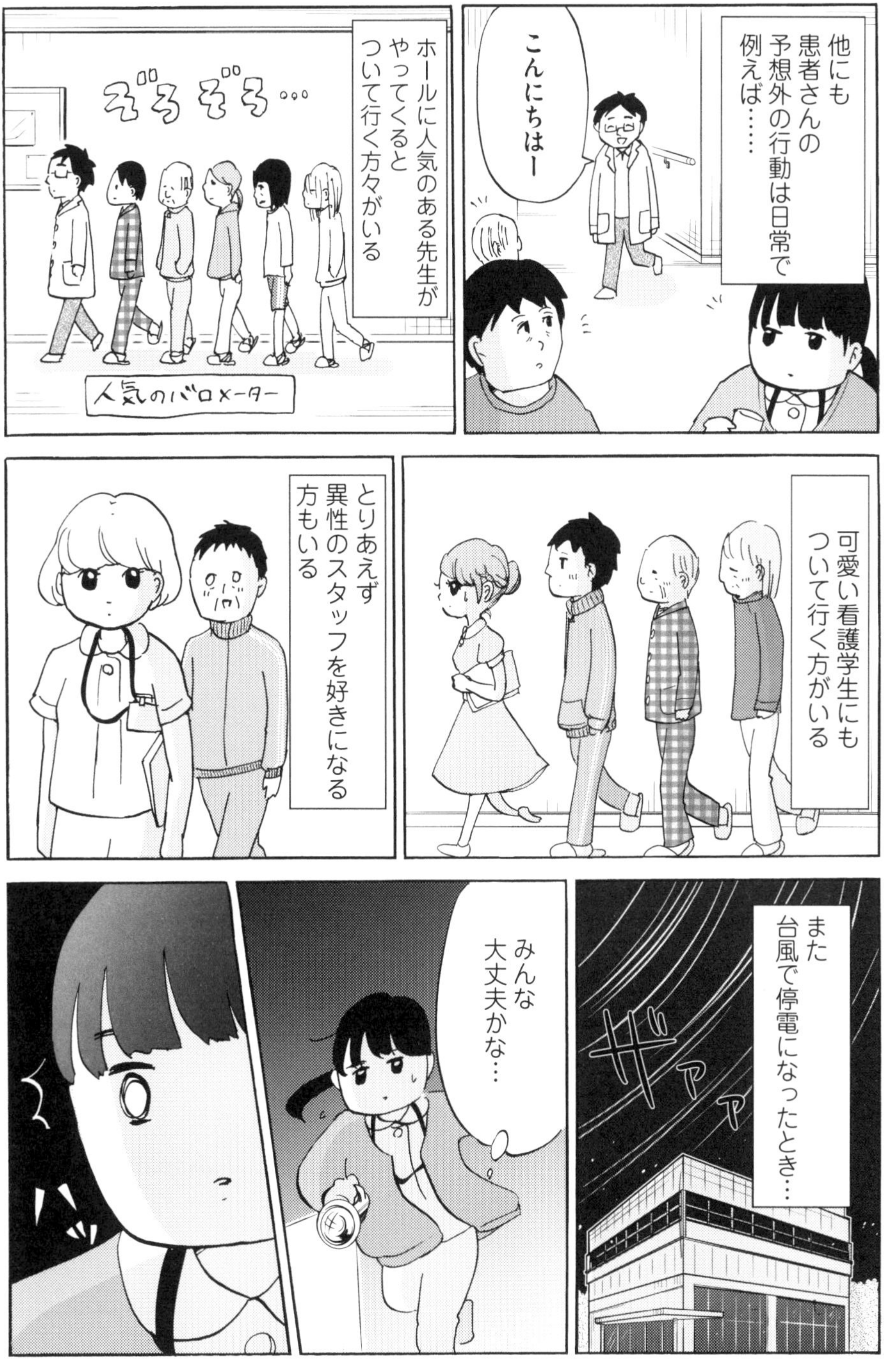
他にも
患者さんの
予想外の行動は日常で
例えば……
こんにちはー
ホールに人気のある先生が
やってくると
ついて行く方々がいる
ぞろぞろ…
人気のバロメーター
可愛い看護学生にも
ついて行く方がいる
とりあえず
異性のスタッフを好きになる
方もいる
また
台風で停電になったとき…
ザァァ
みんな
大丈夫かな…

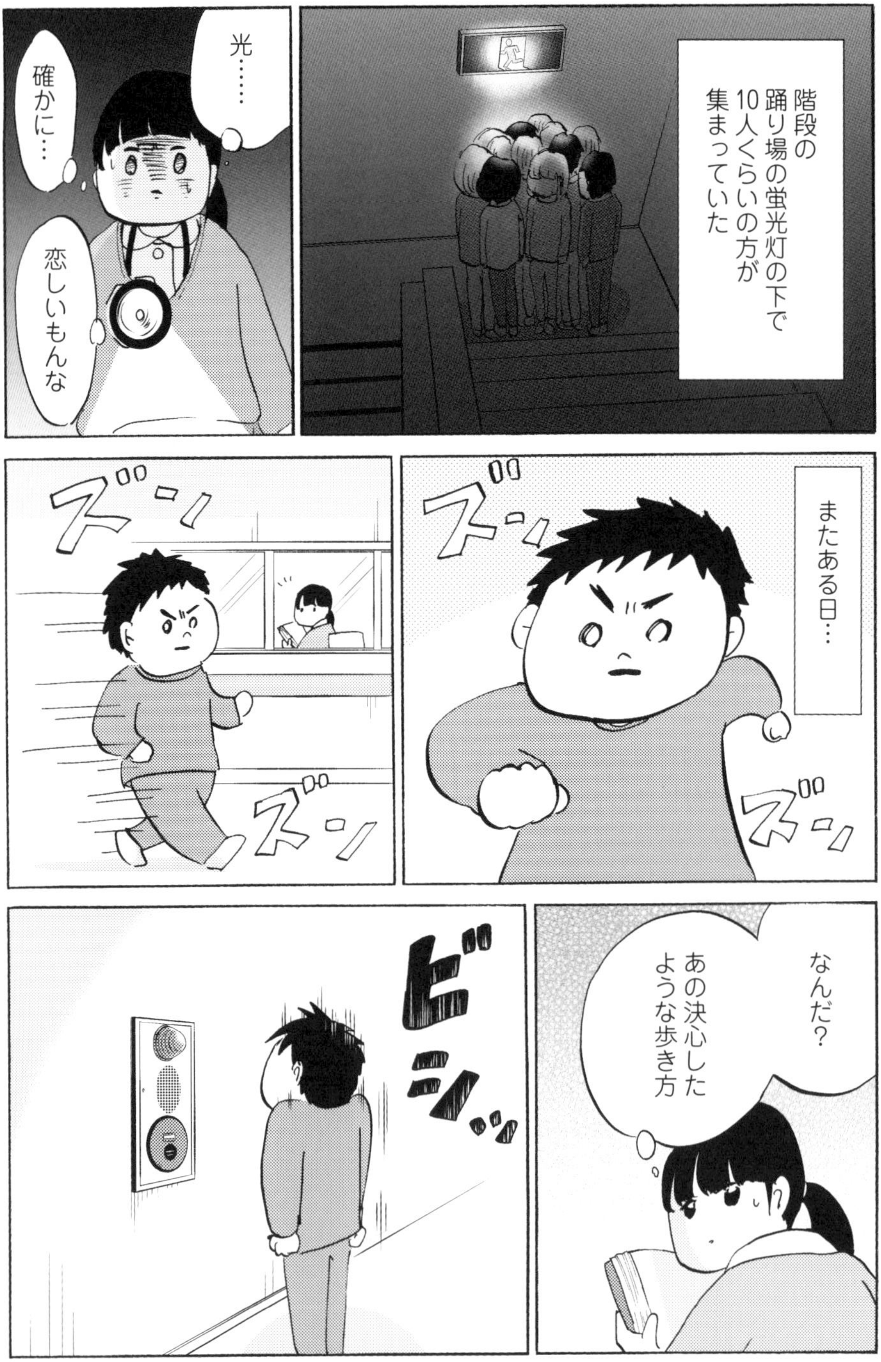
階段の踊り場の蛍光灯の下で10人くらいの方が集まっていた
光……
確かに…
恋しいもんな
ズーン
またある日…
ズッ
ズーン
ズッ
なんだ？
あの決心したような歩き方
ビシッ

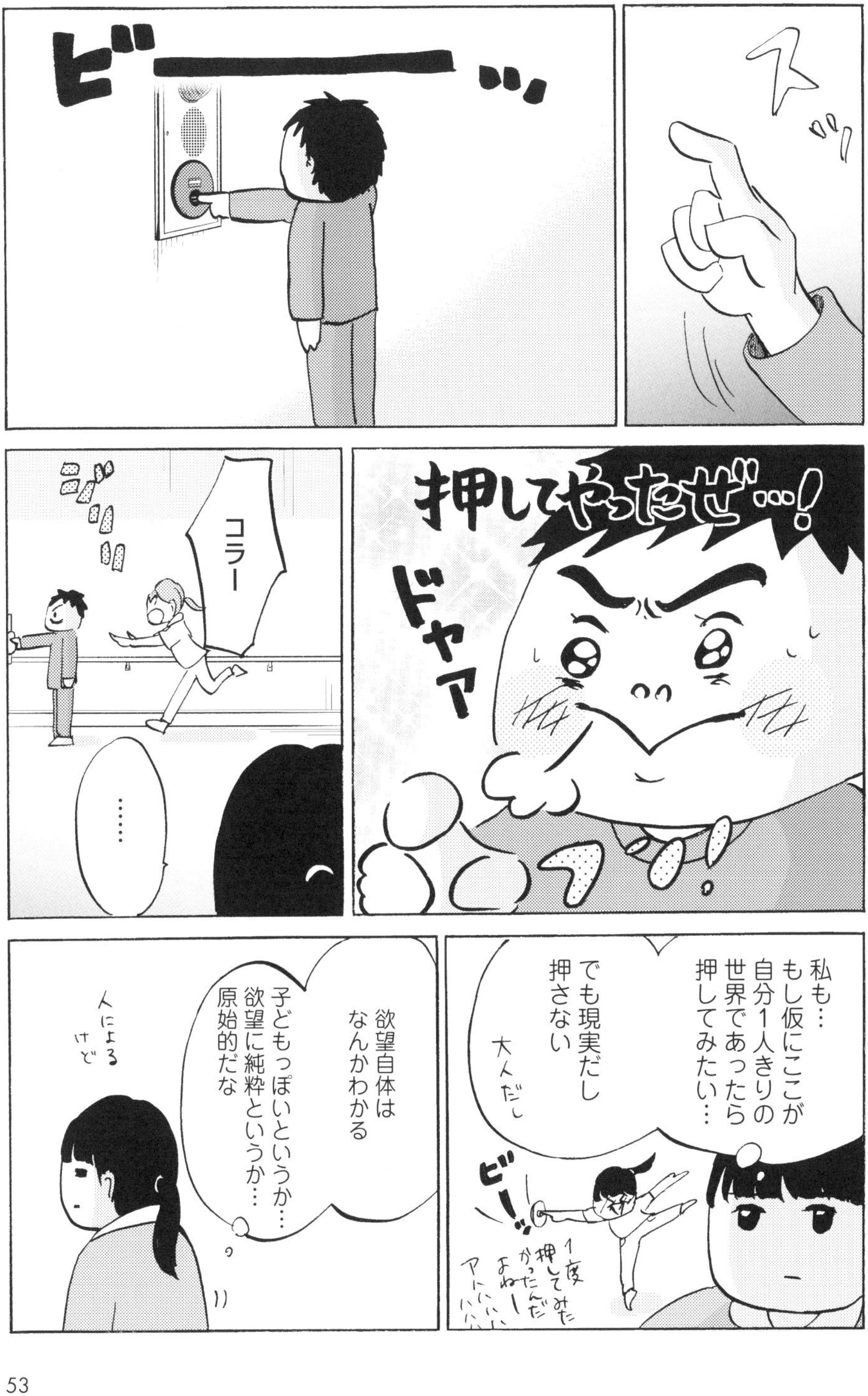
ス
ビーーッ
押してやったぜ…!
ドヤァ
コラー
……
私も…
もし仮にここが
自分1人きりの
世界であったら
押してみたい…
でも現実だし
押さない
大人だし
ビー
1度押してみたかったんだよねー
アハハハ
欲望自体は
なんかわかる
子どもっぽいというか…
欲望に純粋というか…
原始的だな
人によるけど

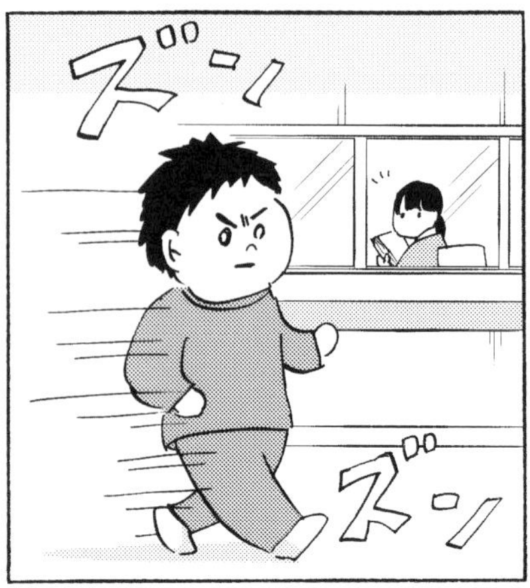
ズーン
ズーン

第2章

妄想ってなんだろう？

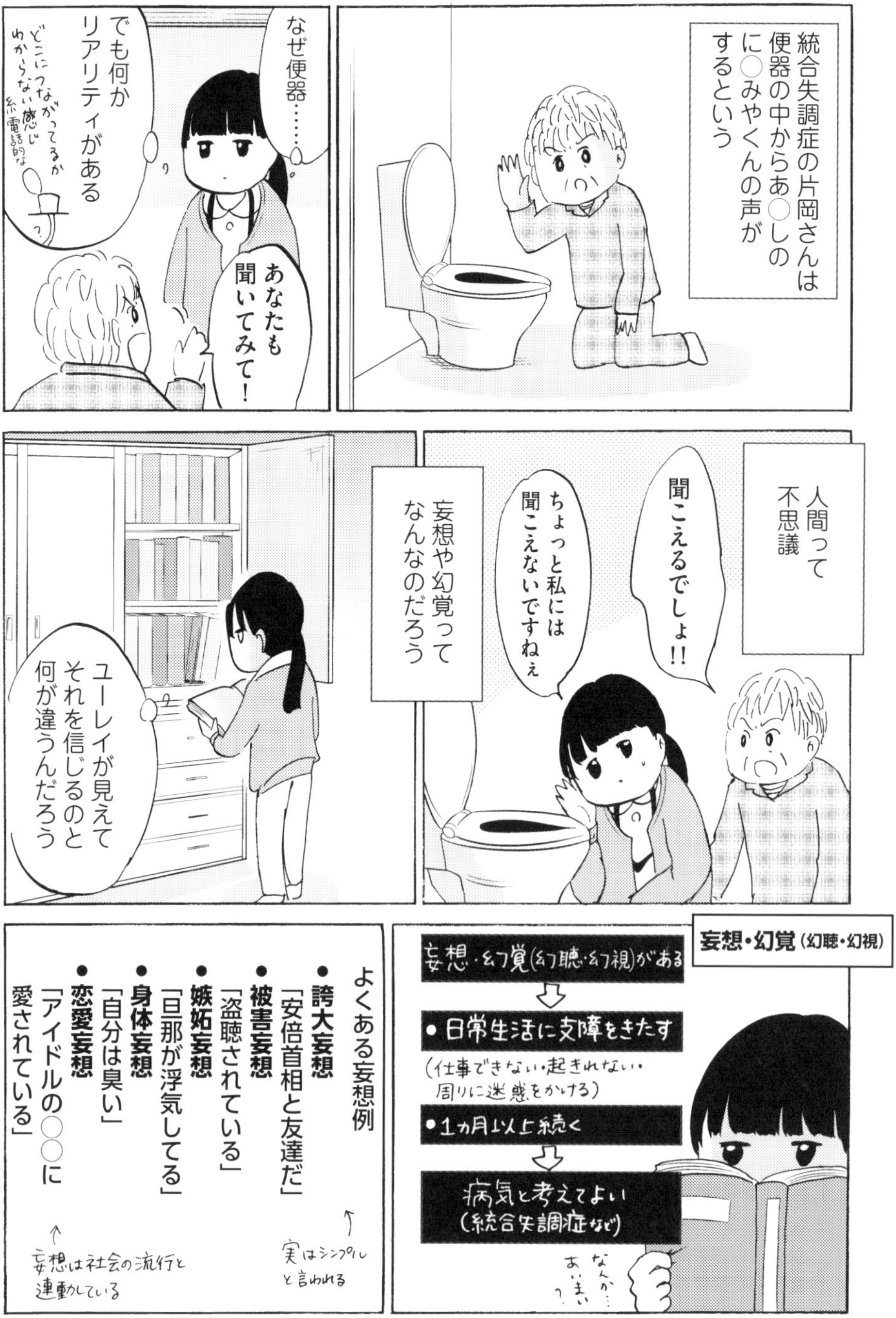
統合失調症の片岡さんは便器の中からあ◯しのに◯みやくんの声がするという
なぜ便器……
でも何かリアリティがある
どこにつながってるかわからない感じ
糸電話的な
あなたも聞いてみて!
人間って不思議
聞こえるでしょ!!
ちょっと私には聞こえないですねぇ
妄想や幻覚ってなんなのだろう
ユーレイが見えてそれを信じるのと何が違うんだろう
妄想・幻覚（幻聴・幻視）
妄想・幻覚（幻聴・幻視）がある
・日常生活に支障をきたす
（仕事できない・起きれない・周りに迷惑をかける）
・1カ月以上続く
病気と考えてよい（統合失調症など）
なんか…あいまい？
よくある妄想例
・誇大妄想「安倍首相と友達だ」
・被害妄想「盗聴されている」
・嫉妬妄想「旦那が浮気してる」
・身体妄想「自分は臭い」
・恋愛妄想「アイドルの◯◯に愛されている」
実はシンプルと言われる
妄想は社会の流行と連動している

＊諸説ある。

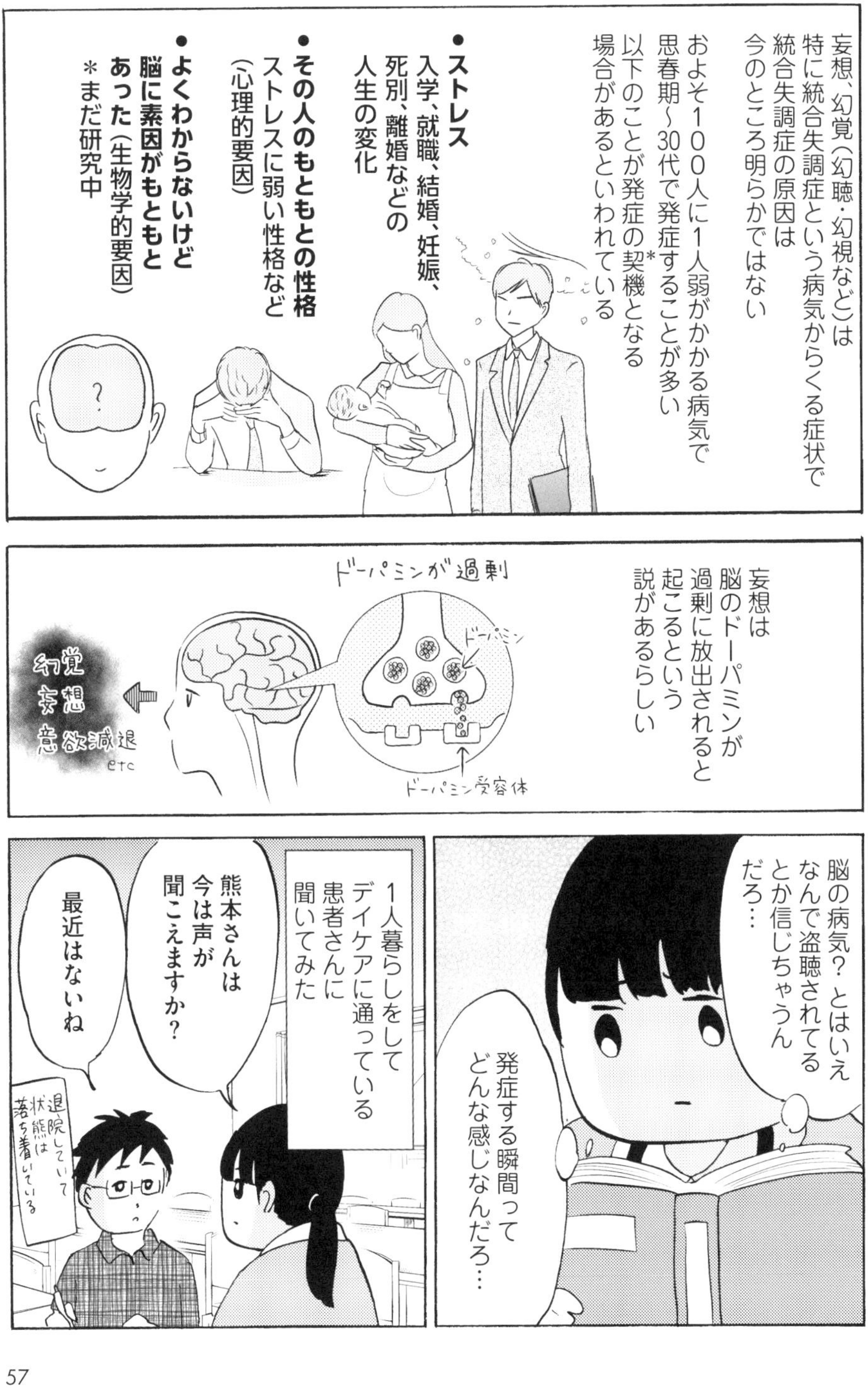
妄想、幻覚（幻聴・幻視など）は
特に統合失調症という病気からくる症状で
統合失調症の原因は
今のところ明らかではない
およそ100人に1人弱がかかる病気で
思春期〜30代で発症することが多い＊
以下のことが発症の契機となる
場合があるといわれている
●ストレス
入学、就職、結婚、妊娠、
死別、離婚などの
人生の変化
●その人のもともとの性格
ストレスに弱い性格など
（心理的要因）
●よくわからないけど
脳に素因がもともと
あった（生物学的要因）
＊まだ研究中
妄想は
脳のドーパミンが
過剰に放出されると
起こるという
説があるらしい
ドーパミンが過剰
ドーパミン
ドーパミン受容体
幻覚
妄想
意欲減退
etc
脳の病気？ とはいえ
なんで盗聴されてる
とか信じちゃうんだろ…
発症する瞬間って
どんな感じなんだろ…
1人暮らしをして
デイケアに通っている
患者さんに
聞いてみた
熊本さんは
今は声が
聞こえますか？
最近はないね
退院していて
状態は
落ち着いている

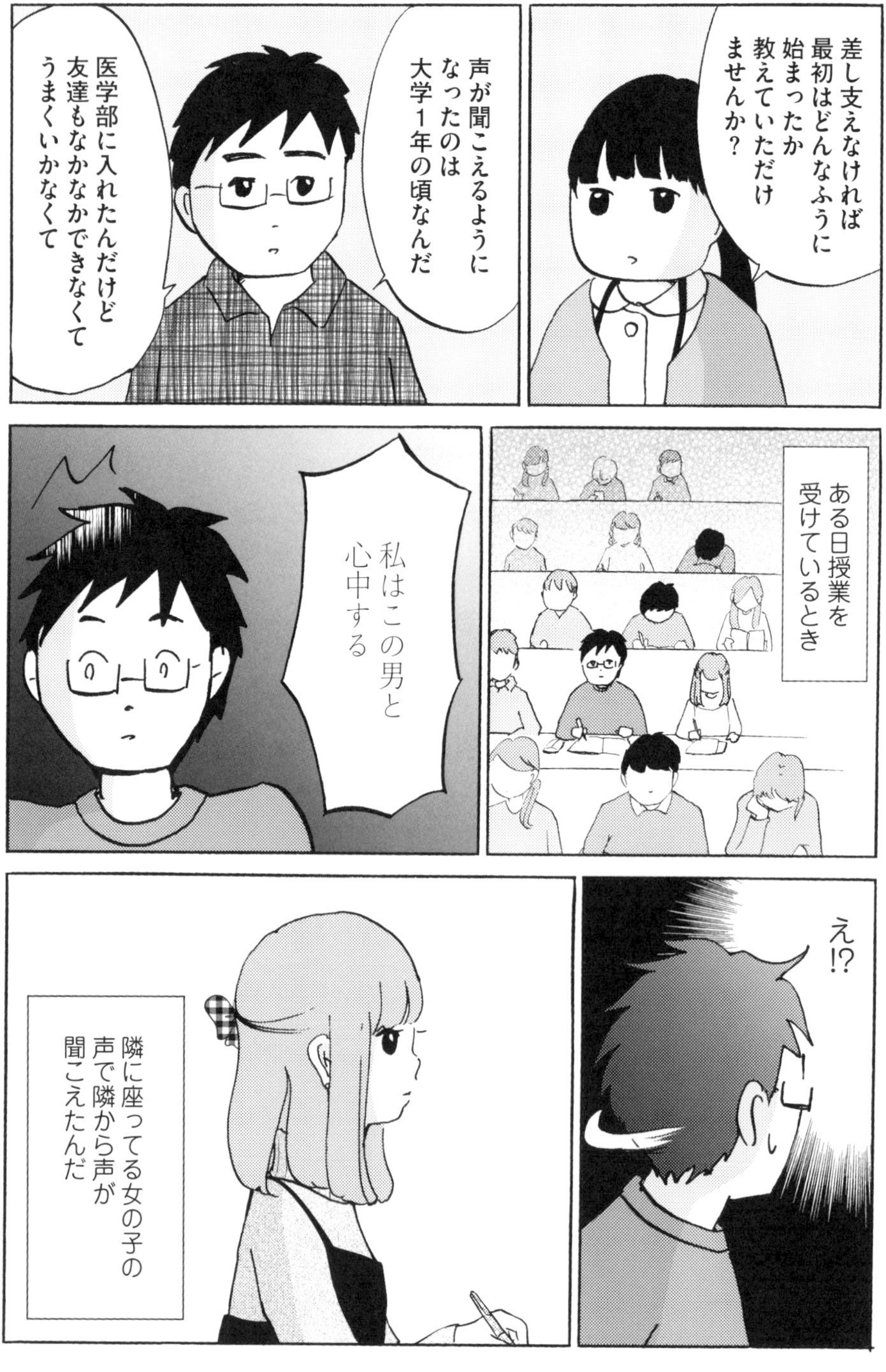
差し支えなければ最初はどんなふうに始まったか教えていただけませんか？
声が聞こえるようになったのは大学１年の頃なんだ
医学部に入れたんだけど友達もなかなかできなくてうまくいかなくて
ある日授業を受けているとき
私はこの男と心中する
え⁉
隣に座ってる女の子の声で隣から声が聞こえたんだ

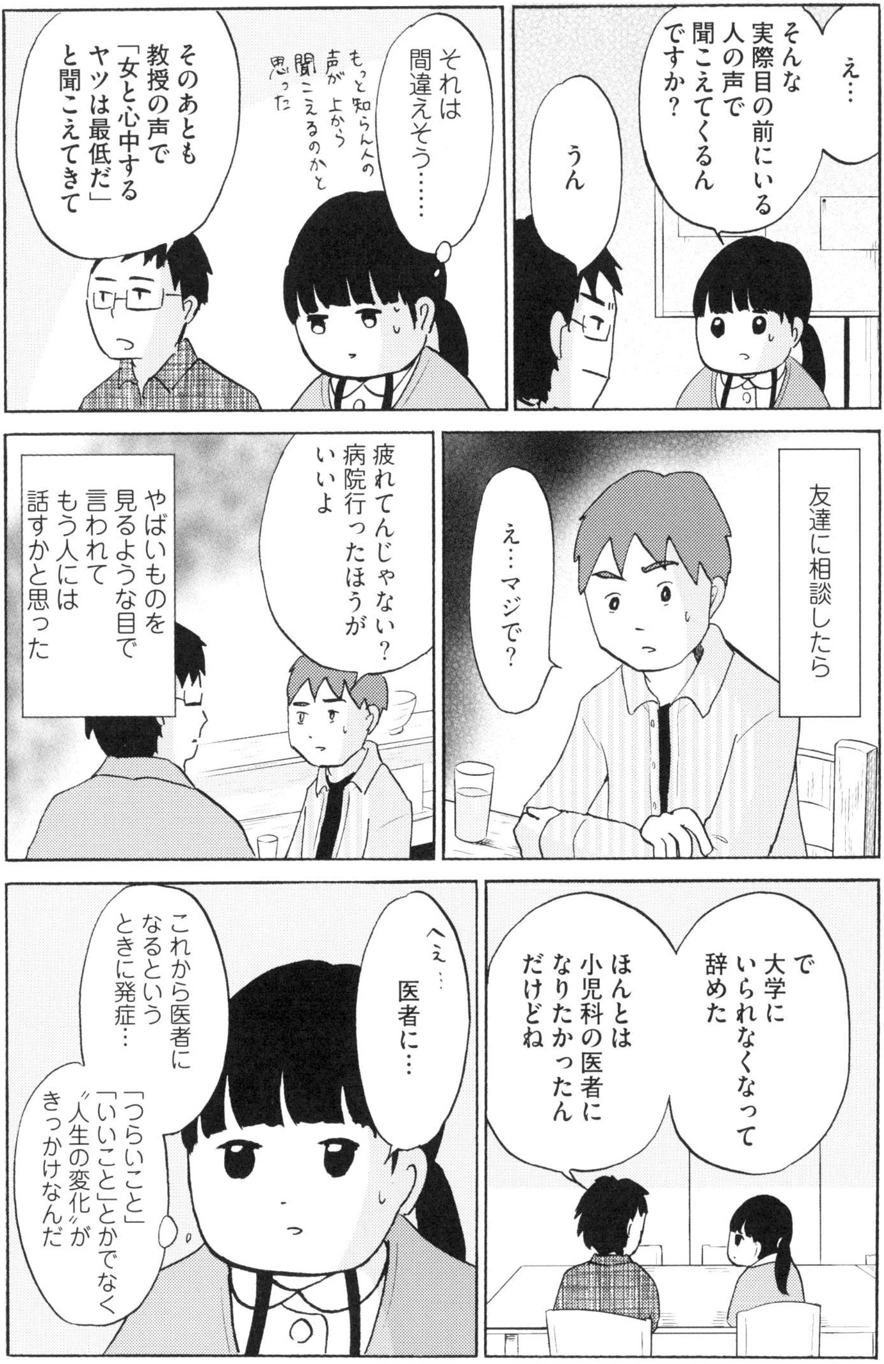
え…
そんな実際目の前にいる人の声で聞こえてくるんですか？
うん
それは間違えそう……
もっと知らん人の声が上から聞こえるのかと思った
そのあとも教授の声で「女と心中するヤツは最低だ」と聞こえてきて
友達に相談したら
え…マジで？
疲れてんじゃない？病院行ったほうがいいよ
やばいものを見るような目で言われてもう人には話すかと思った
で大学にいられなくなって辞めた
ほんとは小児科の医者になりたかったんだけどね
へえ…
医者に…
これから医者になるというときに発症…
「つらいこと」「いいこと」とかでなく〝人生の変化〟がきっかけなんだ

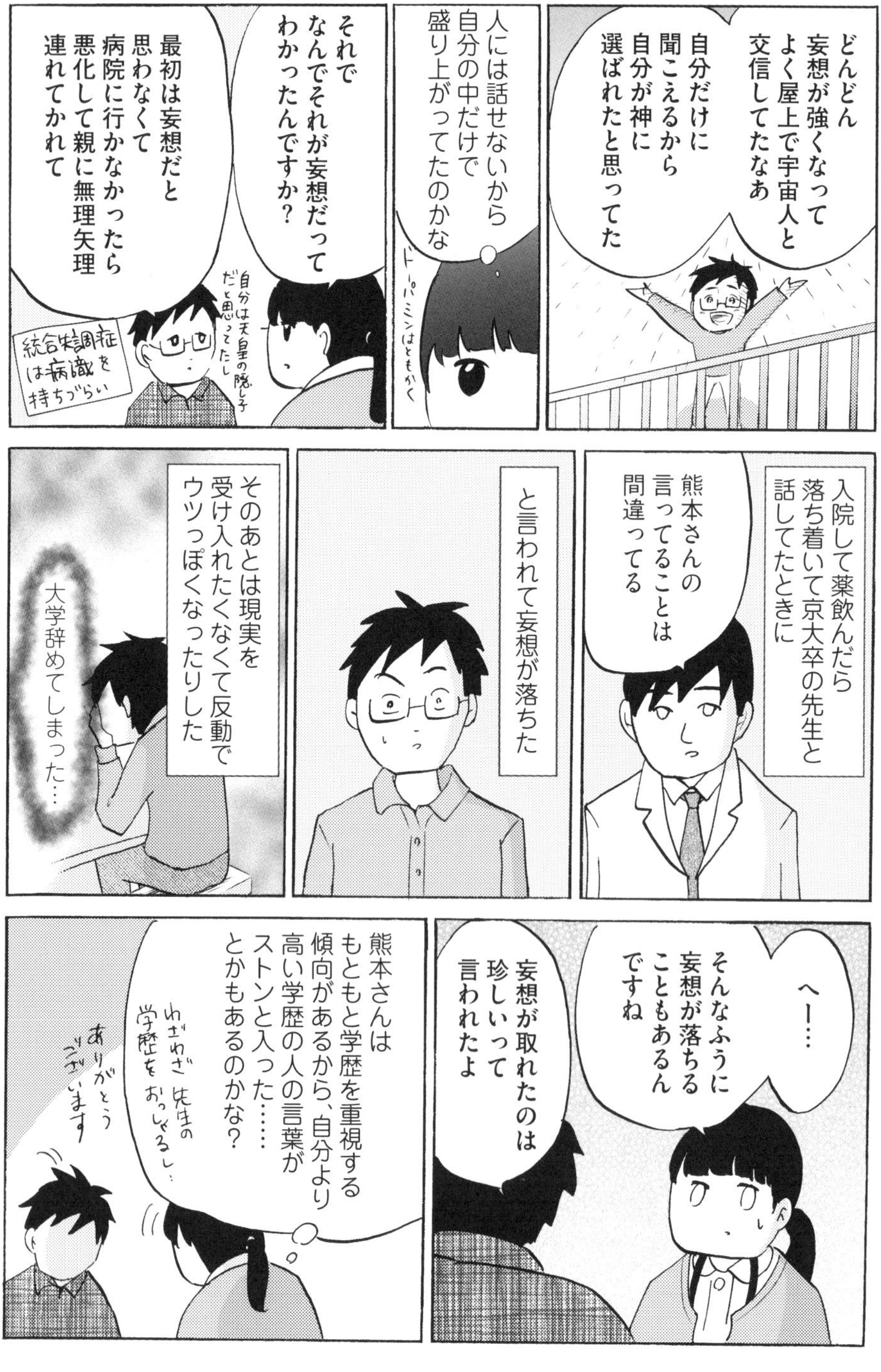
どんどん妄想が強くなってよく屋上で宇宙人と交信してたなあ
自分だけに聞こえるから自分が神に選ばれたと思ってた
人には話せないから自分の中だけで盛り上がってたのかな
ドーパミンはともかく
それでなんでそれが妄想だってわかったんですか？
最初は妄想だと思わなくて病院に行かなかったら悪化して親に無理矢理連れてかれて
自分は天皇の隠し子だと思ってたし
統合失調症は病識を持ちづらい
入院して薬飲んだら落ち着いて京大卒の先生と話してたときに
熊本さんの言ってることは間違ってる
と言われて妄想が落ちた
そのあとは現実を受け入れたくなくて反動でウツっぽくなったりした
大学辞めてしまった…
へー…
そんなふうに妄想が落ちることもあるんですね
妄想が取れたのは珍しいって言われたよ
熊本さんはもともと学歴を重視する傾向があるから、自分より高い学歴の人の言葉がストンと入った……とかもあるのかな？
わざわざ先生の学歴をおっしゃるし…
ありがとうございます

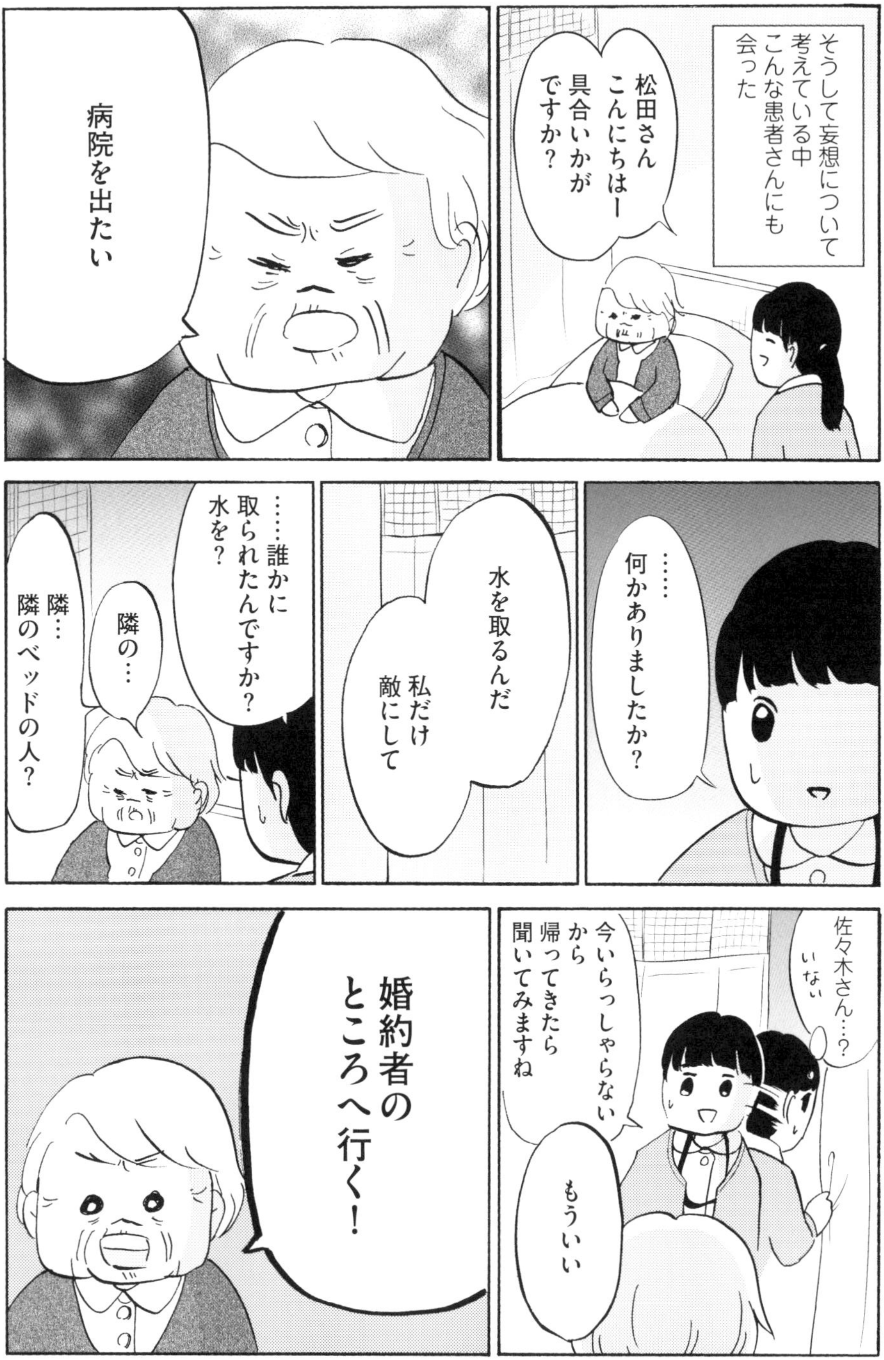
そうして妄想について考えている中こんな患者さんにも会った
松田さん こんにちはー 具合いかがですか？
病院を出たい
……何かありましたか？
水を取るんだ
私だけ敵にして
……誰かに取られたんですか？水を？
隣の…
隣… 隣のベッドの人？
佐々木さん…？
いない
今いらっしゃらないから 帰ってきたら聞いてみますね
もういい
婚約者のところへ行く！

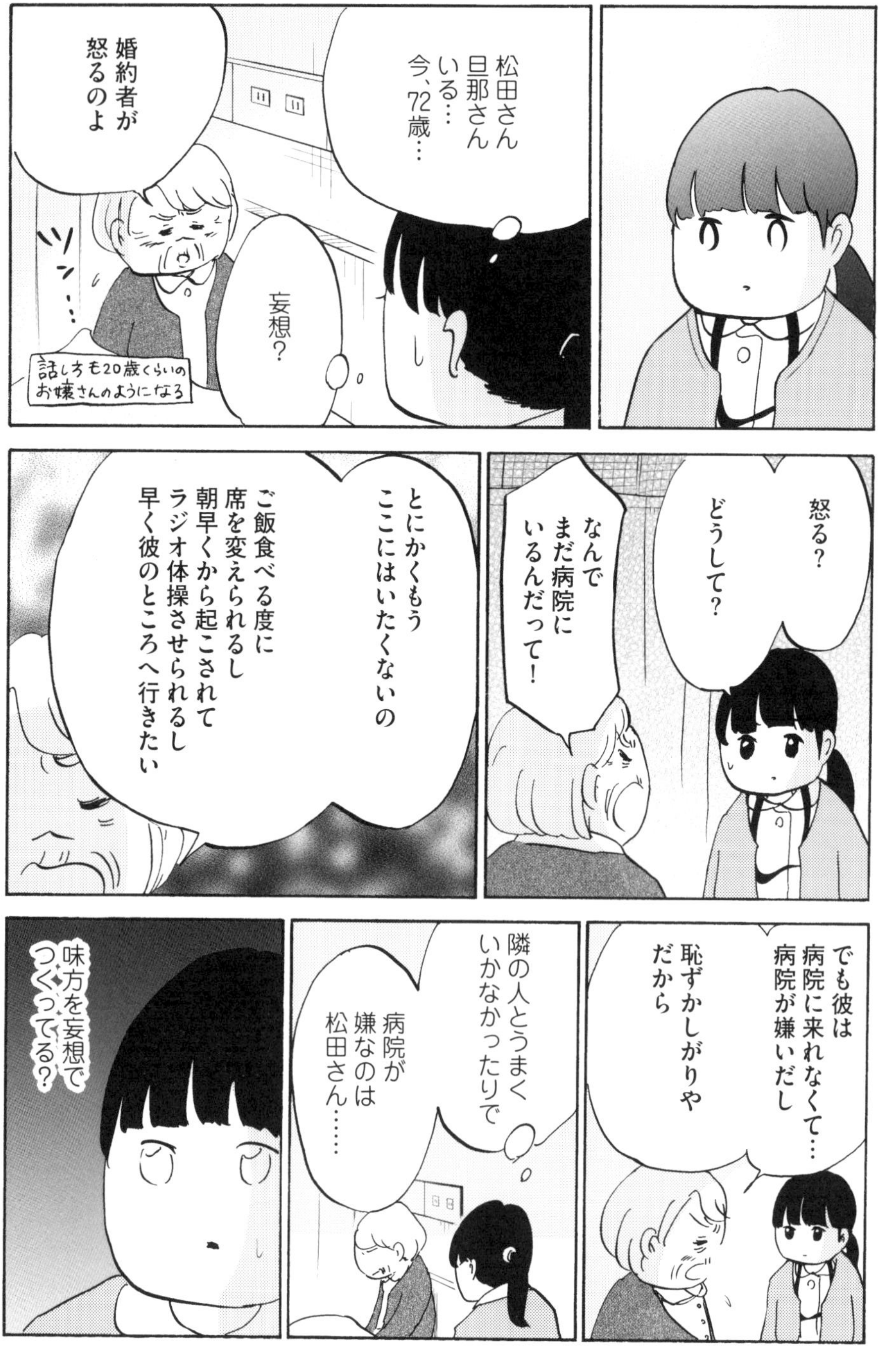

松田さん
旦那さんいる…
今、72歳…
婚約者が怒るのよ
妄想？
話し方も20歳くらいのお嬢さんのようになる
怒る？
どうして？
なんでまだ病院にいるんだって！
とにかくもうここにはいたくないの
ご飯食べる度に席を変えられるし朝早くから起こされてラジオ体操させられるし早く彼のところへ行きたい
でも彼は病院に来れなくて…
病院が嫌いだし
恥ずかしがりやだから
隣の人とうまくいかなかったりで
病院が嫌なのは松田さん……
味方を妄想でつくってる？

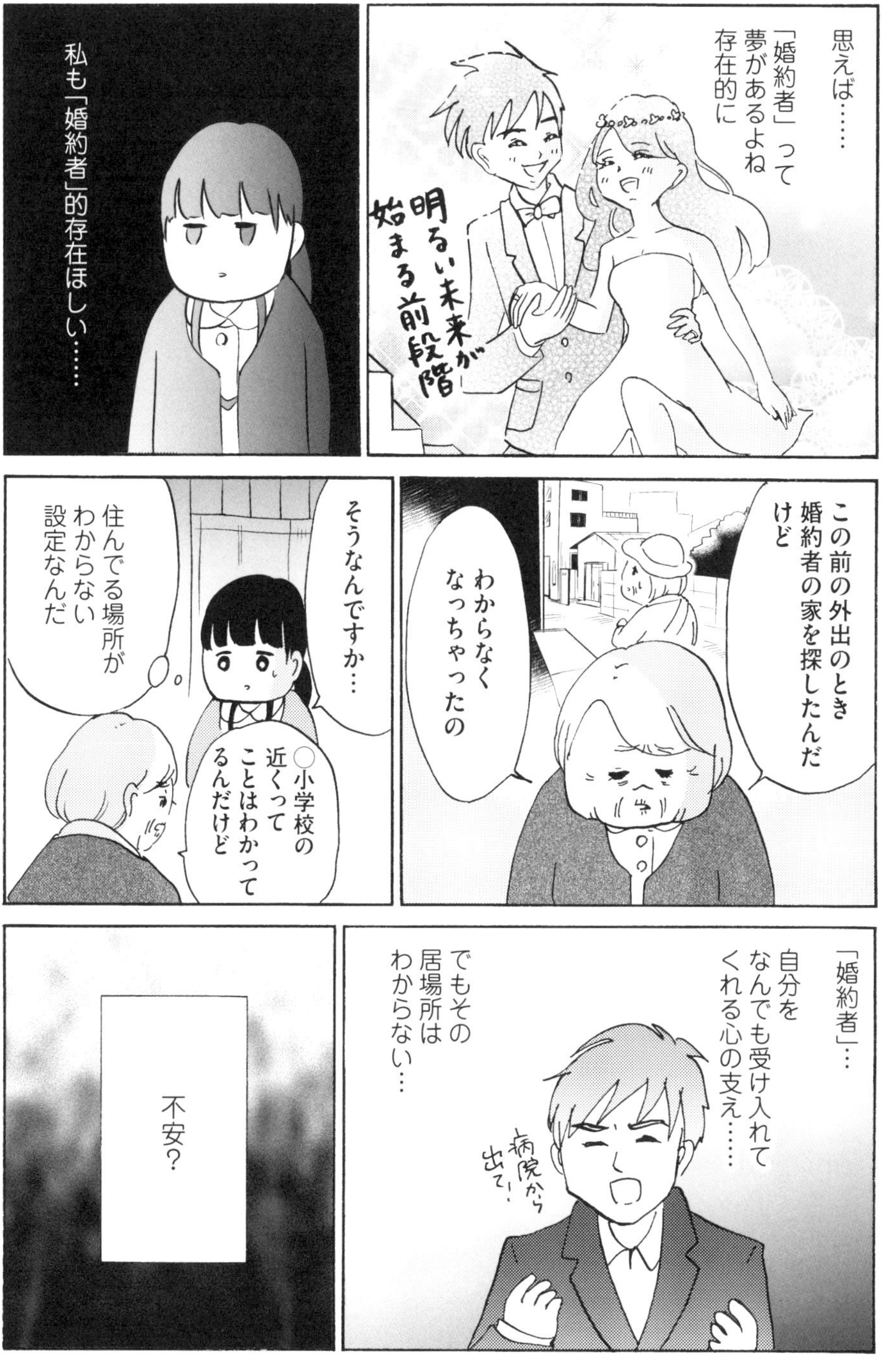
思えば……
「婚約者」って
夢があるよね
存在的に
明るい未来が始まる前段階
私も「婚約者」的存在ほしい……
この前の外出のとき
婚約者の家を探したんだけど
わからなく
なっちゃったの
そうなんですか…
◯小学校の
近くって
ことはわかって
るんだけど
住んでる場所が
わからない
設定なんだ
「婚約者」…
自分を
なんでも受け入れて
くれる心の支え……
でもその
居場所は
わからない…
病院から出て!
不安?

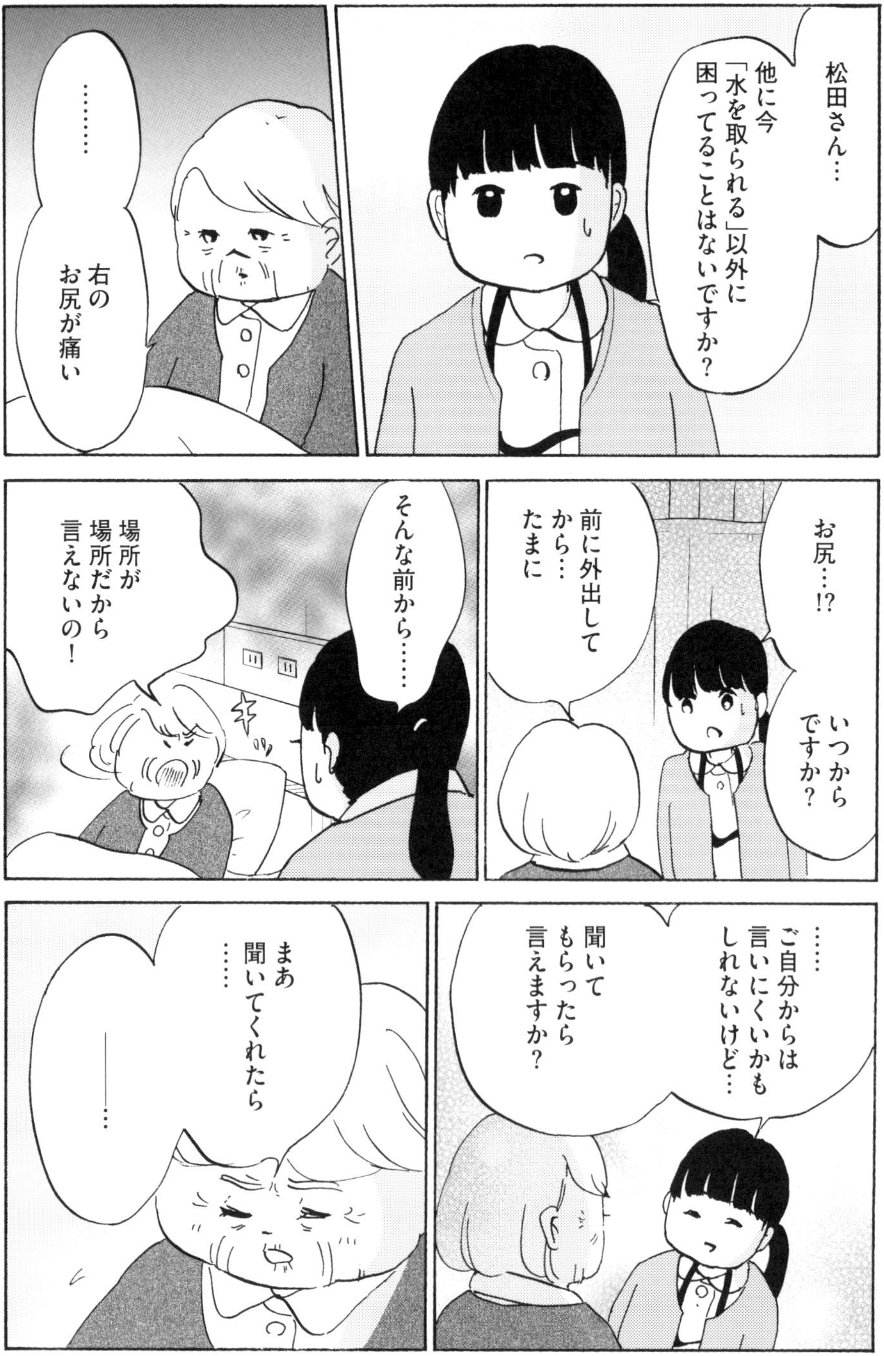
松田さん…
他に今
「水を取られる」以外に
困ってることはないですか？
……
右の
お尻が痛い
お尻…!?
いつから
ですか？
前に外出して
から…
たまに
そんな前から……
場所が
場所だから
言えないの！
……
ご自分からは
言いにくいかも
しれないけど…
聞いて
もらったら
言えますか？
まあ
聞いてくれたら
……
──…

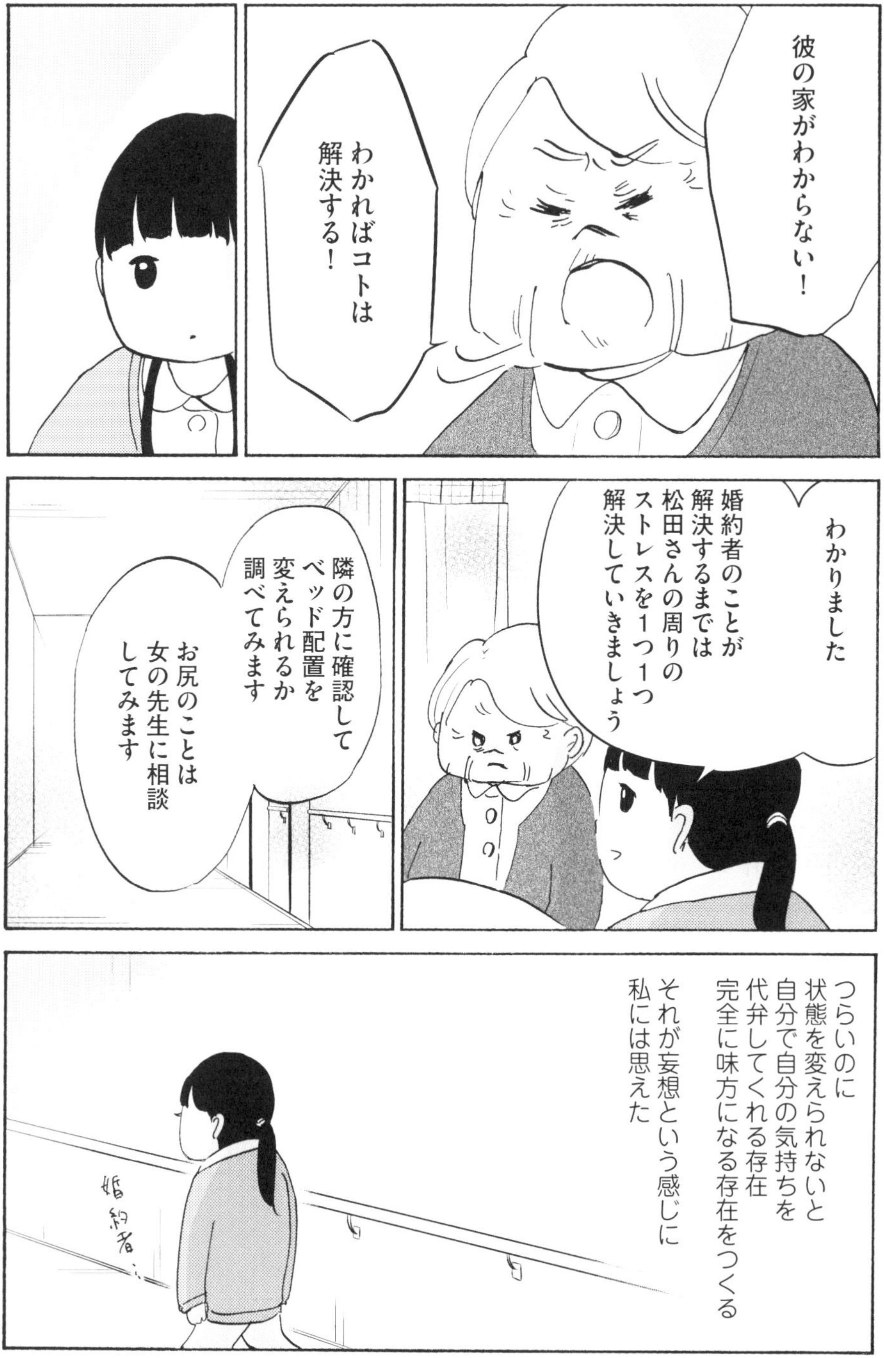
彼の家がわからない！
わかればコトは解決する！
わかりました
婚約者のことが解決するまでは松田さんの周りのストレスを１つ１つ解決していきましょう
隣の方に確認してベッド配置を変えられるか調べてみます
お尻のことは女の先生に相談してみます
つらいのに状態を変えられないと自分で自分の気持ちを代弁してくれる存在完全に味方になる存在をつくる
それが妄想という感じに私には思えた
婚約者…

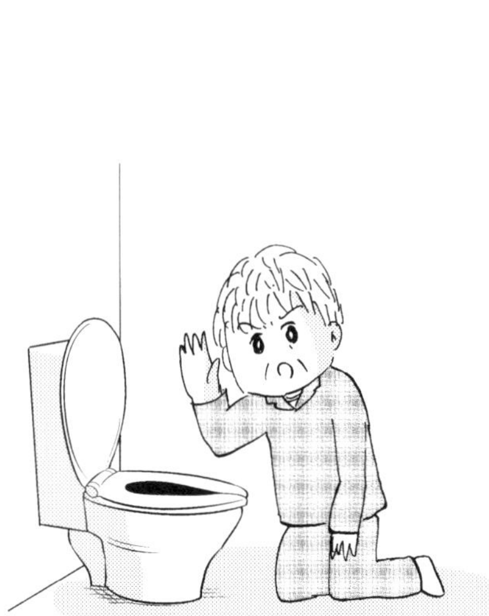

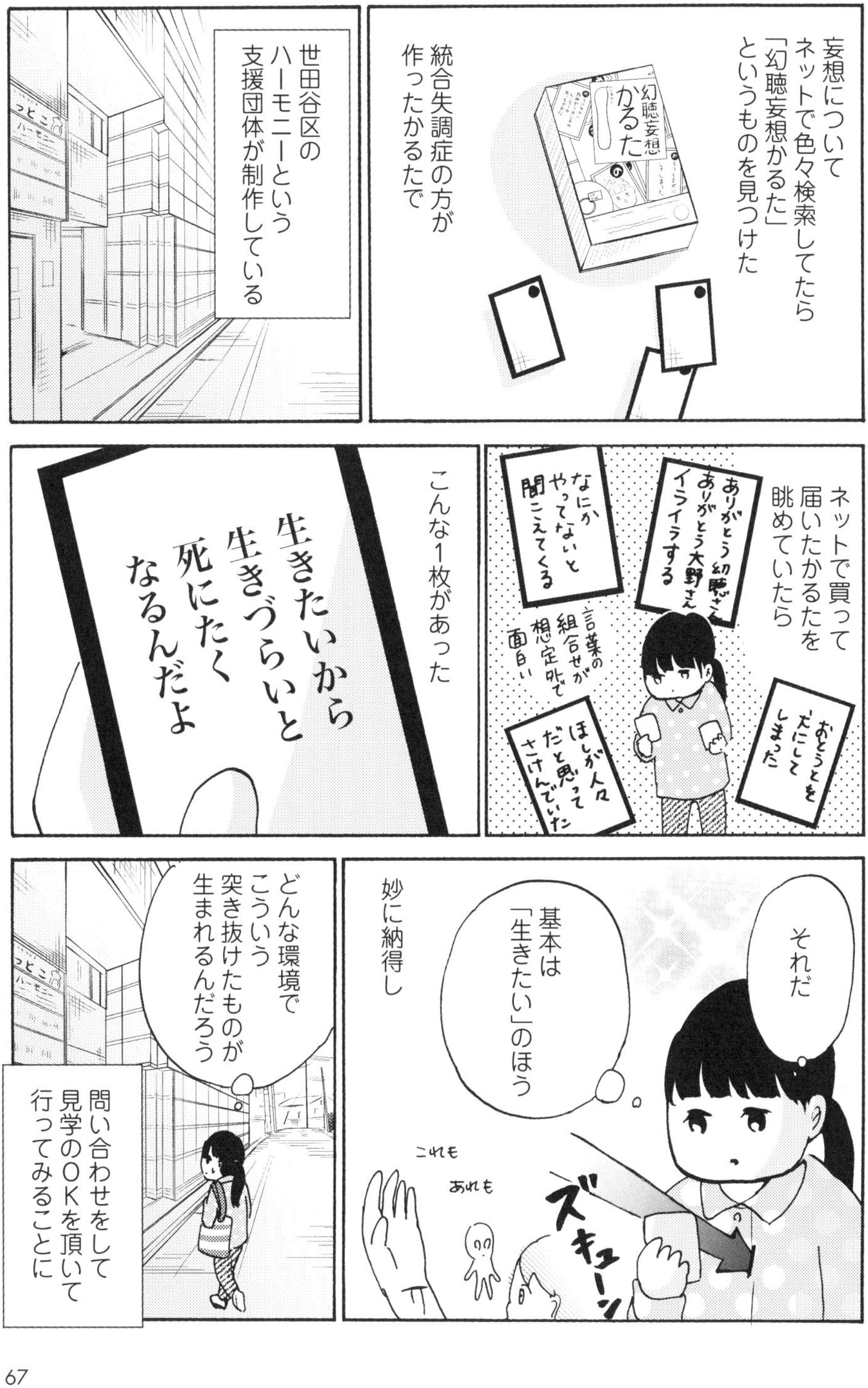
妄想について
ネットで色々検索してたら
「幻聴妄想かるた」
というものを見つけた
幻聴妄想
かるた
統合失調症の方が
作ったかるたで
世田谷区の
ハーモニーという
支援団体が制作している
ハーモニー
ネットで買って
届いたかるたを
眺めていたら
ありがとう幻聴さん
ありがとう大野さん
イライラする
なにか
やってないと
聞こえてくる
言葉の
組合せが
想定外で
面白い
おとうとを
だにして
しまった
ほしが人々
だと思って
さけんでいた
こんな1枚があった
生きたいから
生きづらいと
死にたく
なるんだよ
妙に納得し
それだ
基本は
「生きたい」のほう
これも
あれも
ズキューン
どんな環境で
こういう
突き抜けたものが
生まれるんだろう
問い合わせをして
見学のOKを頂いて
行ってみることに

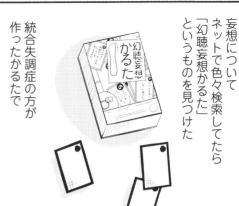

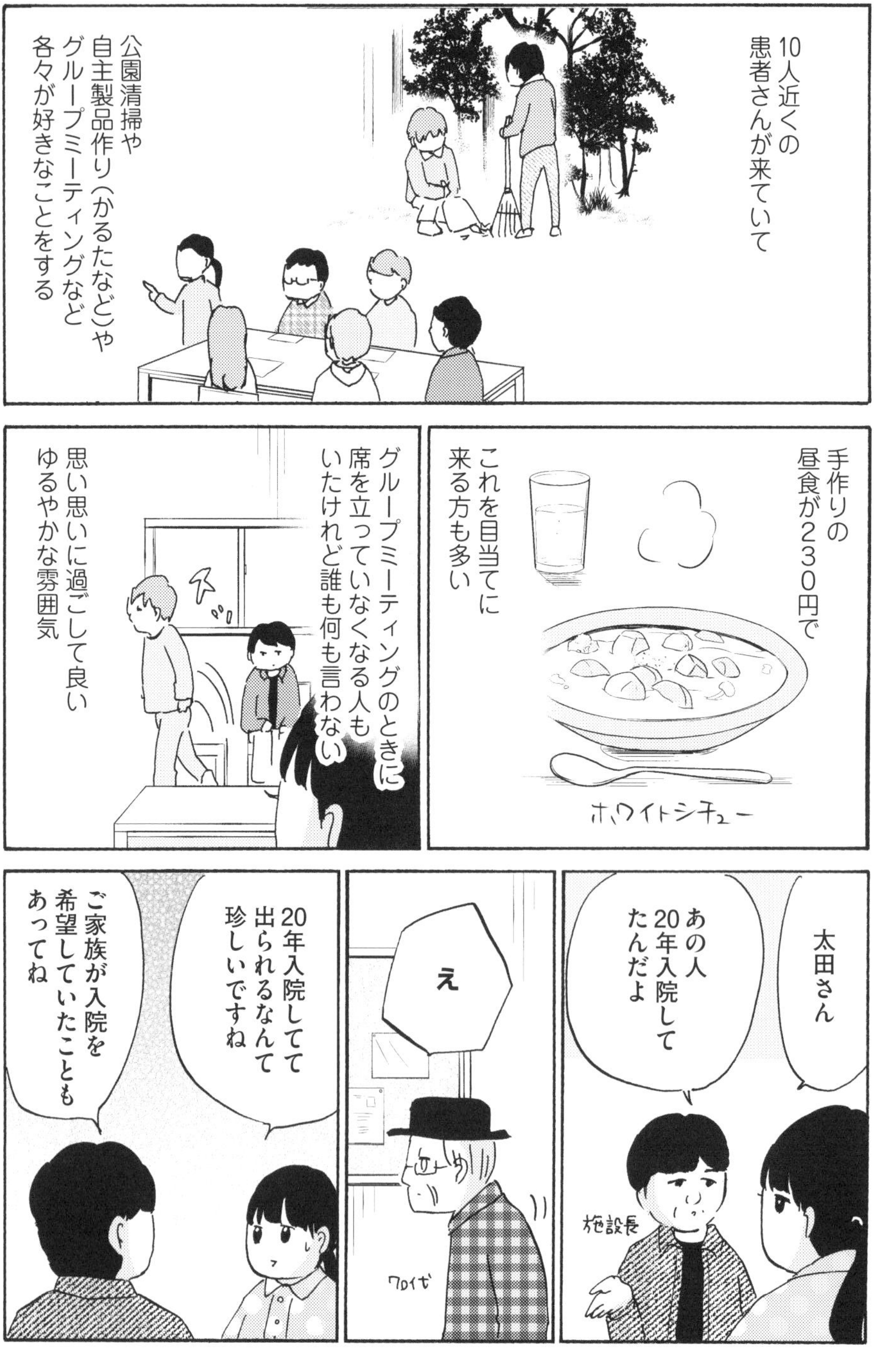
10人近くの患者さんが来ていて
公園清掃や自主製品作り(かるたなど)やグループミーティングなど各々が好きなことをする
手作りの昼食が230円で
これを目当てに来る方も多い
ホワイトシチュー
グループミーティングのときに席を立っていなくなる人もいたけれど誰も何も言わない
思い思いに過ごして良いゆるやかな雰囲気
太田さん
あの人20年入院してたんだよ
施設長
え
ワロイゼ
20年入院してて出られるなんて珍しいですね
ご家族が入院を希望していたこともあってね

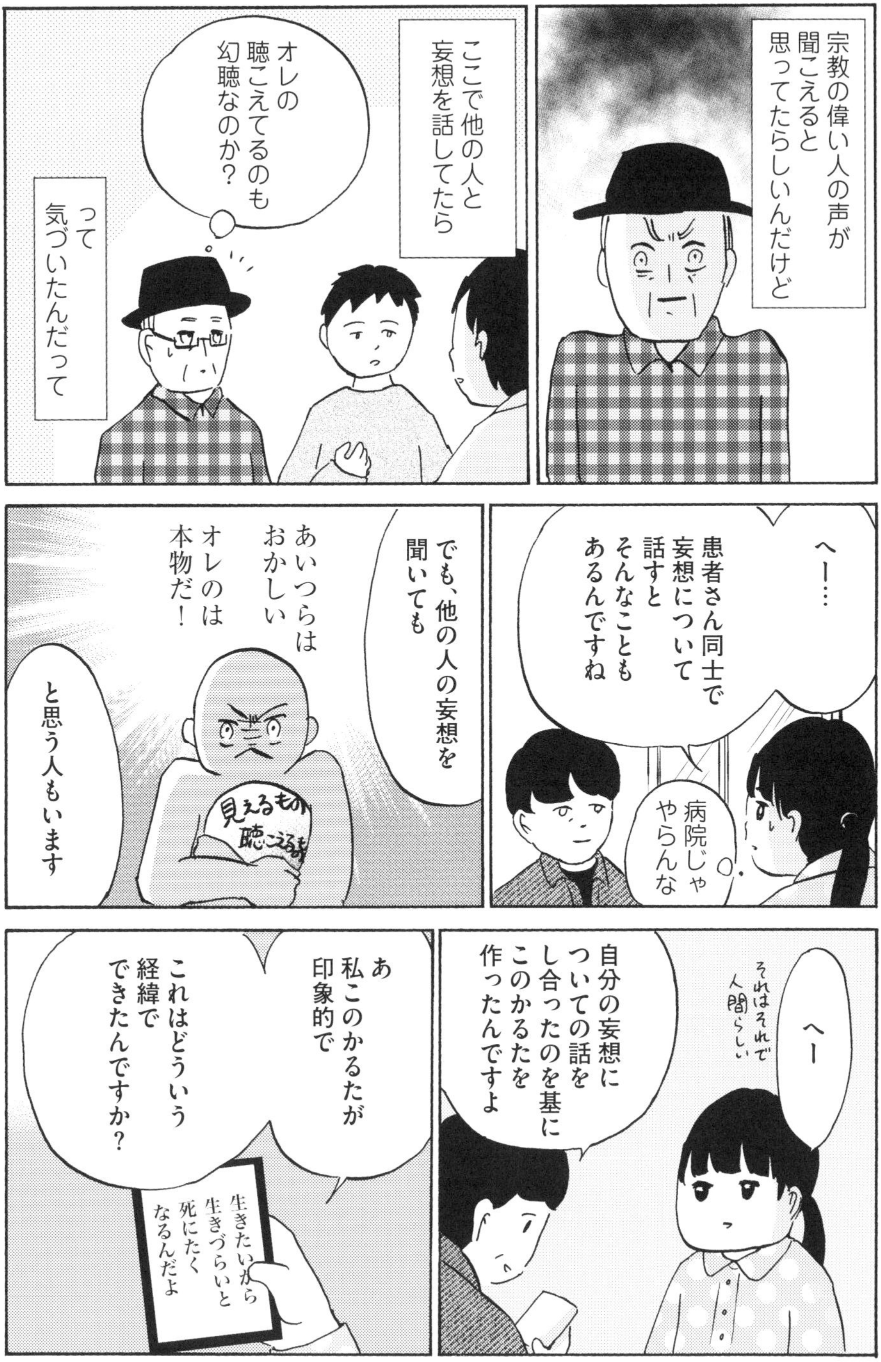
宗教の偉い人の声が聞こえると思ってたらしいんだけど
ここで他の人と妄想を話してたら
オレの聴こえてるのも幻聴なのか?
って気づいたんだって
へー…
患者さん同士で妄想について話すとそんなこともあるんですね
病院じゃやらんな
でも、他の人の妄想を聞いても
あいつらはおかしい オレのは本物だ!
と思う人もいます
へー
それはそれで人間らしい
自分の妄想についての話をし合ったのを基にこのかるたを作ったんですよ
あ 私このかるたが印象的で
これはどういう経緯でできたんですか?
生きたいから生きづらいと死にたくなるんだよ

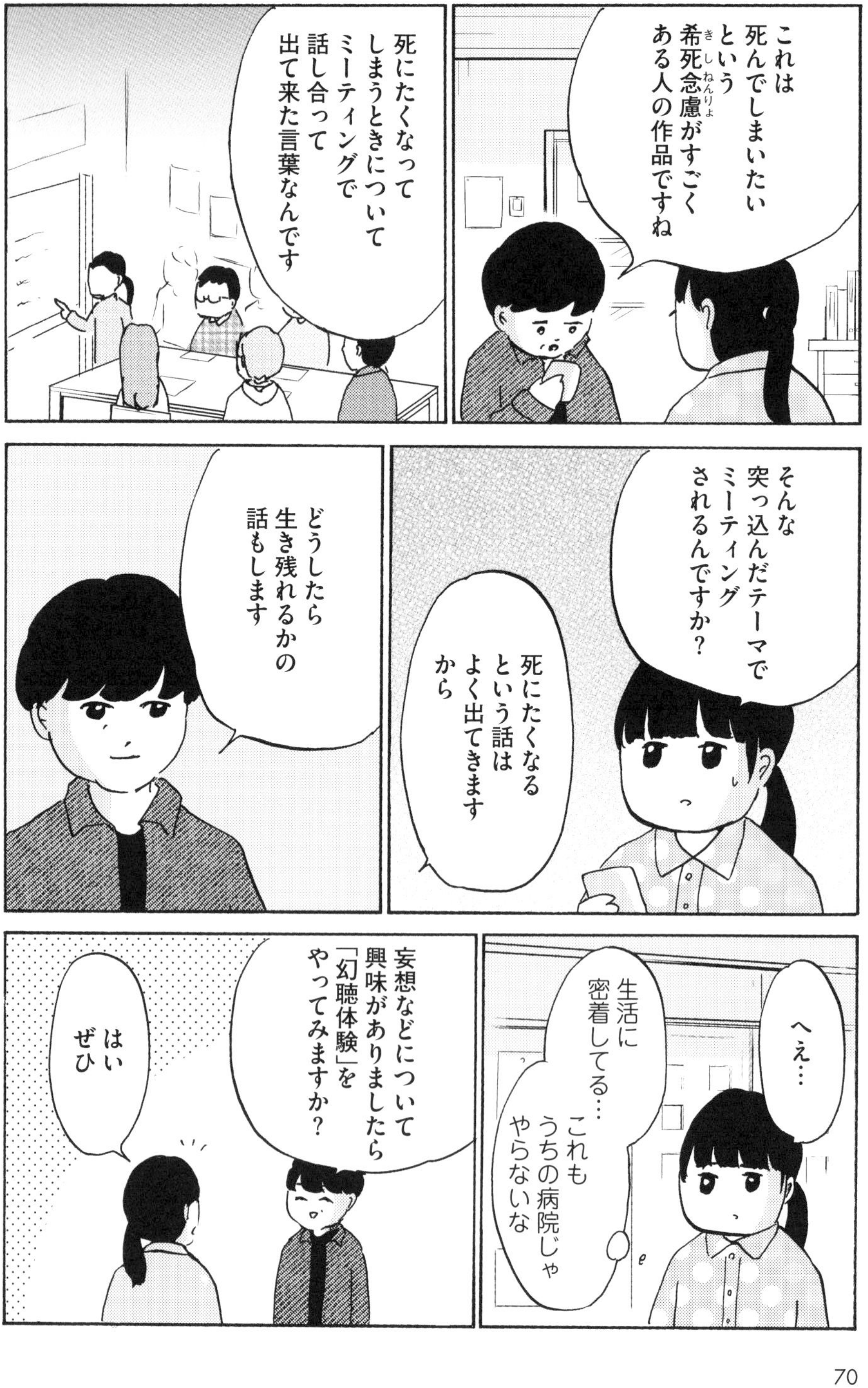
これは死んでしまいたいという希死念慮《きしねんりょ》がすごくある人の作品ですね
死にたくなってしまうときについてミーティングで話し合って出て来た言葉なんです
そんな突っ込んだテーマでミーティングされるんですか？
死にたくなるという話はよく出てきますから
どうしたら生き残れるかの話もします
へえ…
生活に密着してる…
これもうちの病院じゃやらないな
妄想などについて興味がありましたら「幻聴体験」をやってみますか？
はいぜひ

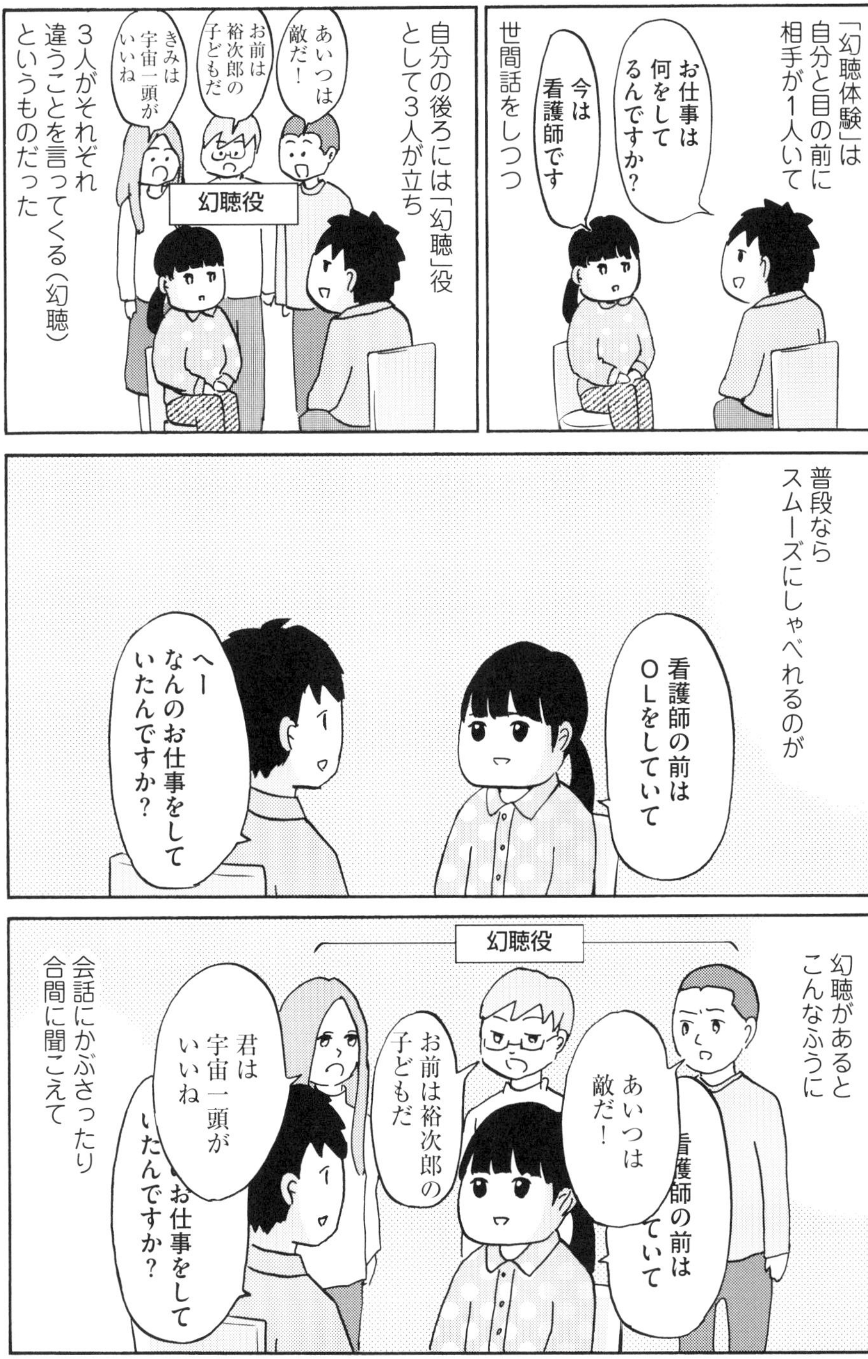
「幻聴体験」は
自分と目の前に
相手が1人いて
お仕事は何をしてるんですか?
今は看護師です
世間話をしつつ
自分の後ろには「幻聴」役
として3人が立ち
あいつは敵だ!
お前は裕次郎の子どもだ
きみは宇宙一頭がいいね
幻聴役
3人がそれぞれ
違うことを言ってくる(幻聴)
というものだった
普段なら
スムーズにしゃべれるのが
看護師の前はOLをしていて
へー なんのお仕事をしていたんですか?
幻聴があると
こんなふうに
幻聴役
あいつは敵だ!
看護師の前は
ていて
お前は裕次郎の子どもだ
君は宇宙一頭がいいね
お仕事をして
いたんですか?
会話にかぶさったり
合間に聞こえて

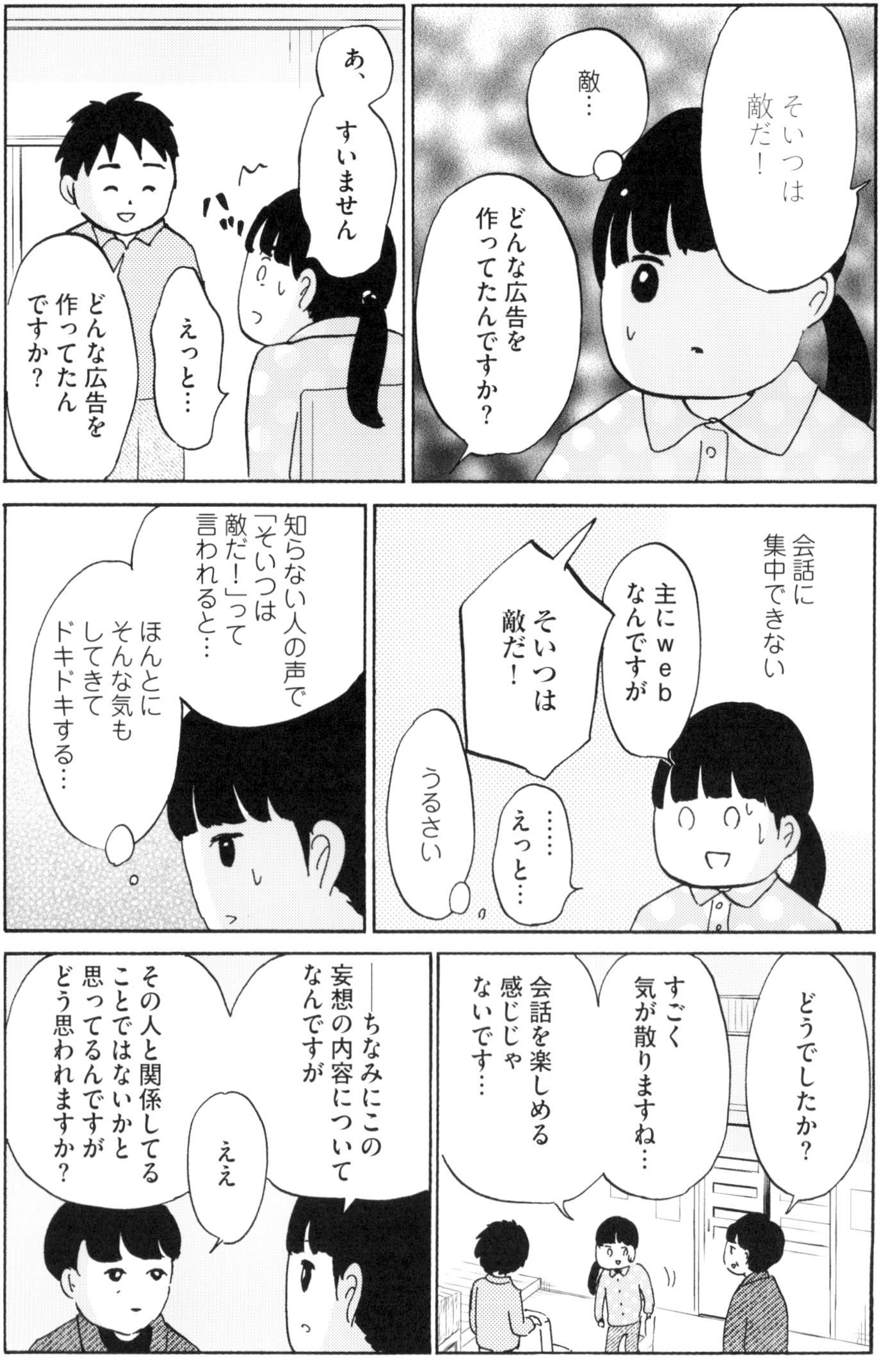

そいつは敵だ！
敵…
どんな広告を作ってたんですか？
あ、すいません
えっと…
どんな広告を作ってたんですか？
会話に集中できない
主にwebなんですが
そいつは敵だ！
……えっと…
うるさい
知らない人の声で「そいつは敵だ！」って言われると…
ほんとにそんな気もしてきてドキドキする…
どうでしたか？
すごく気が散りますね…
会話を楽しめる感じじゃないです…
――ちなみにこの妄想の内容についてなんですが
ええ
その人と関係してることではないかと思ってるんですがどう思われますか？

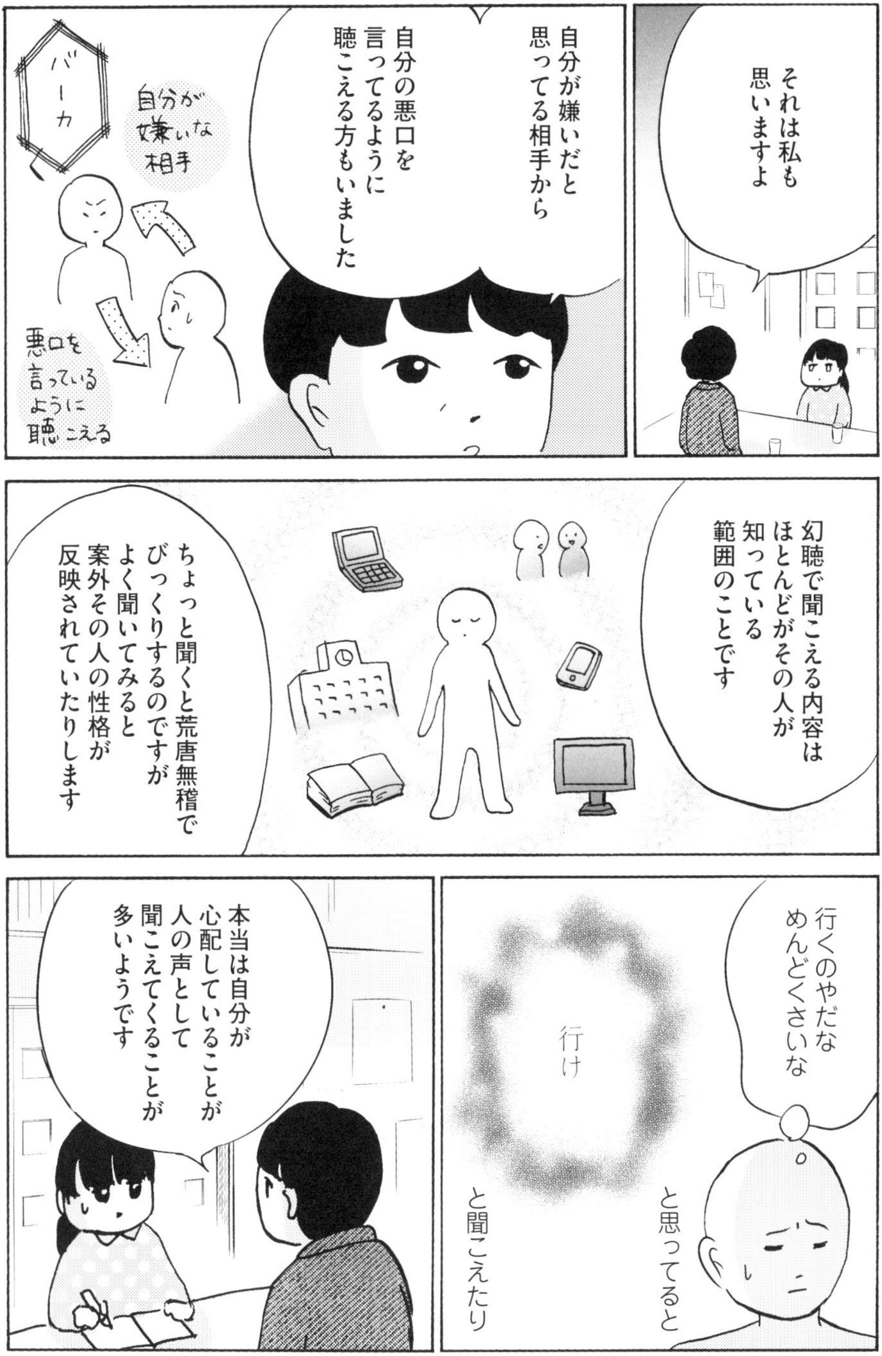
それは私も思いますよ
自分が嫌いだと思ってる相手から自分の悪口を言ってるように聴こえる方もいました
自分が嫌いな相手
バーカ
悪口を言っているように聴こえる
幻聴で聞こえる内容はほとんどがその人が知っている範囲のことです
ちょっと聞くと荒唐無稽でびっくりするのですがよく聞いてみると案外その人の性格が反映されていたりします
行くのやだなめんどくさいな
と思ってると
行け
と聞こえたり
本当は自分が心配していることが人の声として聞こえてくることが多いようです

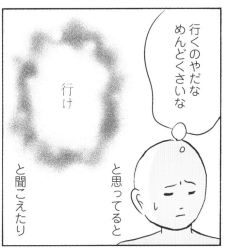

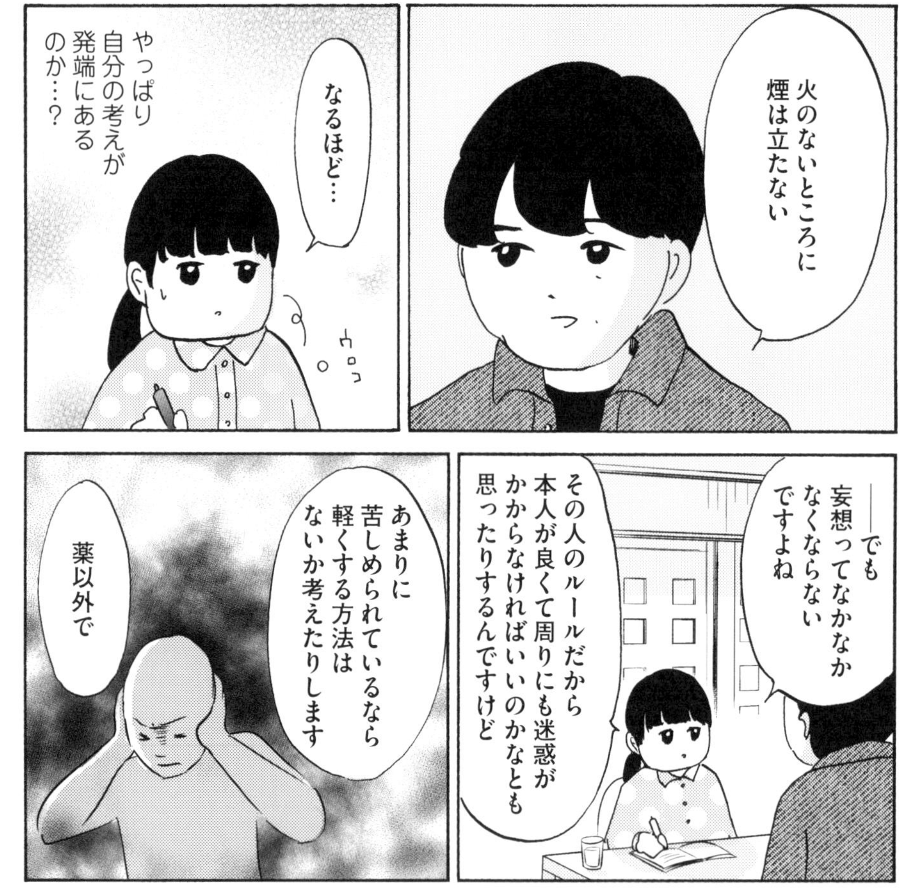
火のないところに煙は立たない
なるほど…
やっぱり自分の考えが発端にあるのか…?
——でも妄想ってなかなかなくならないですよね
その人のルールだから本人が良くて周りにも迷惑がかからなければいいのかなとも思ったりするんですけど
あまりに苦しめられているなら軽くする方法はないか考えたりします
薬以外で
そうですね…
前にうちの施設に中村さんという方がいたんですけど
はい
彼は「若松組」という悪の組織が地面を揺らすという妄想を持っていました
…そうして施設長は中村さんと若松組のことを話してくれた

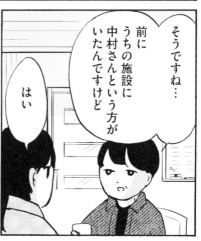

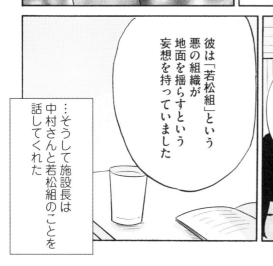

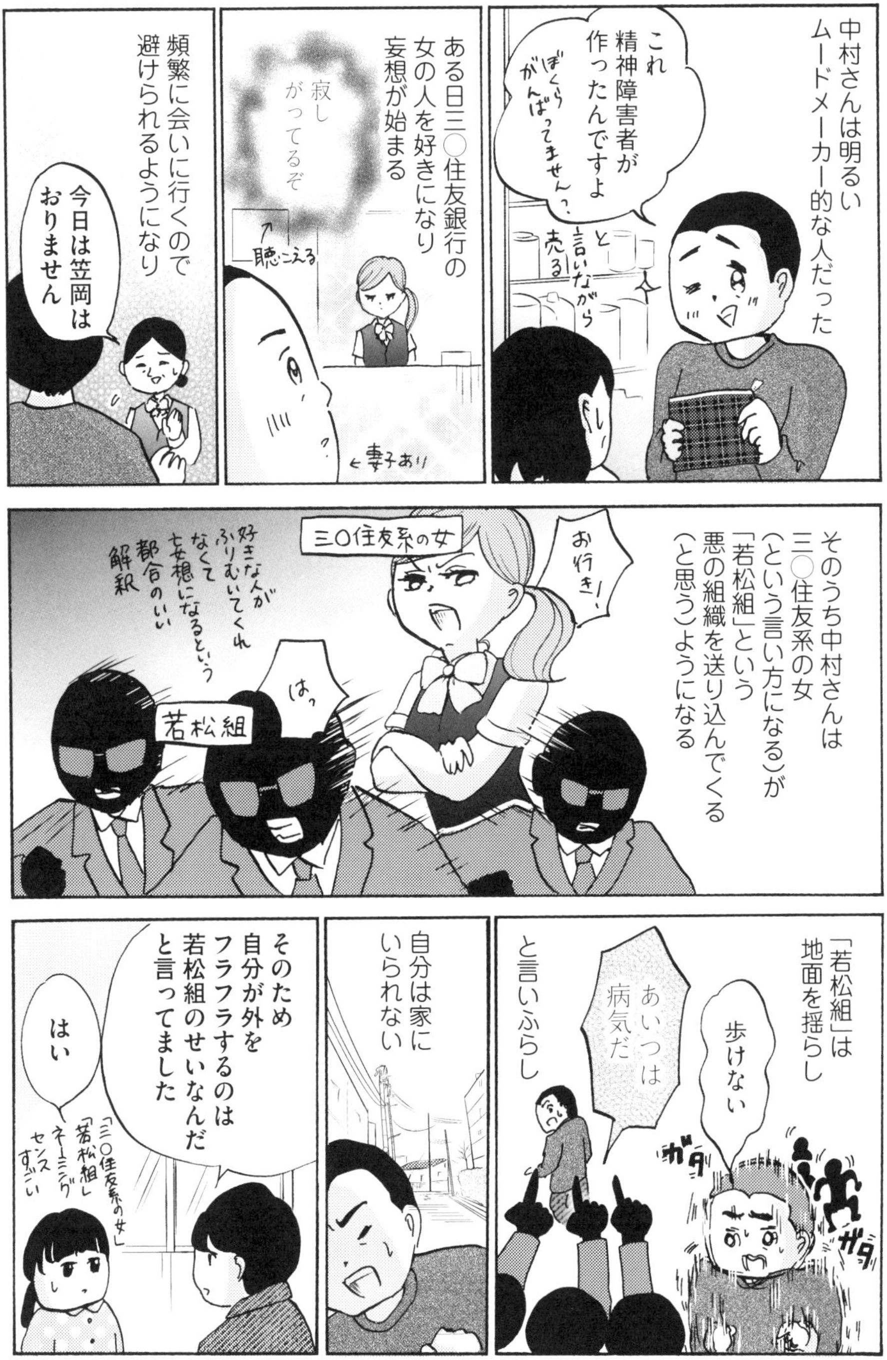
中村さんは明るい
ムードメーカー的な人だった
これ
精神障害者が
作ったんですよ
ぼくら
がんばってません?
と言いながら
売る
ある日三◯住友銀行の
女の人を好きになり
妄想が始まる
寂し
がってるぞ
聴こえる
妻子あり
頻繁に会いに行くので
避けられるようになり
今日は笠岡は
おりません
そのうち中村さんは
三◯住友系の女
(という言い方になる)が
「若松組」という
悪の組織を送り込んでくる
(と思う)ようになる
お行き!
三◯住友系の女
はっ
若松組
好きな人が
ふりむいてくれ
なくて
妄想になるという
都合のいい
解釈
「若松組」は
地面を揺らし
歩けない
ガタ
ガタ
あいつは
病気だ
と言いふらし
自分は家に
いられない
そのため
自分が外を
フラフラするのは
若松組のせいなんだ
と言ってました
はい
「三◯住友系の女」
「若松組」
ネーミング
センス
すごい

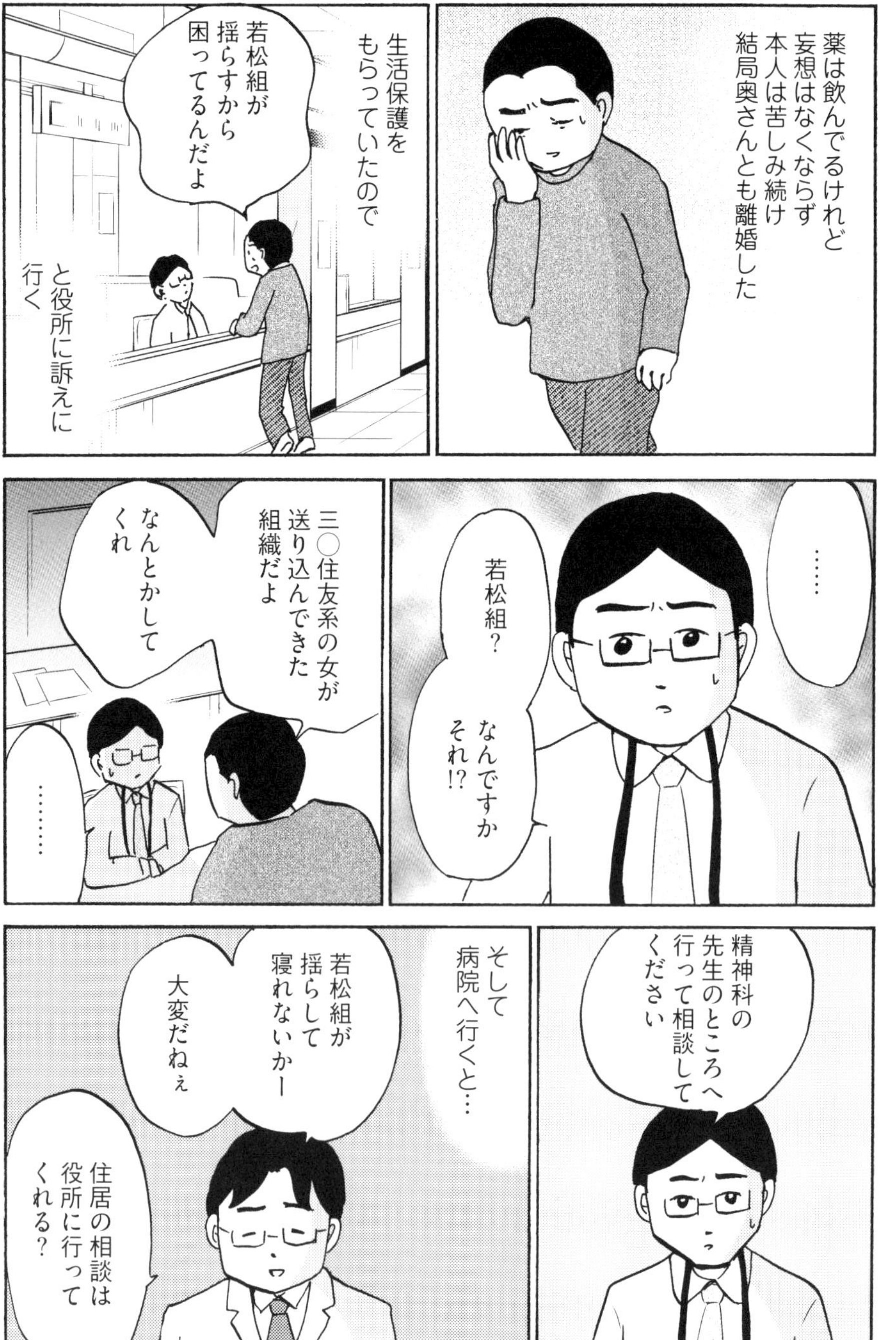

薬は飲んでるけれど
妄想はなくならず
本人は苦しみ続け
結局奥さんとも離婚した
生活保護を
もらっていたので
若松組が
揺らすから
困ってるんだよ
と役所に訴えに
行く
……
若松組？
なんですか
それ!?
三○住友系の女が
送り込んできた
組織だよ
なんとかして
くれ
………
精神科の
先生のところへ
行って相談して
ください
そして
病院へ行くと…
若松組が
揺らして
寝れないかー
大変だねぇ
住居の相談は
役所に行って
くれる？

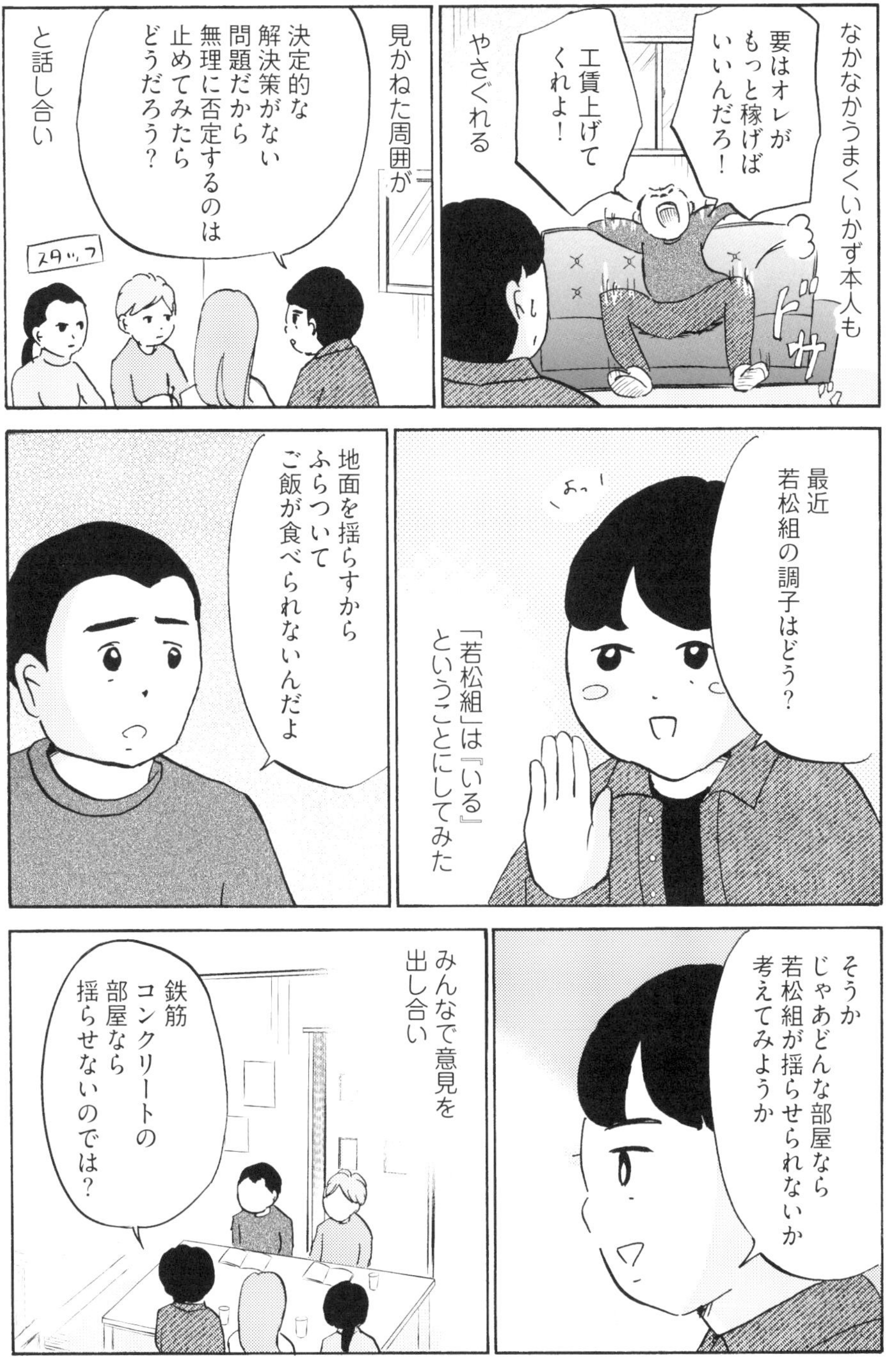
なかなかうまくいかず本人も
要はオレがもっと稼げばいいんだろ！
工賃上げてくれよ！
やさぐれる
ドサ
見かねた周囲が
決定的な解決策がない問題だから無理に否定するのは止めてみたらどうだろう？
と話し合い
スタッフ
最近若松組の調子はどう？
よっ！
「若松組」は『いる』ということにしてみた
地面を揺らすからふらついてご飯が食べられないんだよ
そうかじゃあどんな部屋なら若松組が揺らせられないか考えてみようか
みんなで意見を出し合い
鉄筋コンクリートの部屋なら揺らせないのでは？

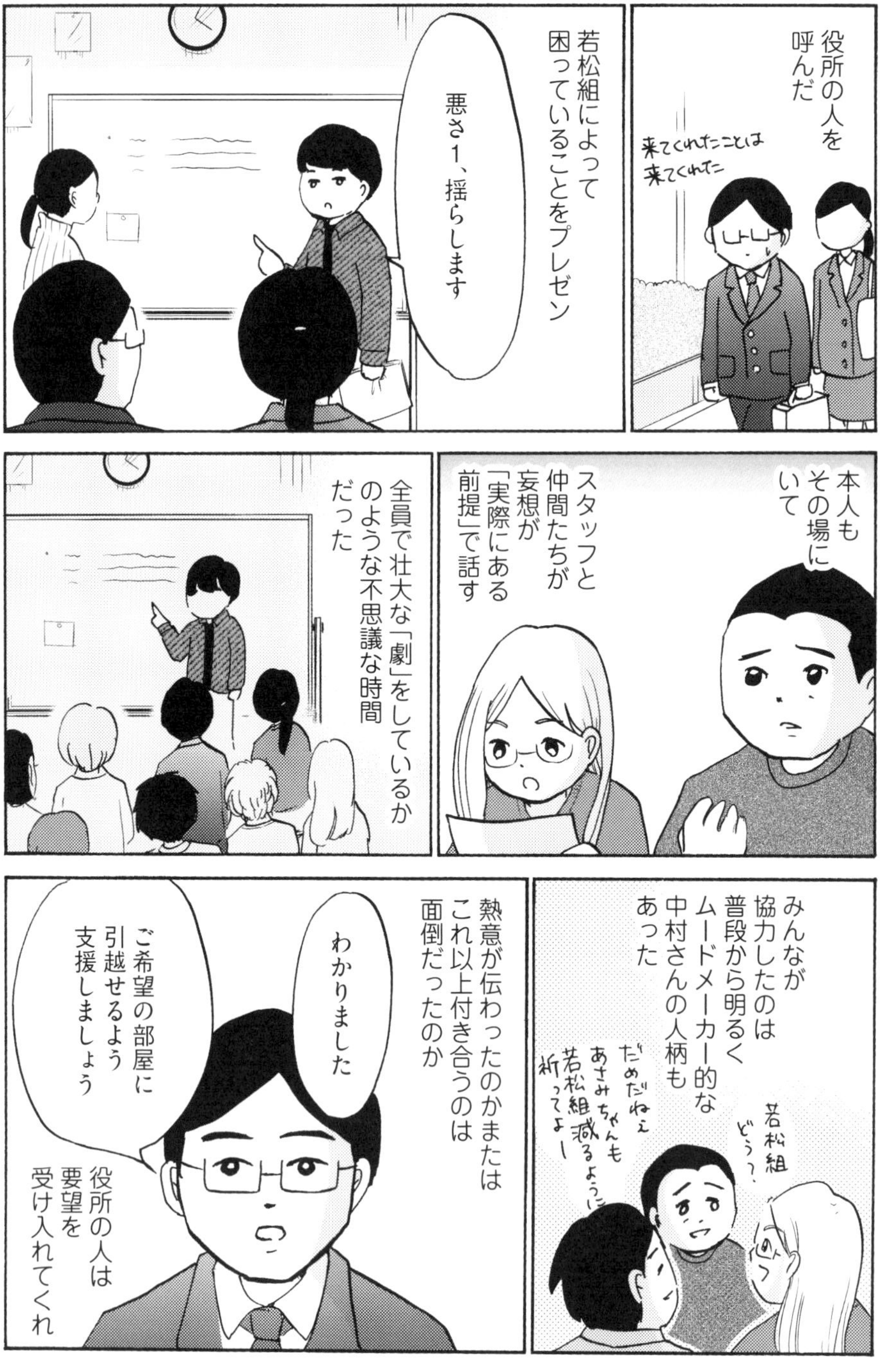
役所の人を呼んだ
来てくれたことは来てくれた
若松組によって困っていることをプレゼン
悪さ1、揺らします
本人もその場にいて
スタッフと仲間たちが妄想が「実際にある前提」で話す
全員で壮大な「劇」をしているかのような不思議な時間だった
みんなが協力したのは普段から明るくムードメーカー的な中村さんの人柄もあった
若松組どう?
だめだねぇ あさみちゃんも若松組減るように祈ってよー
熱意が伝わったのかまたはこれ以上付き合うのは面倒だったのか
わかりました
ご希望の部屋に引越せるよう支援しましょう
役所の人は要望を受け入れてくれ

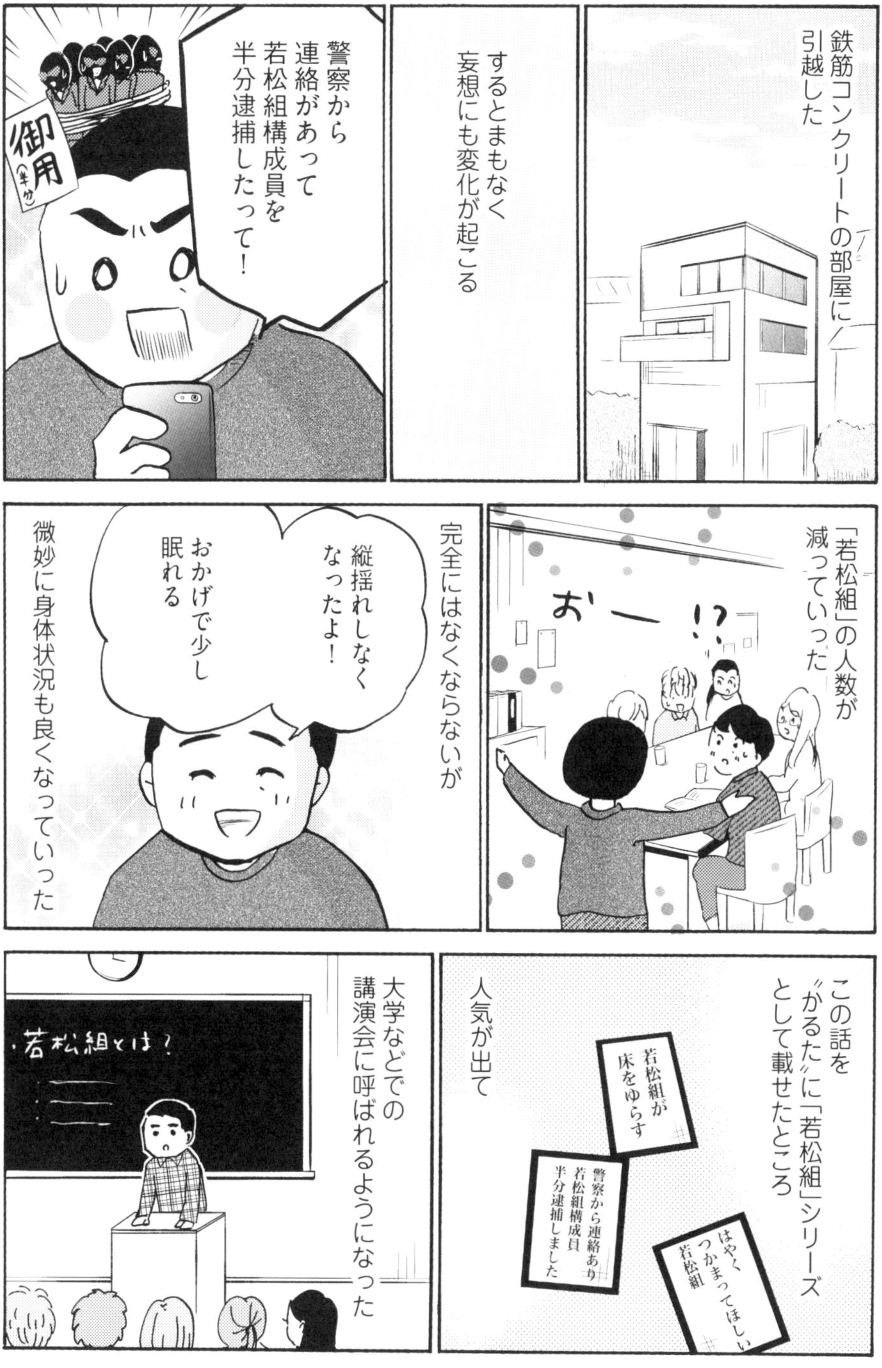
鉄筋コンクリートの部屋に引越した
するとまもなく妄想にも変化が起こる
警察から連絡があって若松組構成員を半分逮捕したって！
御用(半分)
「若松組」の人数が減っていった
おー!?
完全にはなくならないが
縦揺れしなくなったよ！おかげで少し眠れる
微妙に身体状況も良くなっていった
この話を〝かるた〟に「若松組」シリーズとして載せたところ
若松組が床をゆらす
警察から連絡あり若松組構成員半分逮捕しました
はやくつかまってほしい若松組
人気が出て
大学などでの講演会に呼ばれるようになった
・若松組とは？

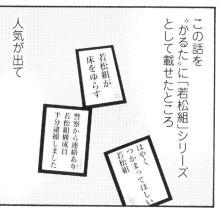

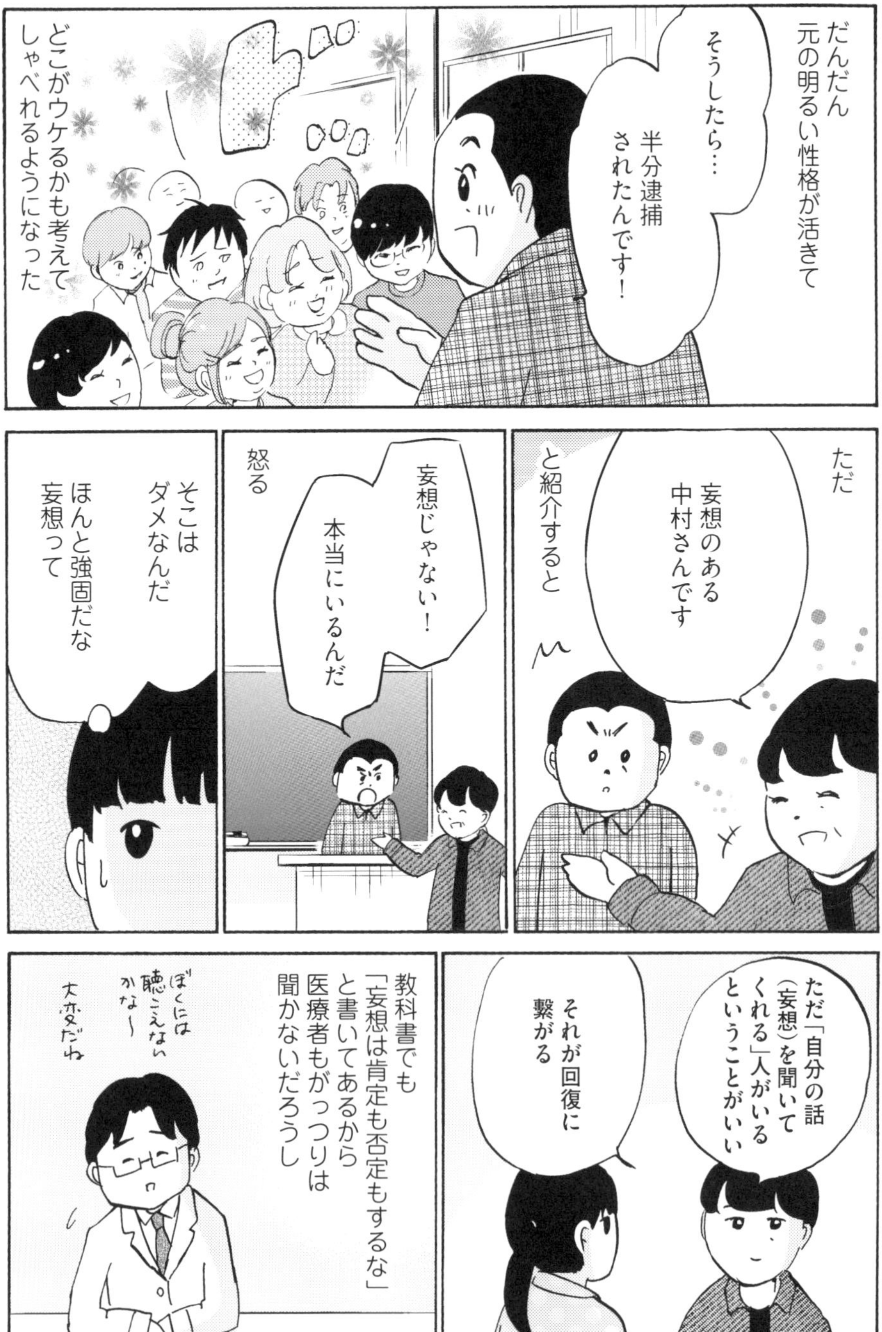
だんだん元の明るい性格が活きて
そうしたら…
半分逮捕されたんです！
どこがウケるかも考えてしゃべれるようになった
ただ
妄想のある中村さんです
と紹介すると
妄想じゃない！
本当にいるんだ
怒る
そこはダメなんだ
ほんと強固だな妄想って
ただ「自分の話（妄想）を聞いてくれる」人がいるということがいい
それが回復に繋がる
教科書でも「妄想は肯定も否定もするな」と書いてあるから医療者もがっつりは聞かないだろうし
ぼくには聴こえないかな～
大変だね

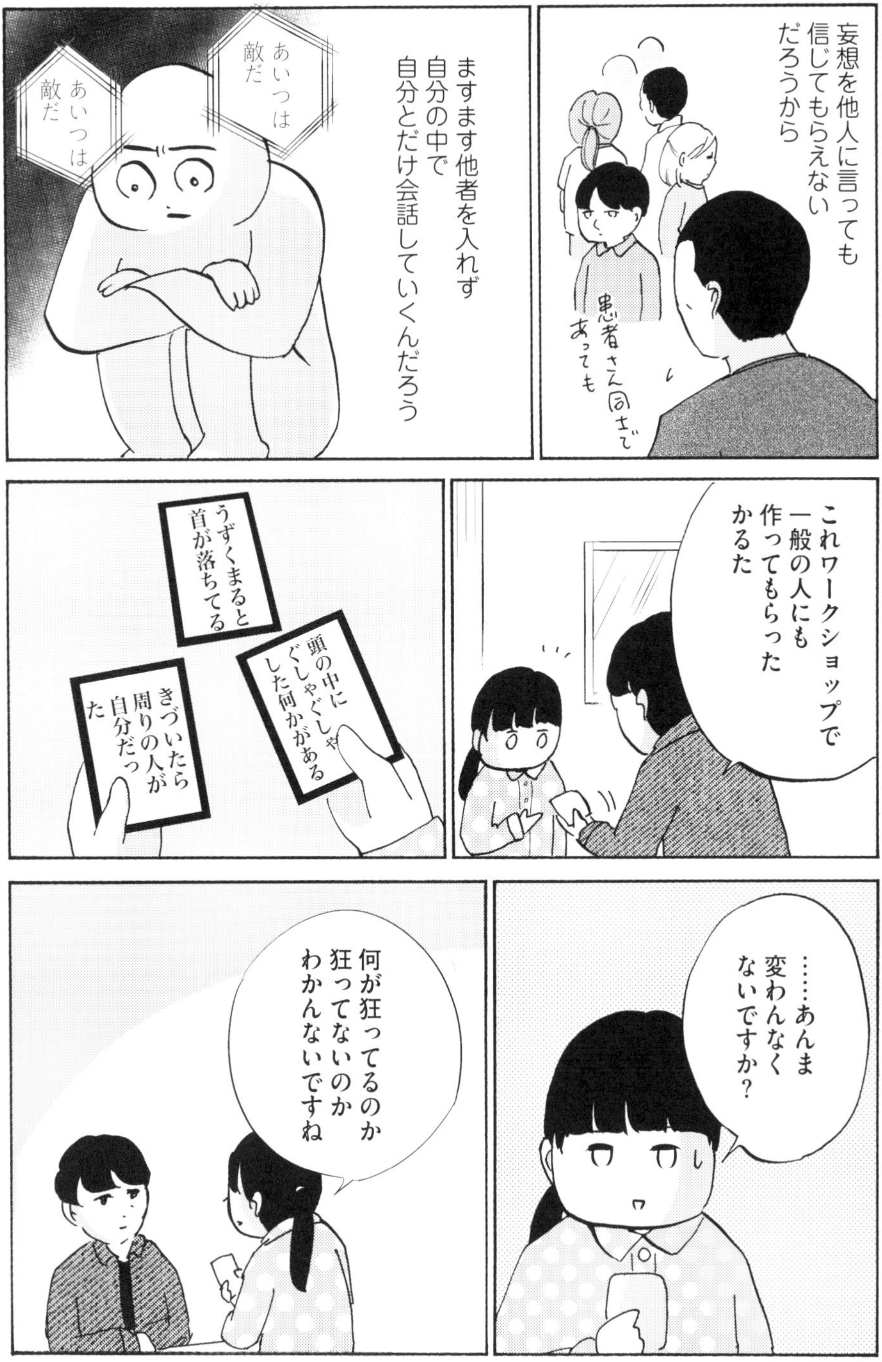
妄想を他人に言っても信じてもらえないだろうから
患者さん同士であっても
ますます他者を入れず自分の中で自分とだけ会話していくんだろう
あいつは敵だ
あいつは敵だ
これワークショップで一般の人にも作ってもらったかるた
うずくまると首が落ちてる
頭の中にぐしゃぐしゃした何かがある
きづいたら周りの人が自分だった
……あんま変わんなくないですか?
何が狂ってるのか狂ってないのかわかんないですね

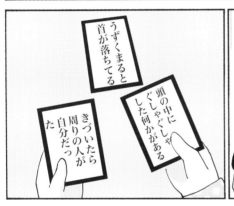

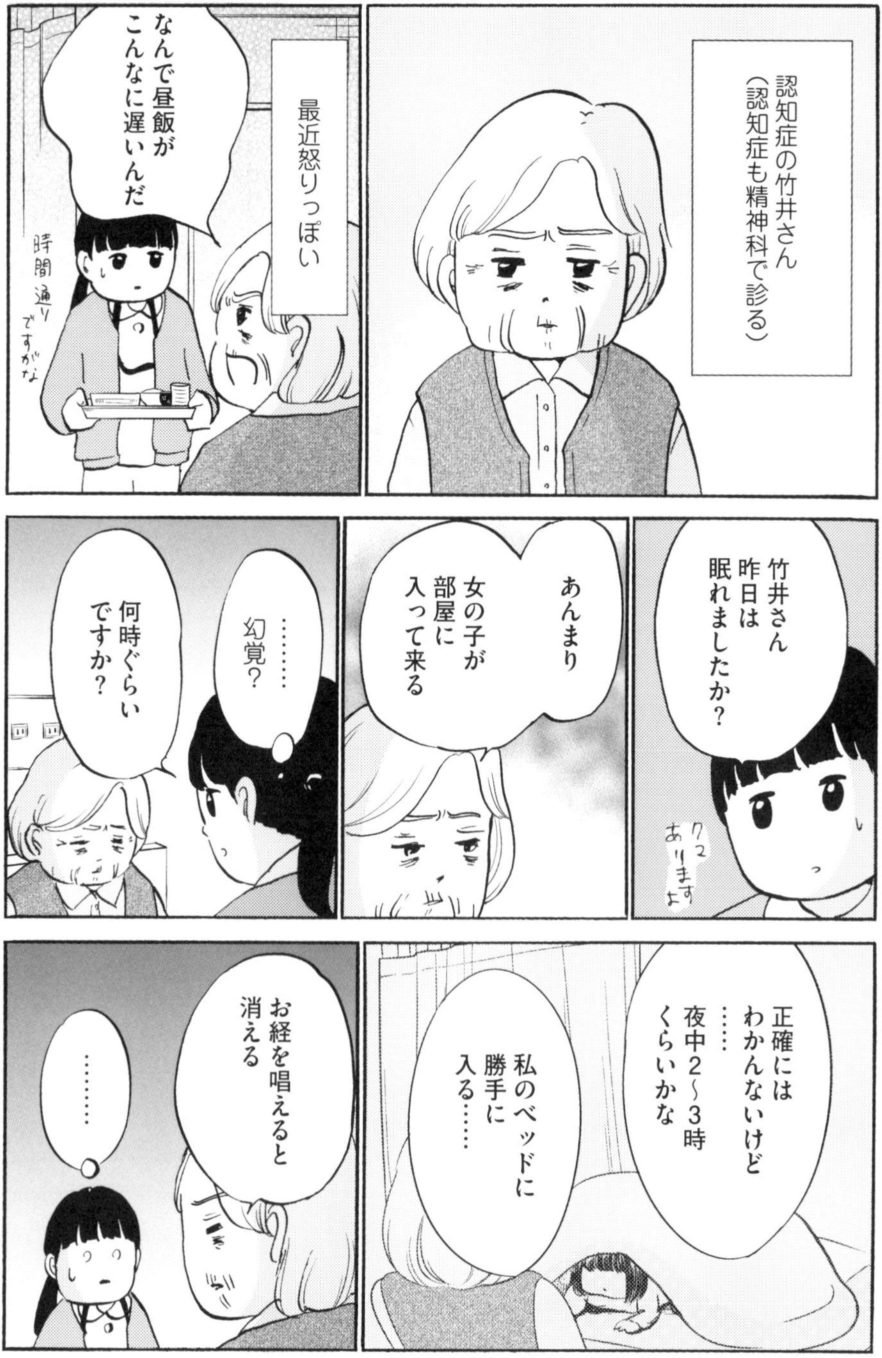
認知症の竹井さん
（認知症も精神科で診る）
最近怒りっぽい
なんで昼飯がこんなに遅いんだ
時間通りですがな
竹井さん昨日は眠れましたか？
クマありますよ
あんまり
女の子が部屋に入って来る
……幻覚？
何時ぐらいですか？
正確にはわかんないけど……夜中2～3時くらいかな
私のベッドに勝手に入る……
お経を唱えると消える
……

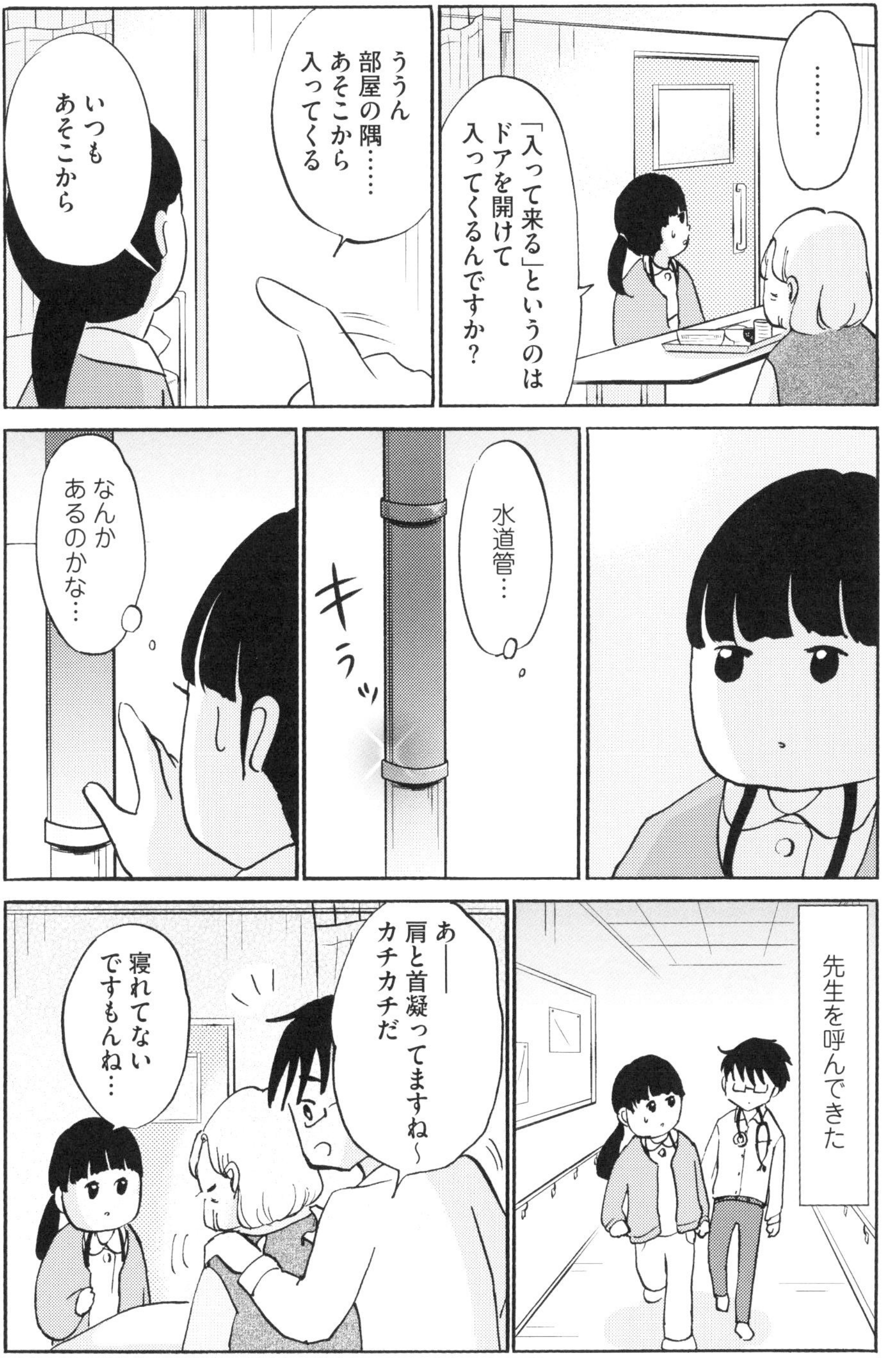
………
「入って来る」というのはドアを開けて入ってくるんですか？
ううん 部屋の隅…… あそこから 入ってくる
いつも あそこから
水道管…
キラッ
なんか あるのかな…
先生を呼んできた
あ—— 肩と首凝ってますね〜 カチカチだ
寝れてない ですもんね…

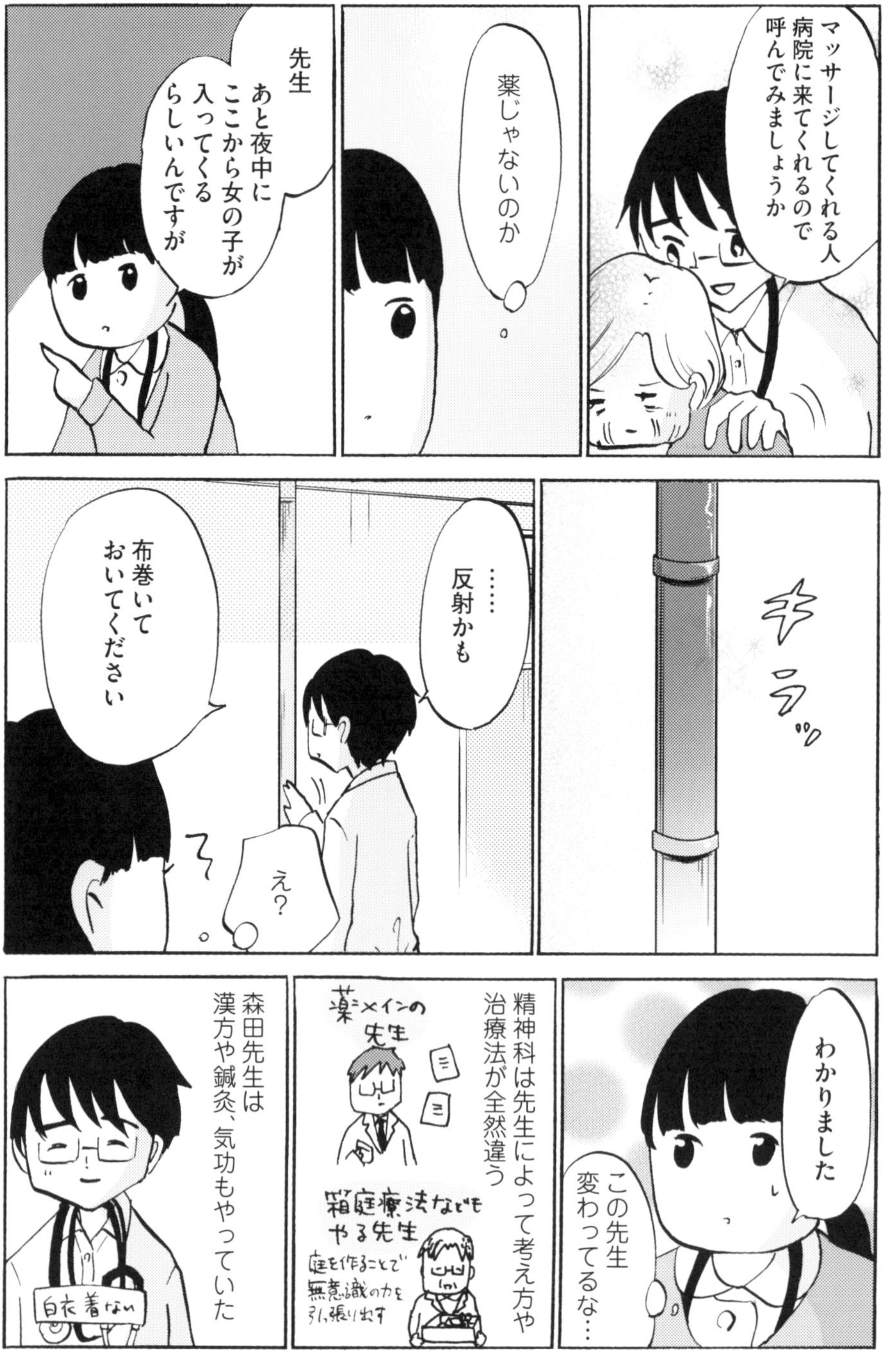

マッサージしてくれる人
病院に来てくれるので
呼んでみましょうか
薬じゃないのか
先生
あと夜中に
ここから女の子が
入ってくる
らしいんですが
キラッ
……
反射かも
布巻いて
おいてください
え？
わかりました
この先生
変わってるな…
精神科は先生によって考え方や
治療法が全然違う
薬メインの先生
箱庭療法なども
やる先生
庭を作ることで
無意識の力を
引っ張り出す
森田先生は
漢方や鍼灸、気功もやっていた
白衣着ない

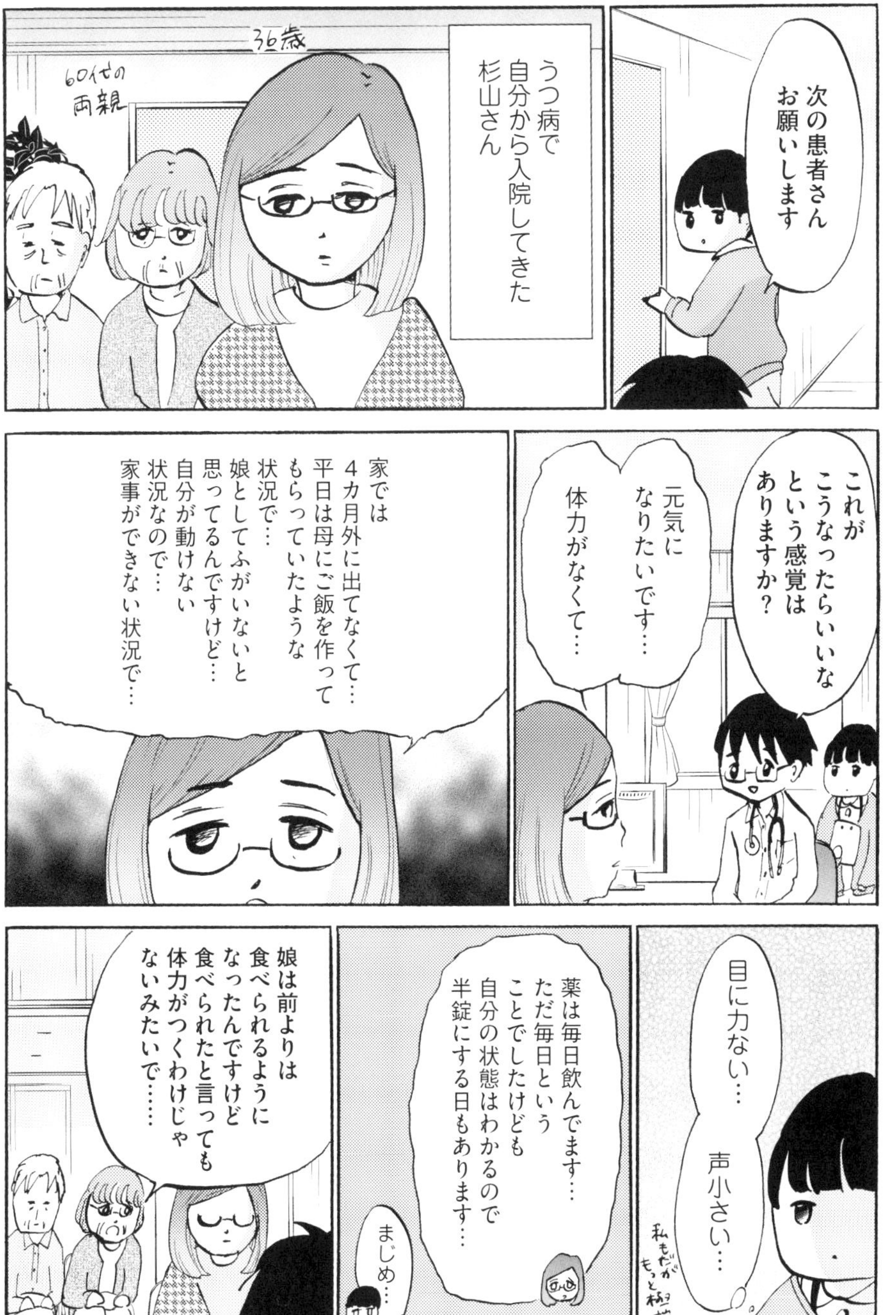
次の患者さん
お願いします
うつ病で
自分から入院してきた
杉山さん
36歳
60代の両親
これが
こうなったらいいな
という感覚は
ありますか？
元気に
なりたいです…
体力がなくて…
家では
4カ月外に出てなくて…
平日は母にご飯を作って
もらっていたような
状況で…
娘としてふがいないと
思ってるんですけど…
自分が動けない
状況なので…
家事ができない状況で…
目に力ない…
声小さい…
私もだがもっと極端
薬は毎日飲んでます…
ただ毎日という
ことでしたけども
自分の状態はわかるので
半錠にする日もあります…
まじめ…
娘は前よりは
食べられるように
なったんですけど
食べられたと言っても
体力がつくわけじゃ
ないみたいで……

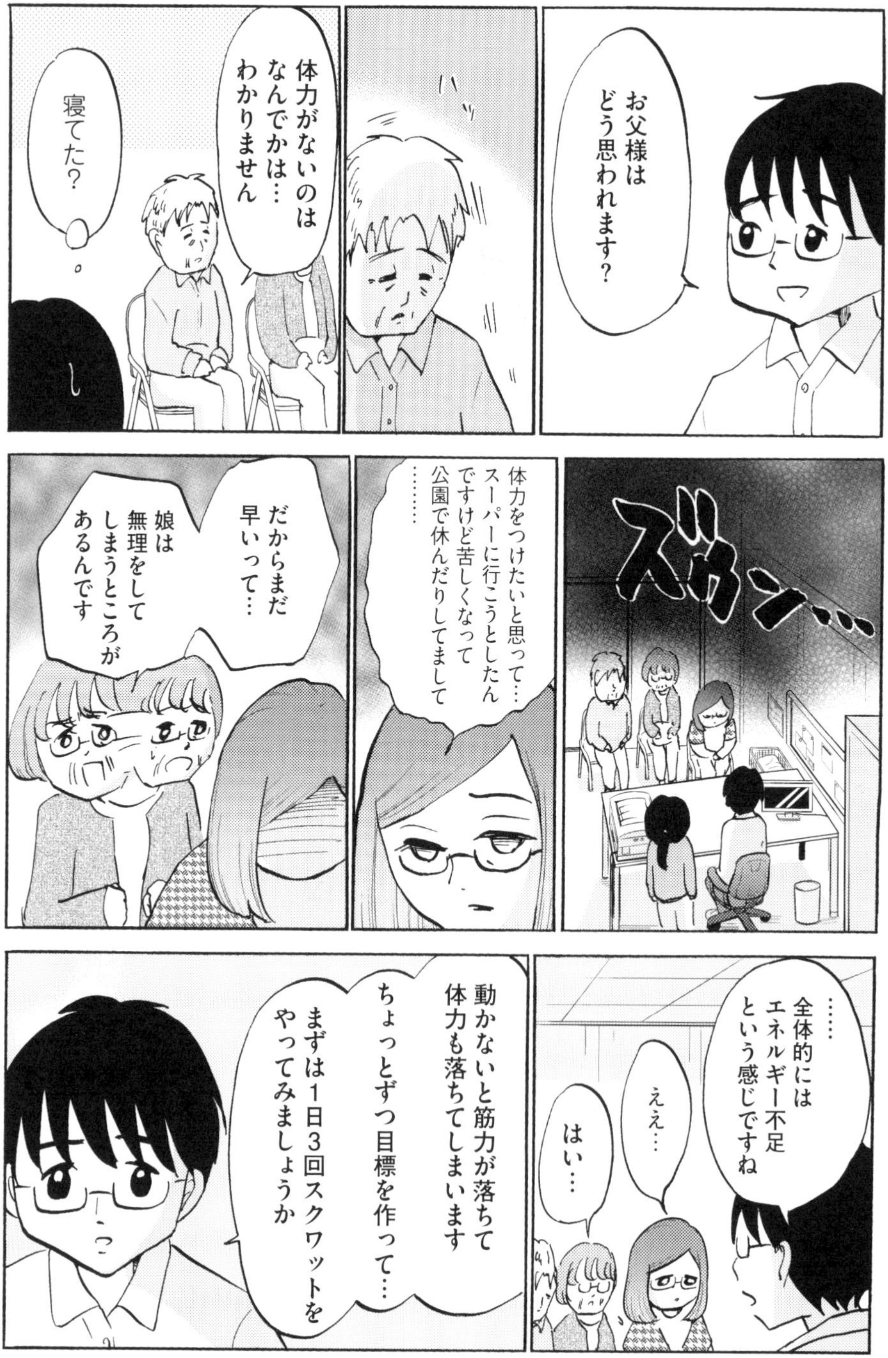
お父様は どう思われます？
ハッ
体力がないのは なんでかは… わかりません
寝てた？
し
ズゥン…
体力をつけたいと思って… スーパーに行こうとしたんですけど苦しくなって 公園で休んだりしてまして ……
だからまだ早いって…
娘は 無理をして しまうところが あるんです
…… 全体的には エネルギー不足 という感じですね
ええ…
はい…
動かないと筋力が落ちて 体力も落ちてしまいます
ちょっとずつ目標を作って…
まずは1日3回スクワットを やってみましょうか

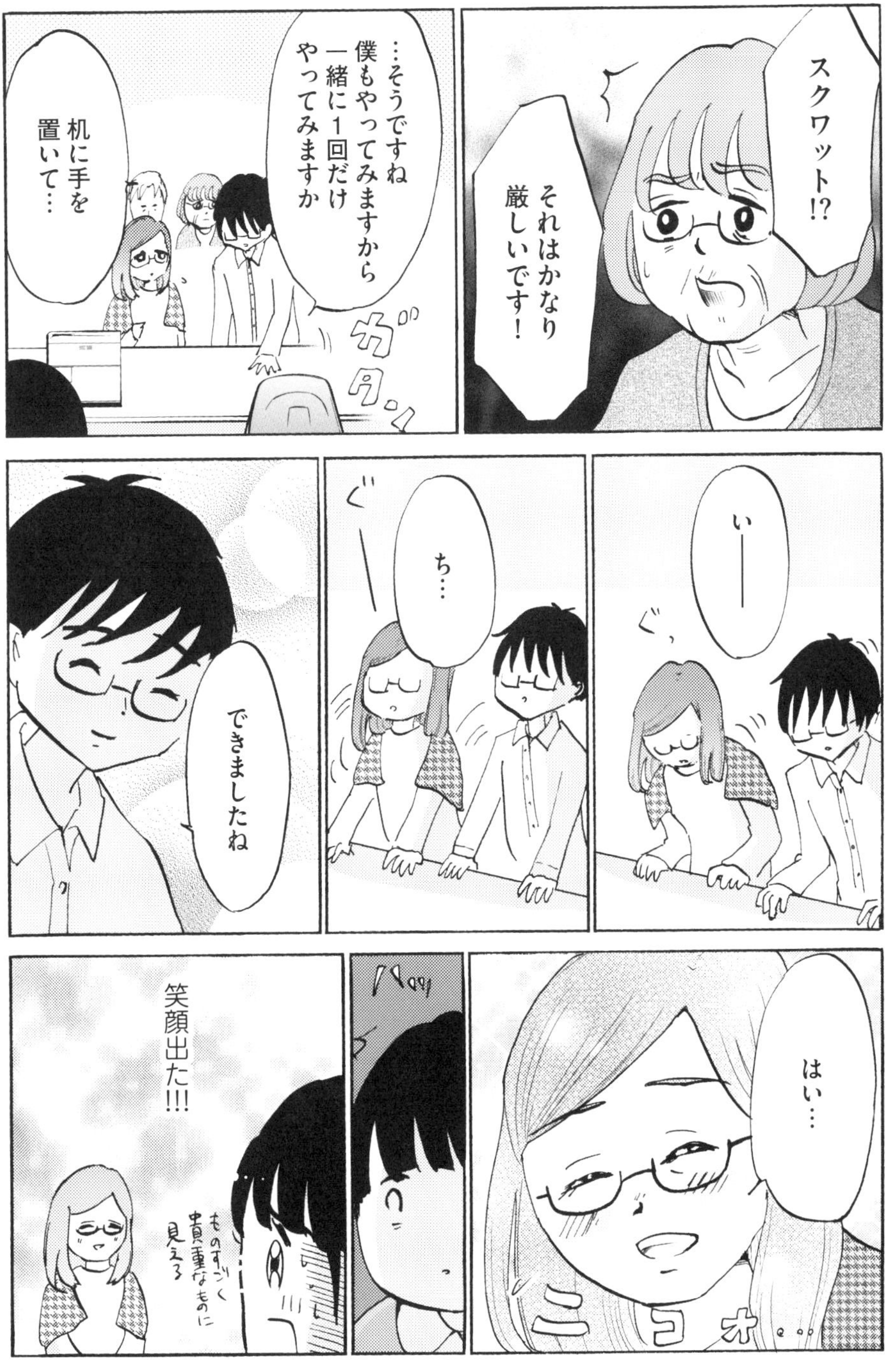
スクワット!?
それはかなり厳しいです！
…そうですね
僕もやってみますから
一緒に1回だけ
やってみますか
机に手を置いて…
ガタッ
い――
ぐっ
ち…
ぐー
できましたね
はい…
ニコォ…
ハッ
ものすごく貴重なものに見える
笑顔出た!!!

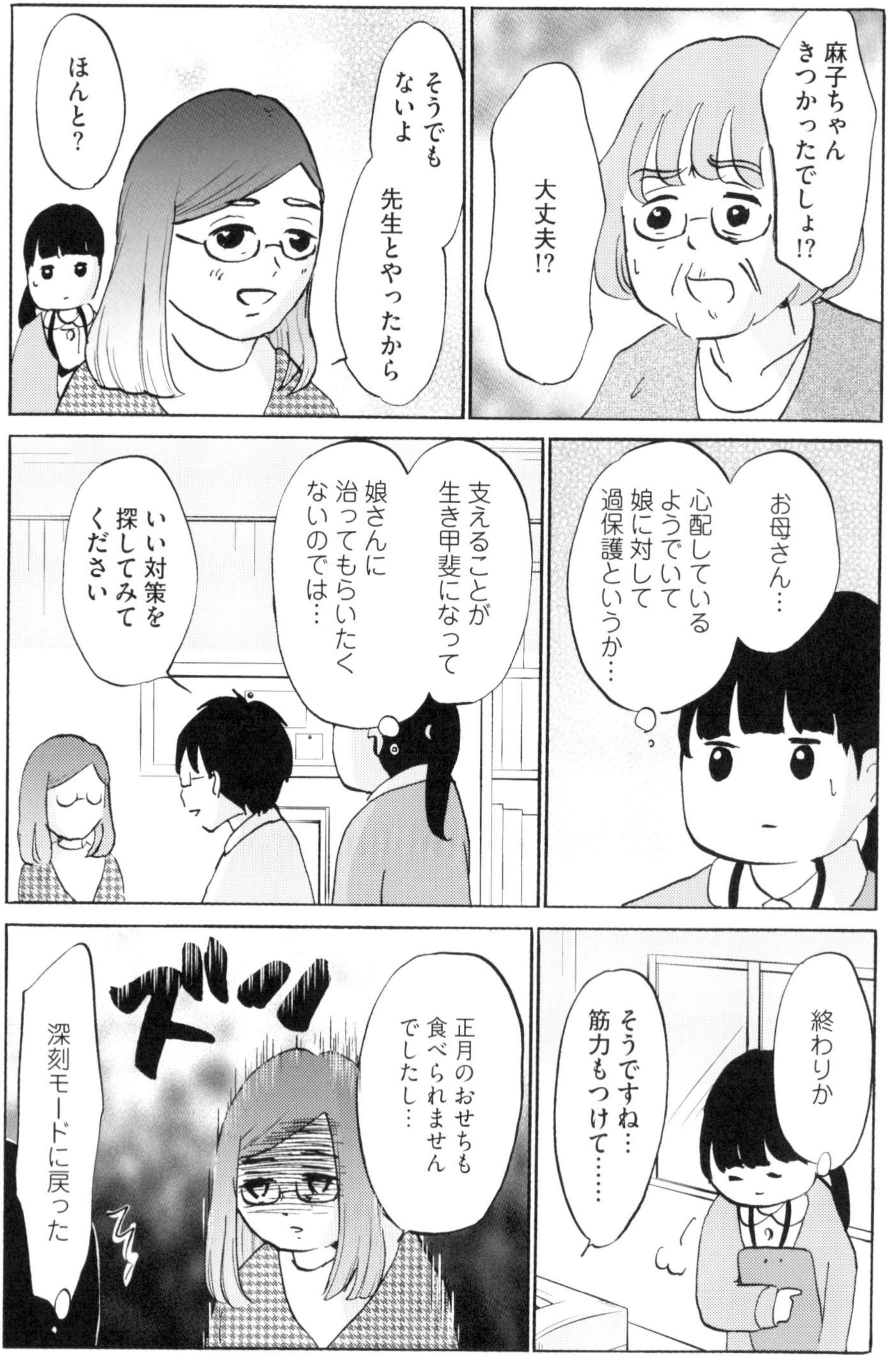
麻子ちゃん きつかったでしょ!?
大丈夫!?
そうでも ないよ 先生とやったから
ほんと?
お母さん…
心配している ようでいて 娘に対して 過保護というか…
支えることが 生き甲斐になって 娘さんに 治ってもらいたく ないのでは…
いい対策を 探してみて ください
終わりか
そうですね… 筋力もつけて……
正月のおせちも 食べられません でしたし…
深刻モードに戻った

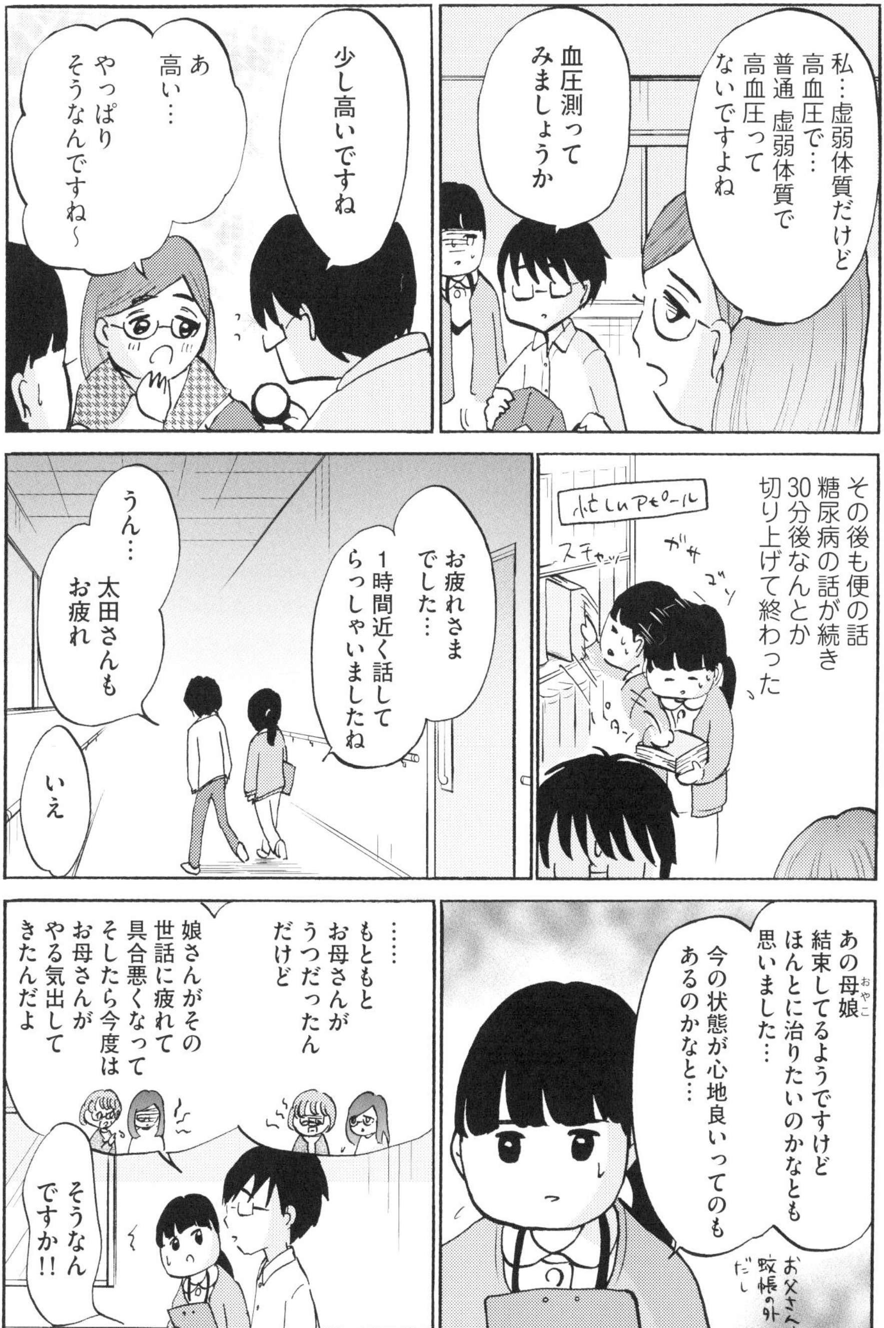
私…虚弱体質だけど 高血圧で… 普通 虚弱体質で 高血圧って ないですよね
血圧測って みましょうか
少し高いですね
あ 高い… やっぱり そうなんですね〜
その後も便の話 糖尿病の話が続き 30分後なんとか 切り上げて終わった
ガサ ゴソ
スチャッ
パタン
お疲れさま でした… 1時間近く話して らっしゃいましたね
うん… 太田さんも お疲れ
いえ
あの母娘《おやこ》 結束してるようですけど ほんとに治りたいのかなとも 思いました…
今の状態が心地良いってのも あるのかなと…
お父さんは 蚊帳の外 だし
…… もともと お母さんが うつだったん だけど
娘さんがその 世話に疲れて 具合悪くなって そしたら今度は お母さんが やる気出して きたんだよ
そうなん ですか!!

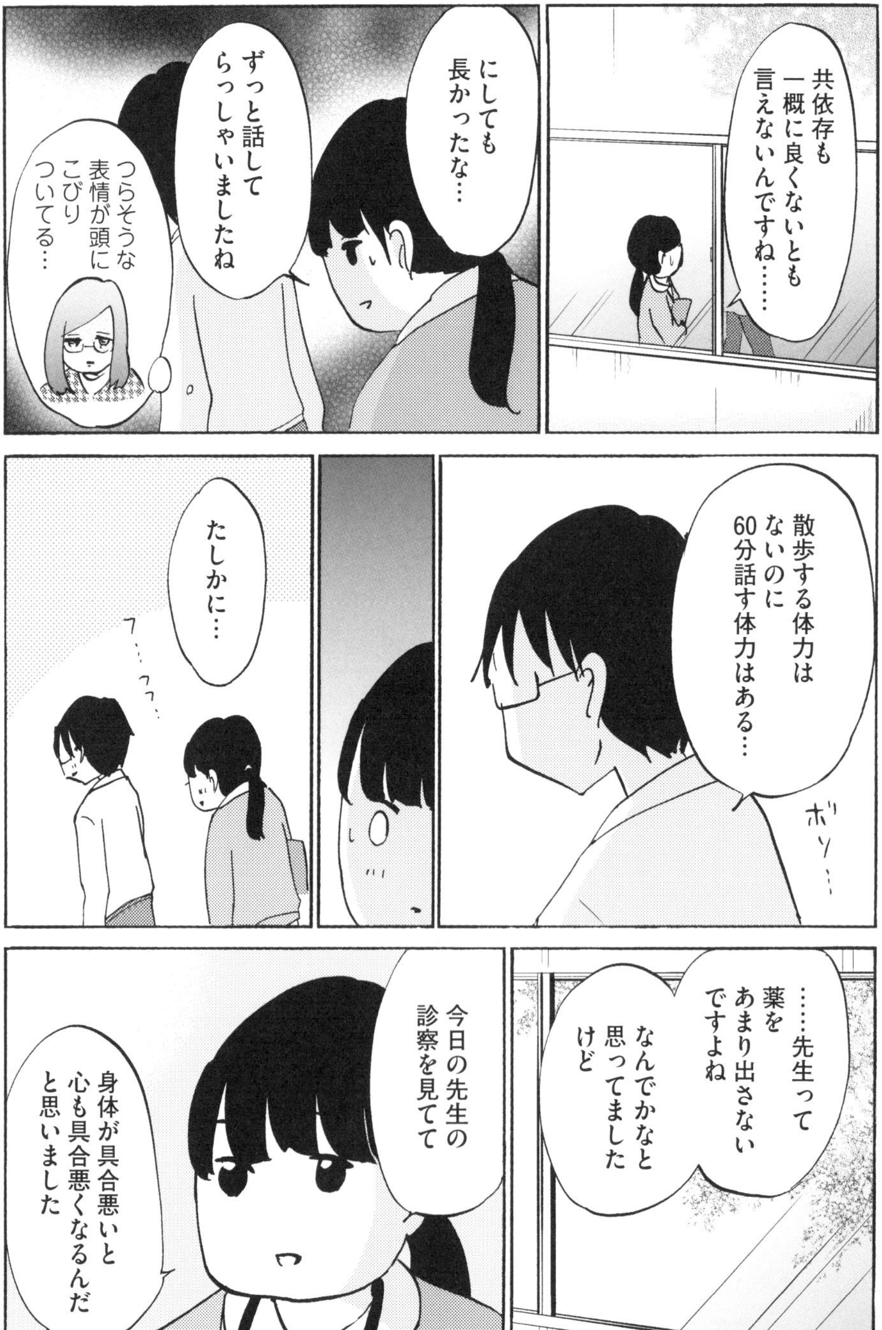
共依存も一概に良くないとも言えないんですね……
にしても長かったな…
ずっと話してらっしゃいましたね
つらそうな表情が頭にこびりついてる…
散歩する体力はないのに60分話す体力はある…
ボソ…
たしかに…
フ…フフ…
……先生って薬をあまり出さないですよね
なんでかなと思ってましたけど
今日の先生の診察を見てて
身体が具合悪いと心も具合悪くなるんだと思いました

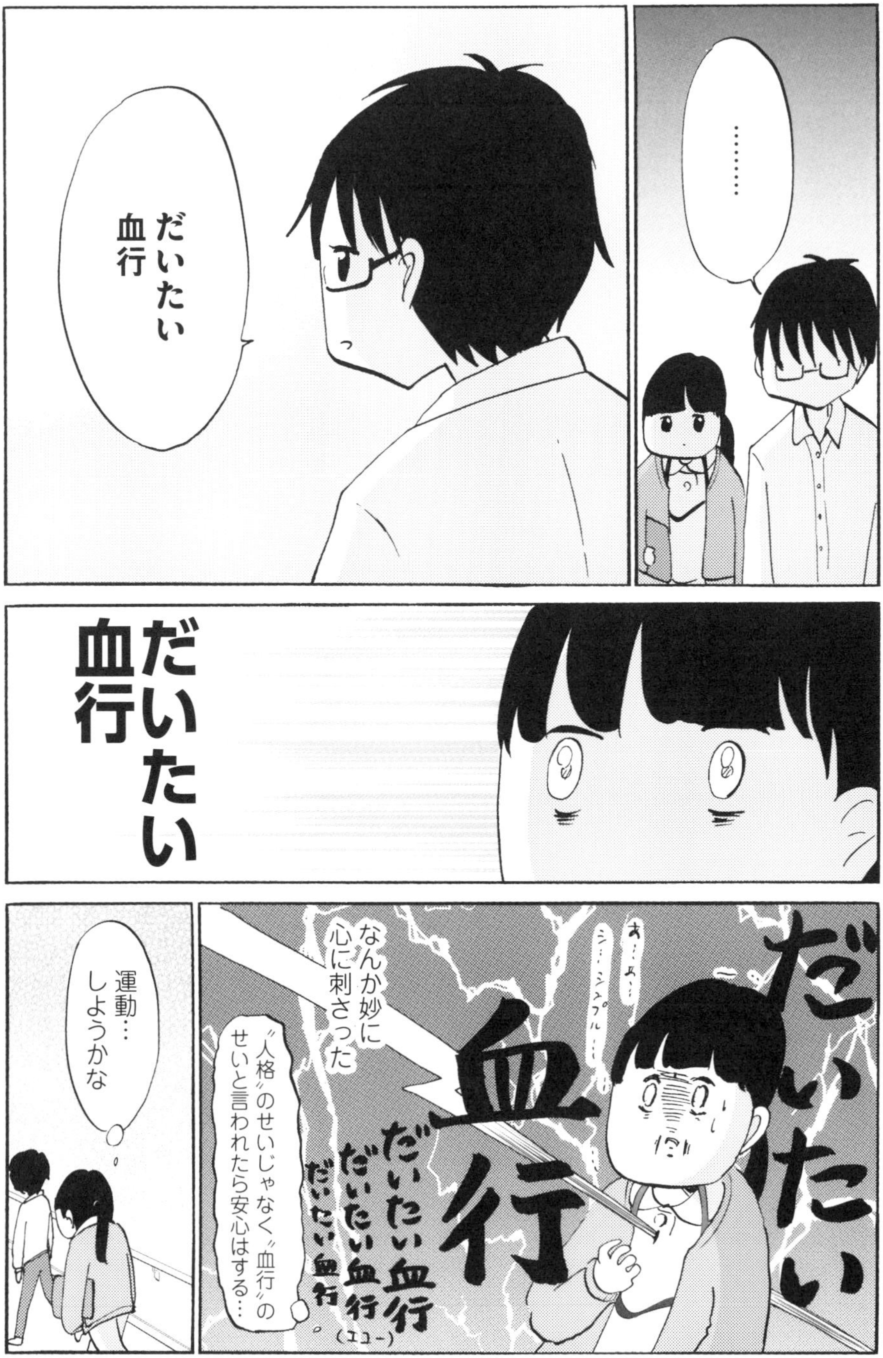
………
だいたい血行
だいたい血行
だいたい血行
あ…あ…
シ…シンプル……
なんか妙に心に刺さった
だいたい血行
だいたい血行
だいたい血行
(エコー)
〝人格〟のせいじゃなく〝血行〟のせいと言われたら安心はする…
運動…しようかな

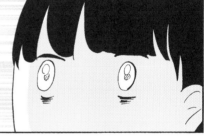

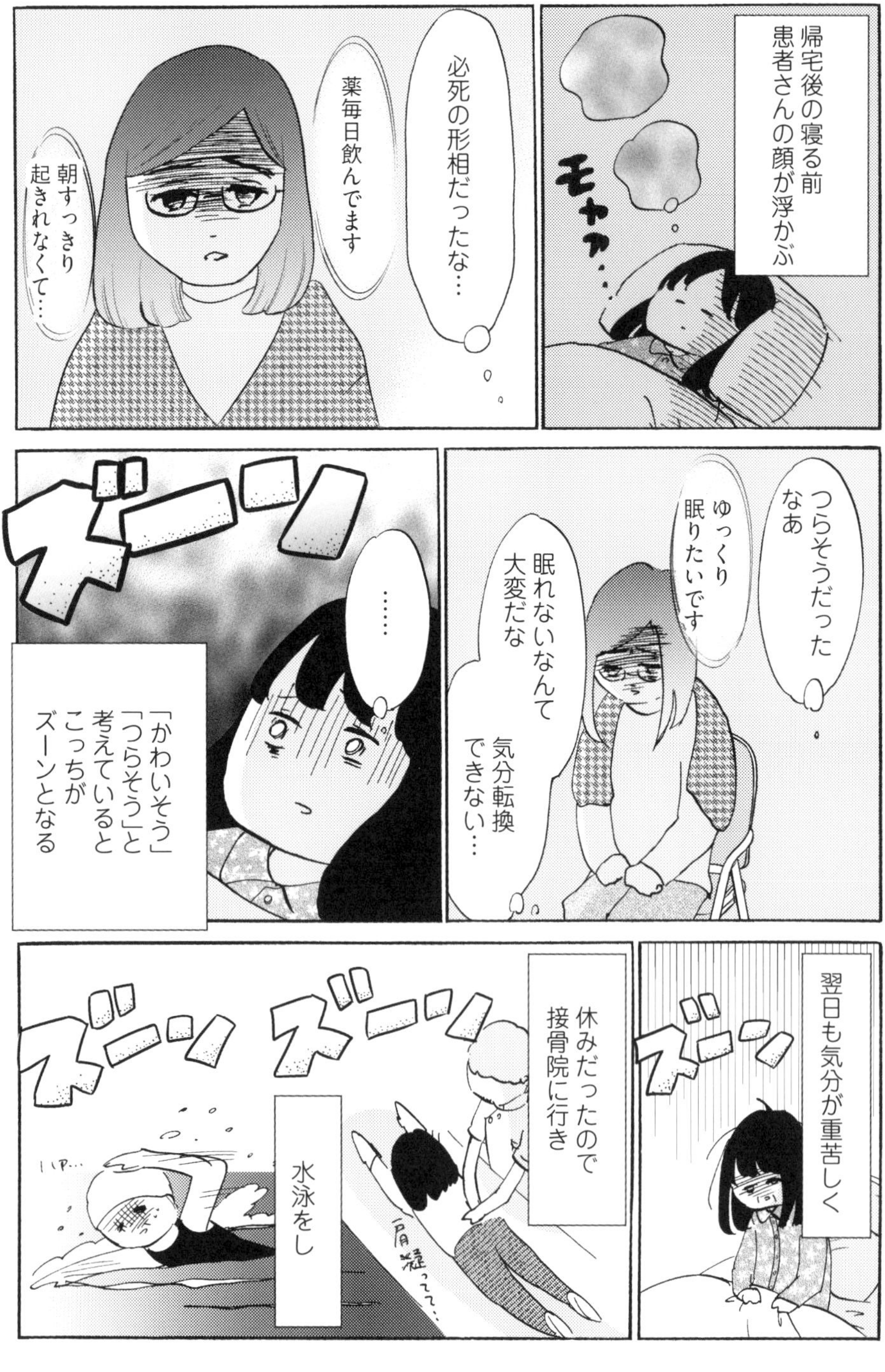
帰宅後の寝る前
患者さんの顔が浮かぶ
モヤァ…
必死の形相だったな…
薬毎日飲んでます
朝すっきり起きれなくて…
つらそうだったなあ
ゆっくり眠りたいです
眠れないなんて大変だな
気分転換できない…
ズーーン
……
「かわいそう」「つらそう」と考えているとこっちがズーンとなる
翌日も気分が重苦しく
ズーン
休みだったので接骨院に行き
ズーーン
肩凝ってて…
水泳をし
ズーーン

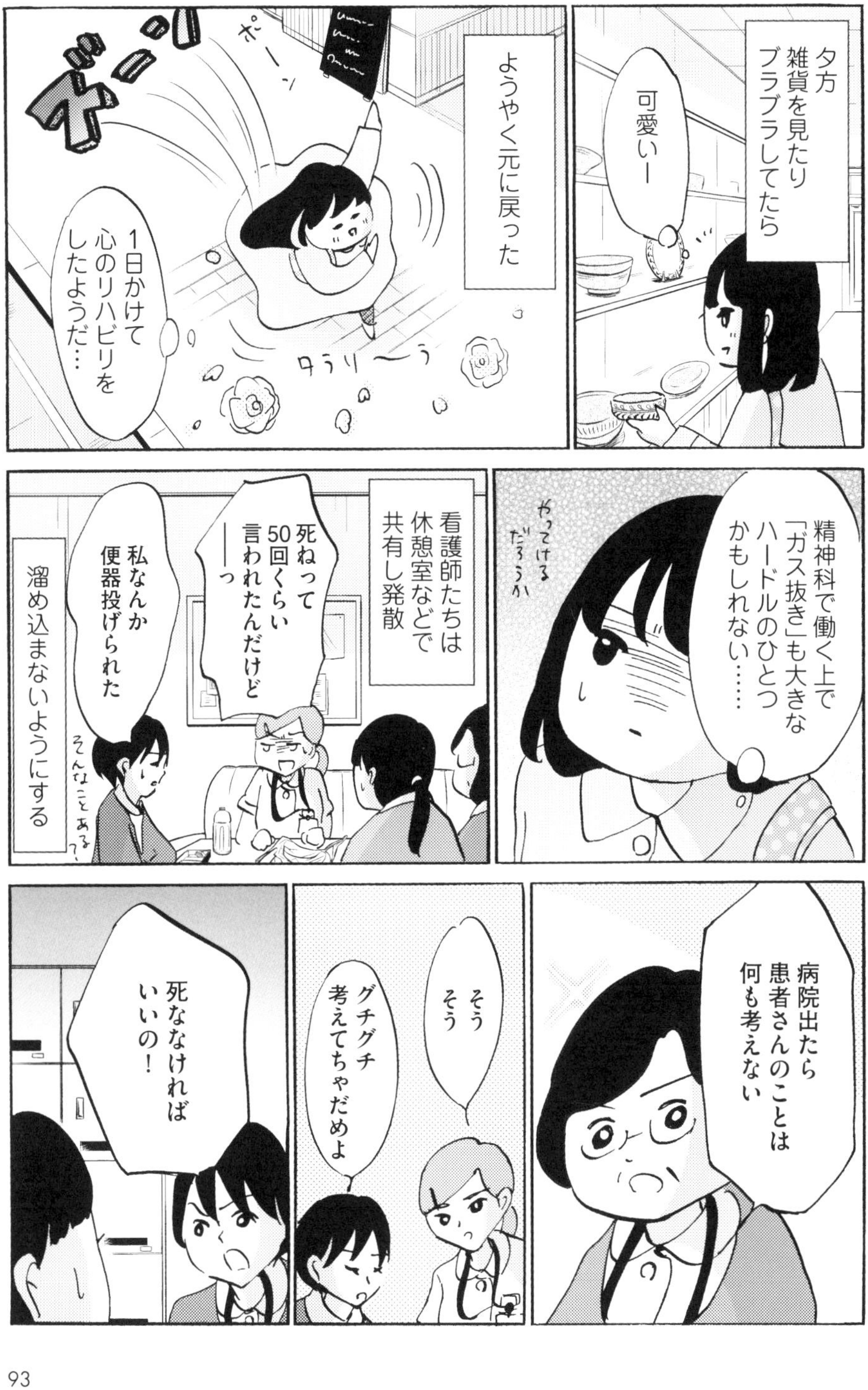
夕方
雑貨を見たり
ブラブラしてたら
可愛いー
ポーン
ようやく元に戻った
1日かけて
心のリハビリを
したようだ…
精神科で働く上で
「ガス抜き」も大きな
ハードルのひとつ
かもしれない……
やってける
だろうか
看護師たちは
休憩室などで
共有し発散
死ねって
50回くらい
言われたんだけど
——っ
私なんか
便器投げられた
そんなことある?!
溜め込まないようにする
病院出たら
患者さんのことは
何も考えない
そう
そう
グチグチ
考えてちゃだめよ
死ななければ
いいの!

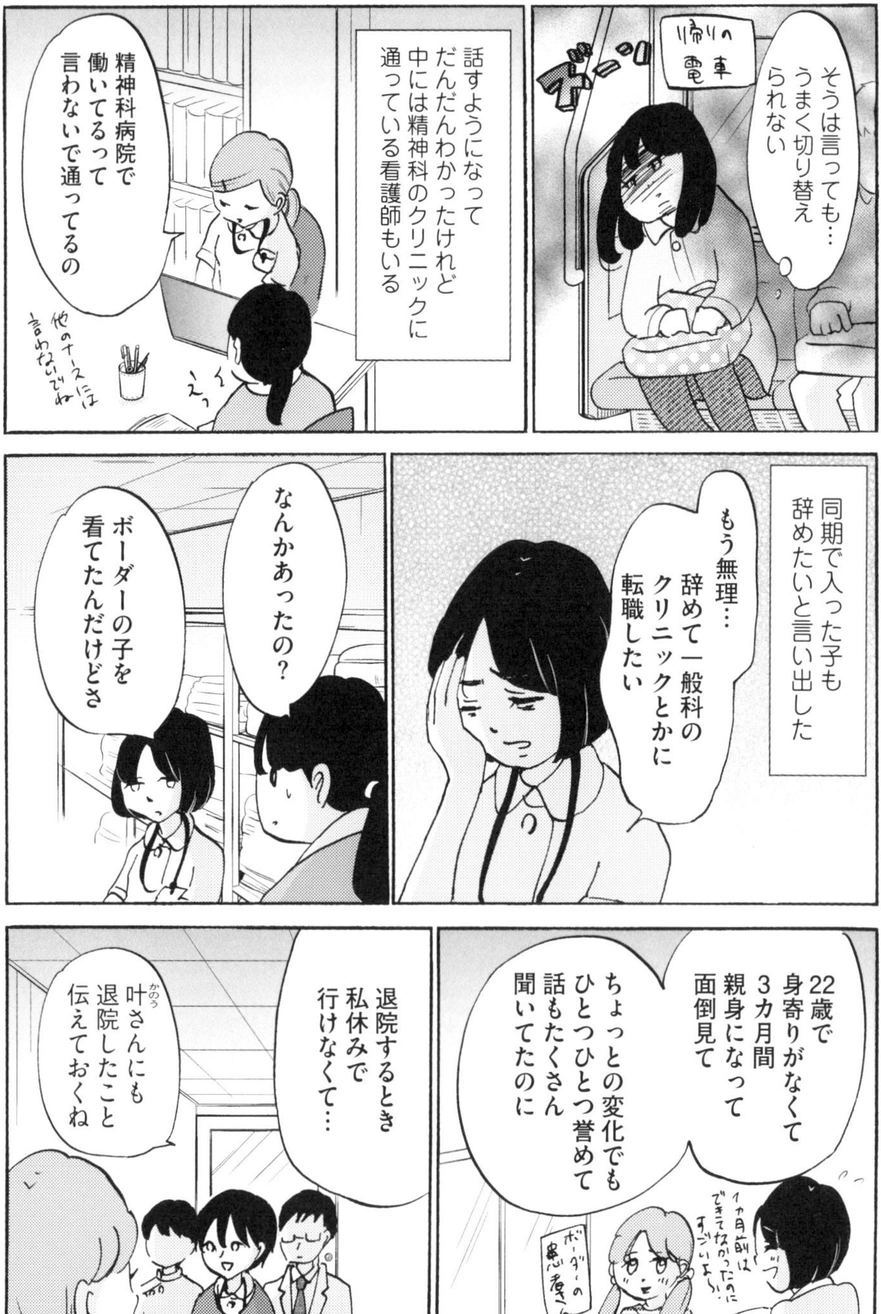
帰りの電車
そうは言っても…うまく切り替えられない
話すようになってだんだんわかったけれど中には精神科のクリニックに通っている看護師もいる
精神科病院で働いてるって言わないで通ってるの
他のナースには言わないでね
えっ
同期で入った子も辞めたいと言い出した
もう無理…辞めて一般科のクリニックとかに転職したい
なんかあったの?
ボーダーの子を看てたんだけどさ
22歳で身寄りがなくて3カ月間親身になって面倒見て
ちょっとの変化でもひとつひとつ誉めて話もたくさん聞いてたのに
1カ月前はできてなかったのにすごいよ〜!
ボーダーの患者さん
退院するとき私休みで行けなくて…
叶《かのう》さんにも退院したこと伝えておくね

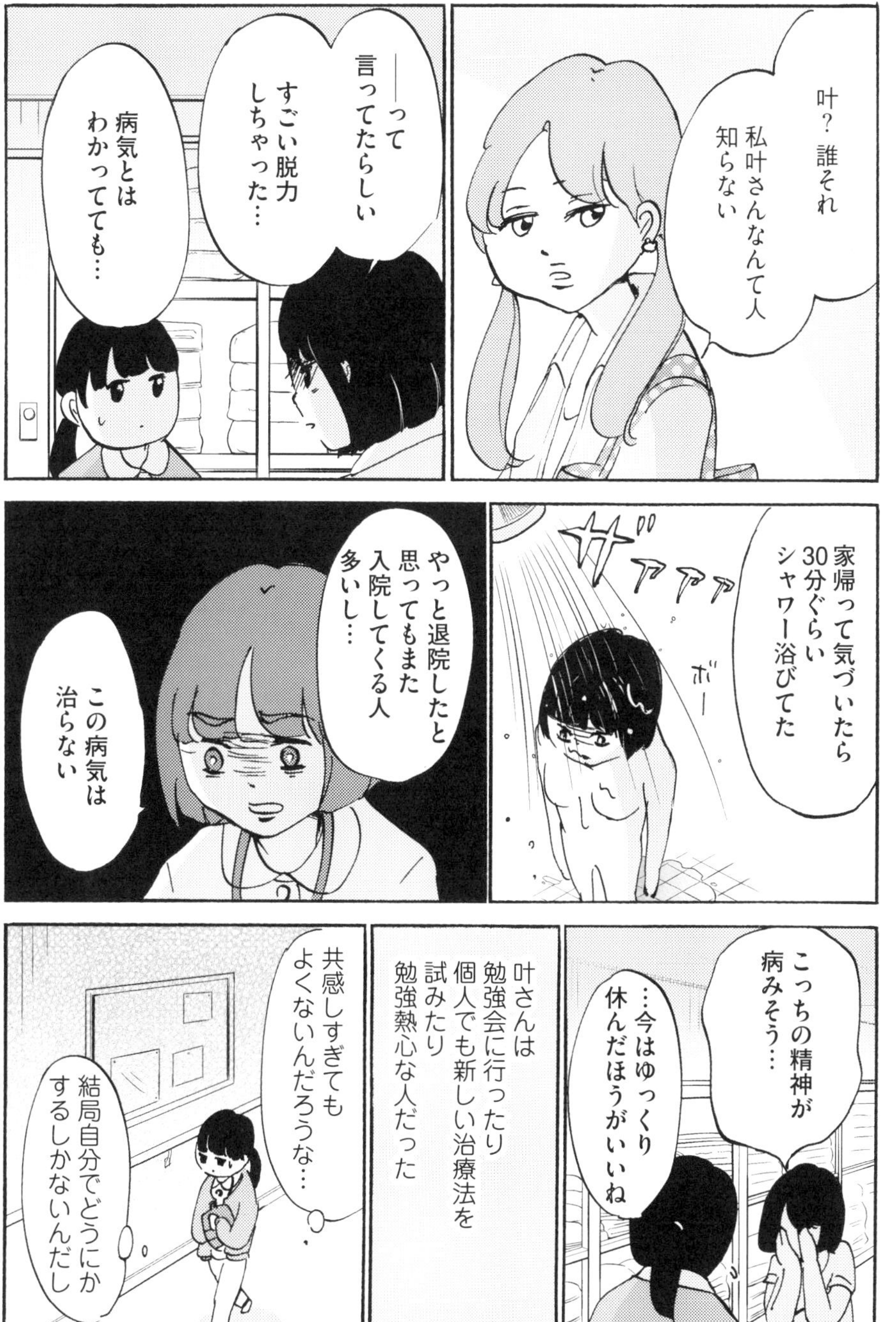
叶？誰それ
私叶さんなんて人
知らない
——って
言ってたらしい
すごい脱力
しちゃった…
病気とは
わかってても…
ザァァァ
ボー
家帰って気づいたら
30分ぐらい
シャワー浴びてた
やっと退院したと
思ってもまた
入院してくる人
多いし…
この病気は
治らない
こっちの精神が
病みそう…
…今はゆっくり
休んだほうがいいね
叶さんは
勉強会に行ったり
個人でも新しい治療法を
試みたり
勉強熱心な人だった
共感しすぎても
よくないんだろうな…
結局自分でどうにか
するしかないんだし

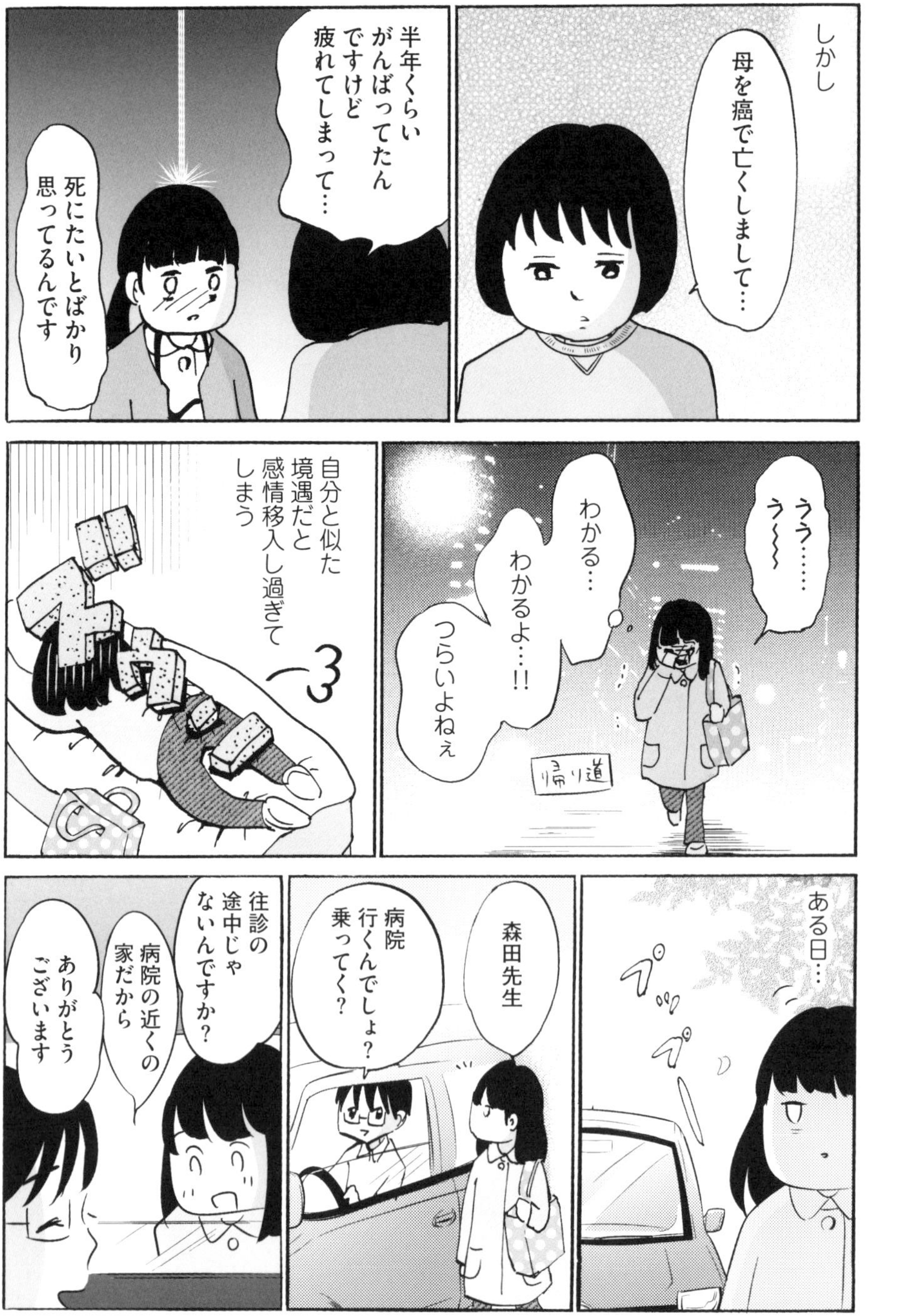
しかし
母を癌で亡くしまして…
半年くらいがんばってたんですけど疲れてしまって…
死にたいとばかり思ってるんです
うう……う〜〜
わかる…
わかるよ…!!
つらいよねぇ
帰り道
自分と似た境遇だと感情移入し過ぎてしまう
ある日…
森田先生
病院行くんでしょ? 乗ってく?
往診の途中じゃないんですか?
病院の近くの家だから
ありがとうございます

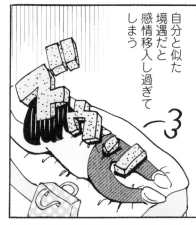

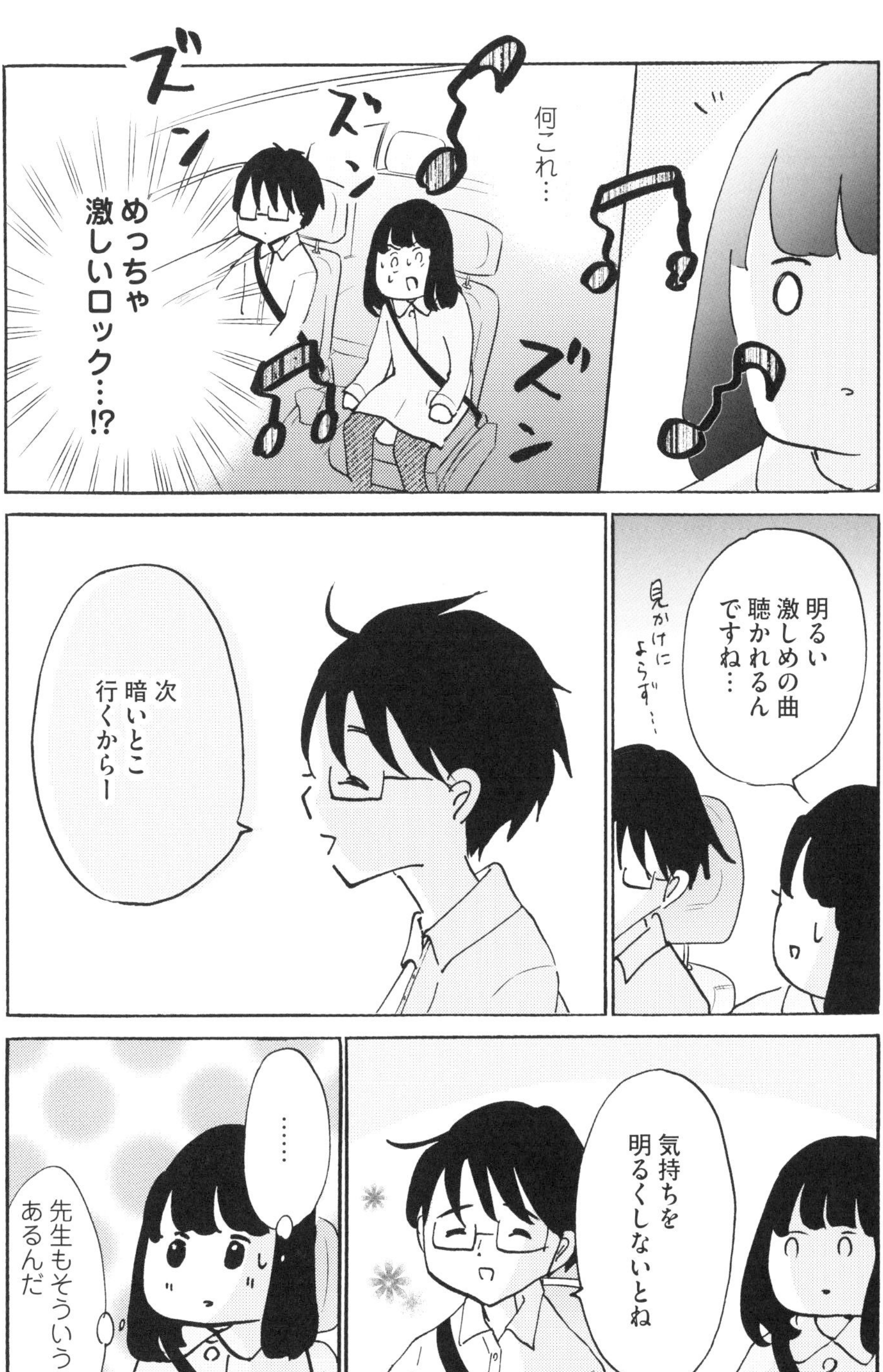
何これ…
ズン
ズン
ズン
めっちゃ激しいロック…!?
明るい激しめの曲聴かれるんですね…
見かけによらず…
次暗いとこ行くからー
気持ちを明るくしないとね
……
先生もそういうのあるんだ

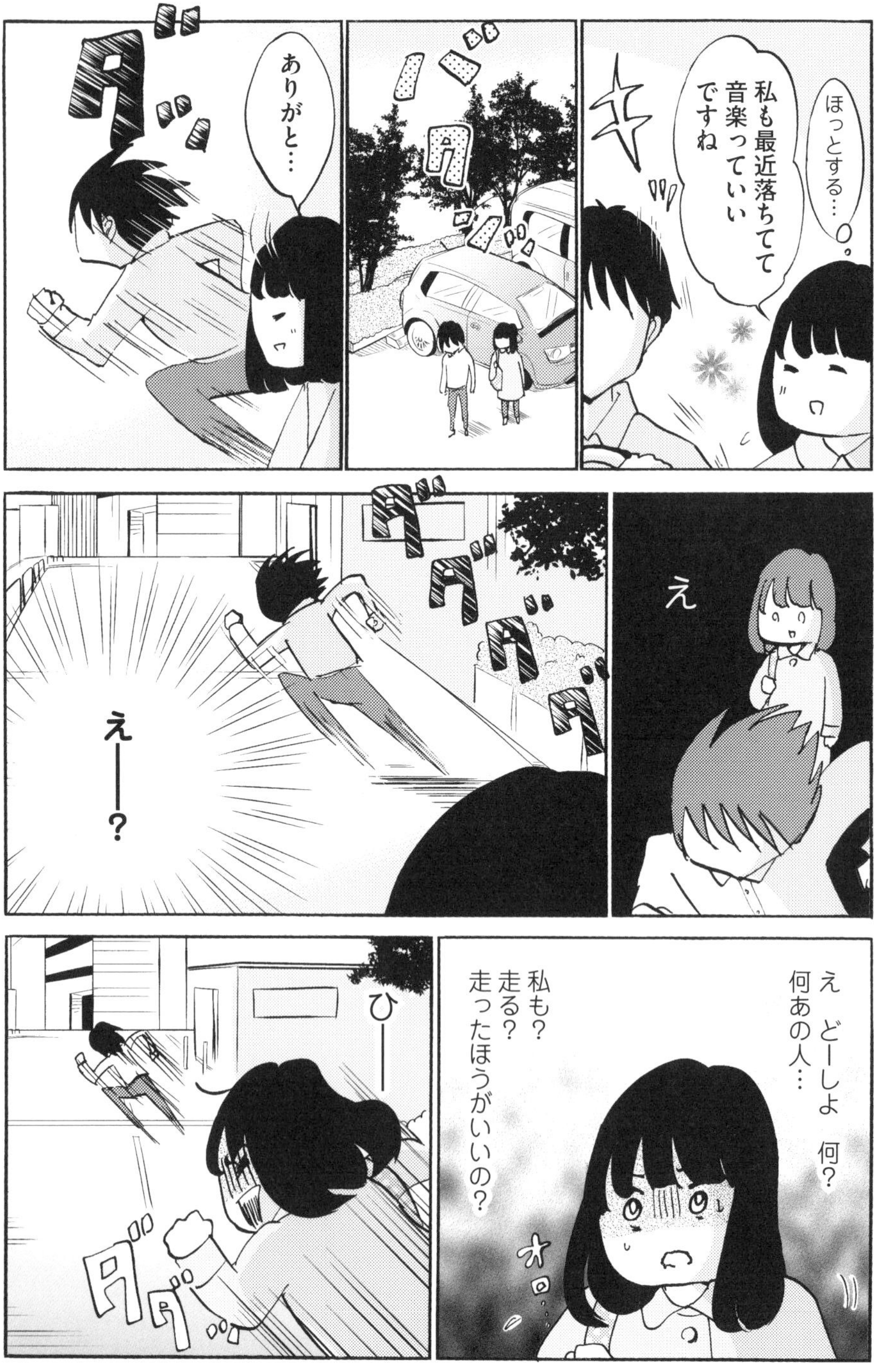
ほっとする…
私も最近落ちてて
音楽っていいい
ですね
ありがと…
え
え――？
え　どーしよ　何？
何あの人…
私も？
走る？
走ったほうがいいの？
ひーー

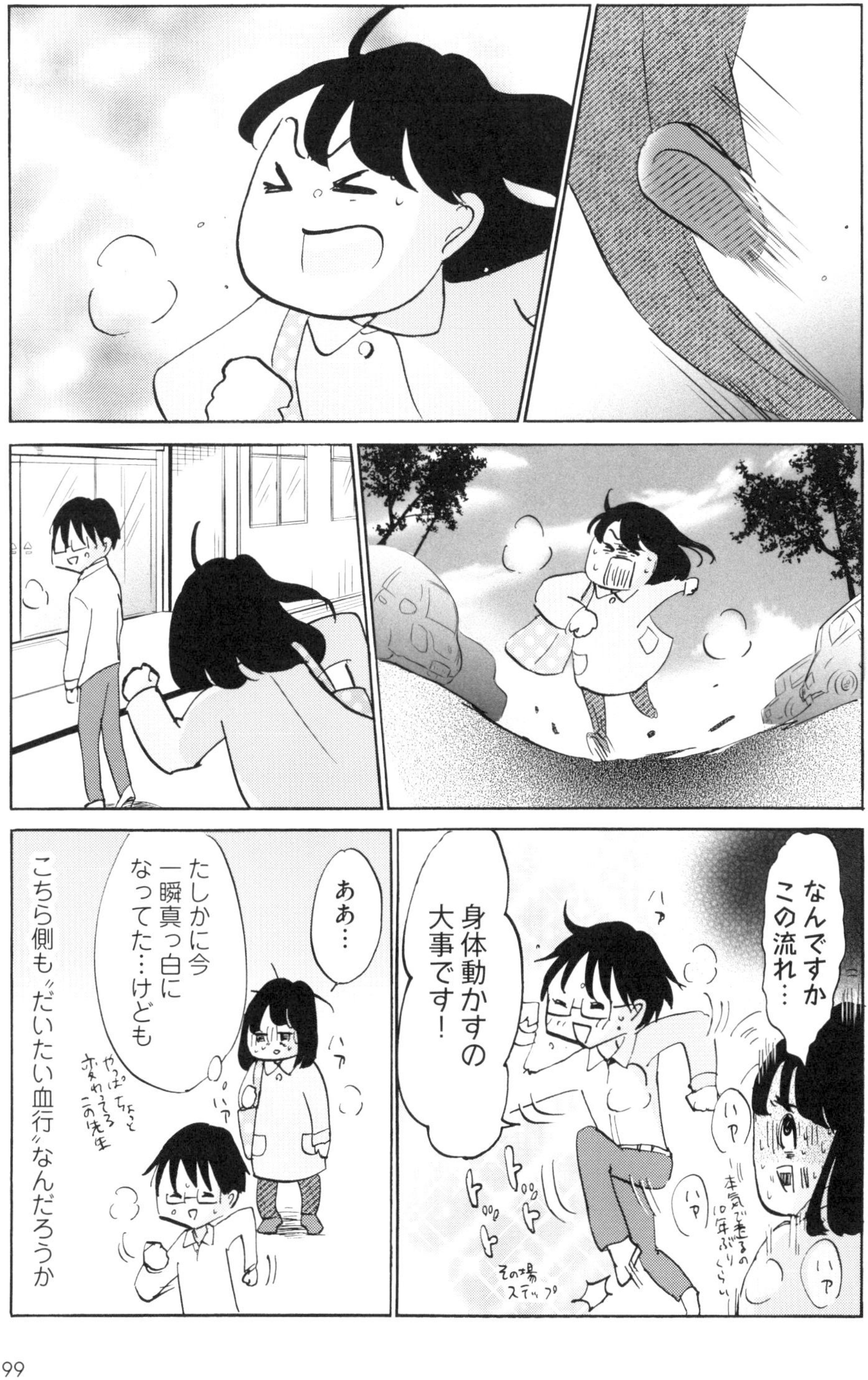
なんですか
この流れ…
身体動かすの
大事です!
ハァ
ハァ
ハァ
本気で走るの10年ぶりくらい
ハァ
その場ステップ
ああ…
たしかに今
一瞬真っ白に
なってた…けども
やっぱちょっと
変わってる
この先生
ハァ
ハァ
こちら側も〝だいたい血行〟なんだろうか

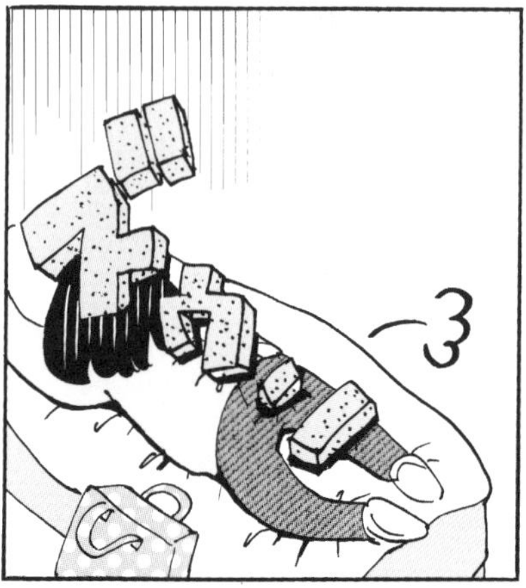

第3章

死にたい気持ち

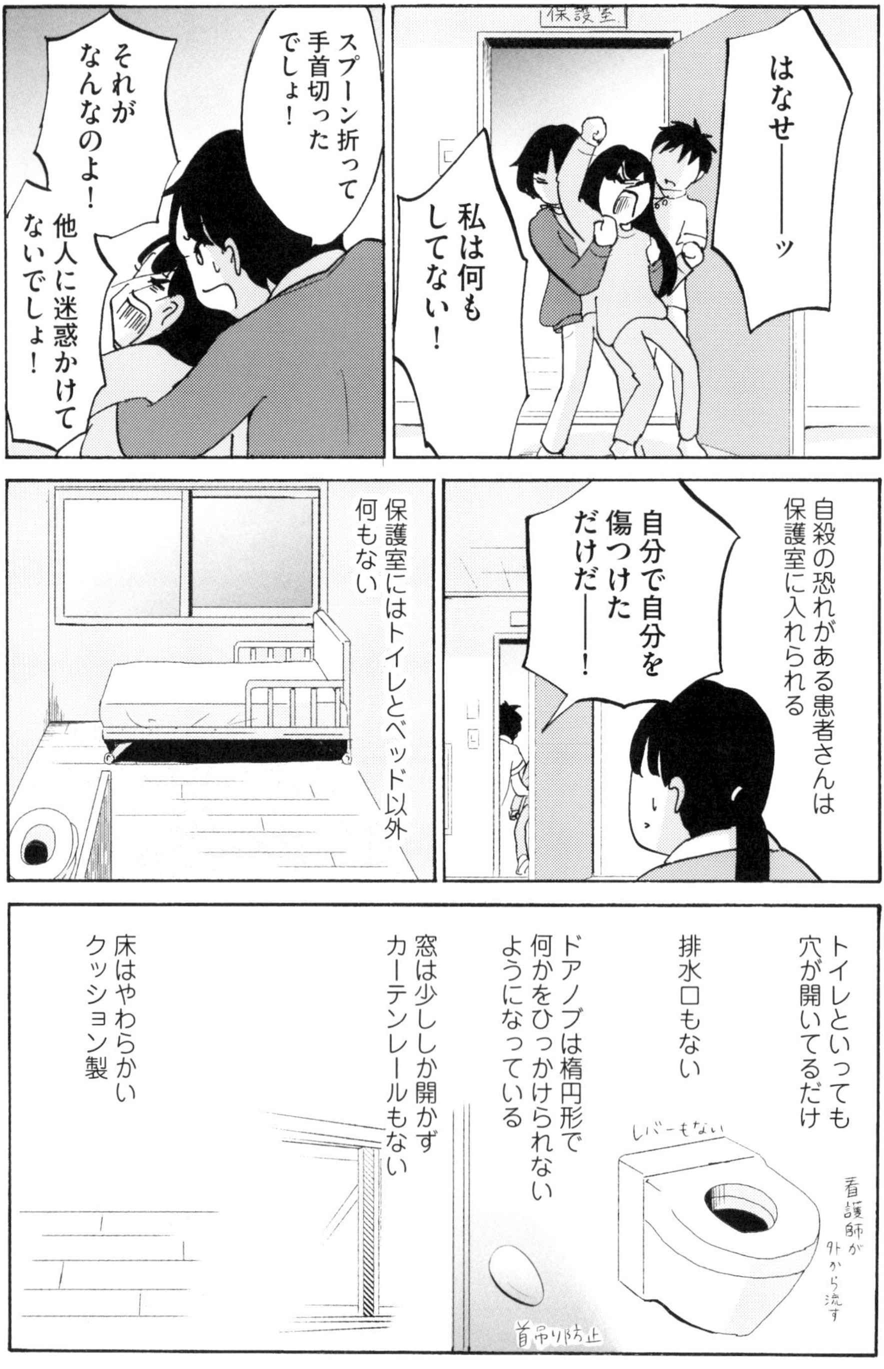
保護室
はなせ――ッ
私は何もしてない！
スプーン折って手首切ったでしょ！
それがなんなのよ！
他人に迷惑かけてないでしょ！
自殺の恐れがある患者さんは保護室に入れられる
自分で自分を傷つけただけだ――！
保護室にはトイレとベッド以外何もない
トイレといっても穴が開いてるだけ
レバーもない
看護師が外から流す
排水口もない
ドアノブは楕円形で何かをひっかけられないようになっている
首吊り防止
窓は少ししか開かずカーテンレールもない
床はやわらかいクッション製

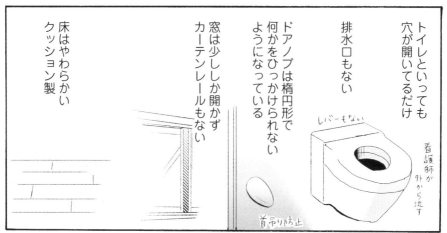

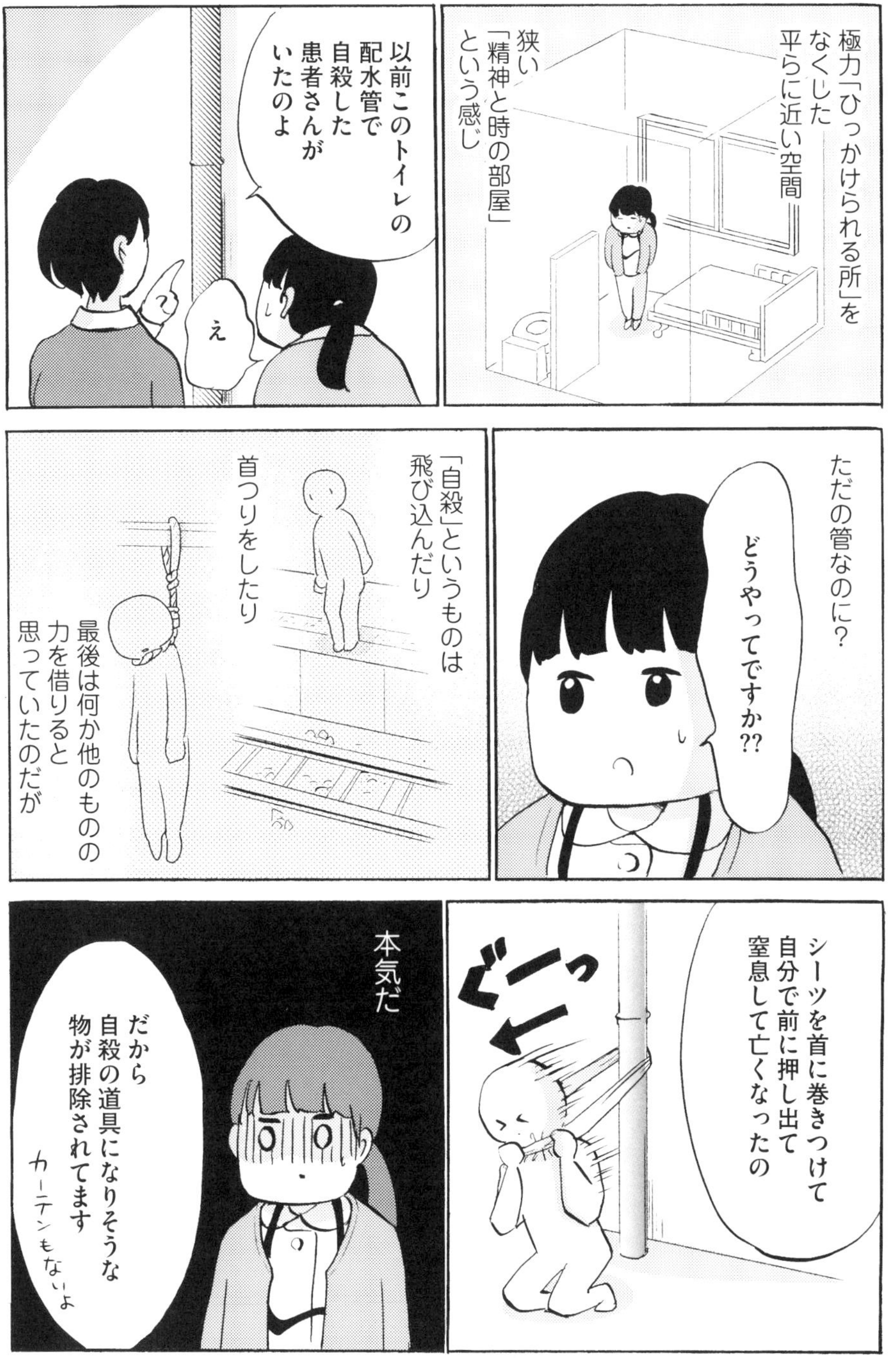
極力「ひっかけられる所」をなくした平らに近い空間
狭い「精神と時の部屋」という感じ
以前このトイレの配水管で自殺した患者さんがいたのよ
え
ただの管なのに?
どうやってですか??
「自殺」というものは飛び込んだり
首つりをしたり
最後は何か他のものの力を借りると思っていたのだが
シーツを首に巻きつけて自分で前に押し出して窒息して亡くなったの
ぐーっ
本気だ
だから自殺の道具になりそうな物が排除されてます
カーテンもないよ

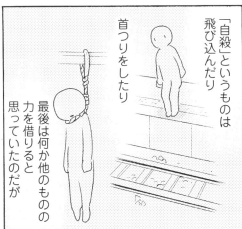

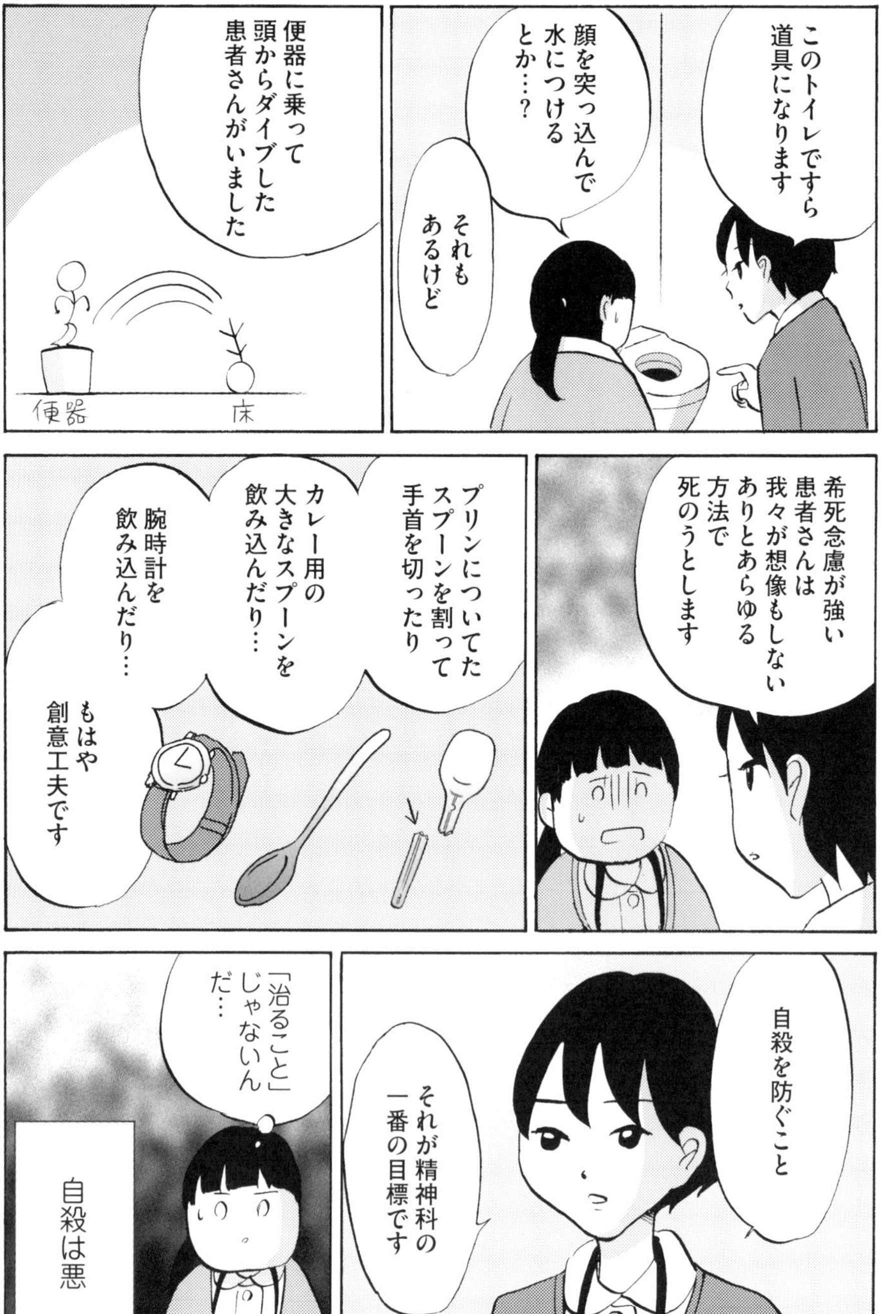
このトイレですら道具になります
顔を突っ込んで水につけるとか…？
それもあるけど
便器に乗って頭からダイブした患者さんがいました
便器
床
希死念慮が強い患者さんは我々が想像もしないありとあらゆる方法で死のうとします
プリンについてたスプーンを割って手首を切ったり
カレー用の大きなスプーンを飲み込んだり…
腕時計を飲み込んだり…
もはや創意工夫です
自殺を防ぐこと
それが精神科の一番の目標です
「治ること」じゃないんだ…
自殺は悪

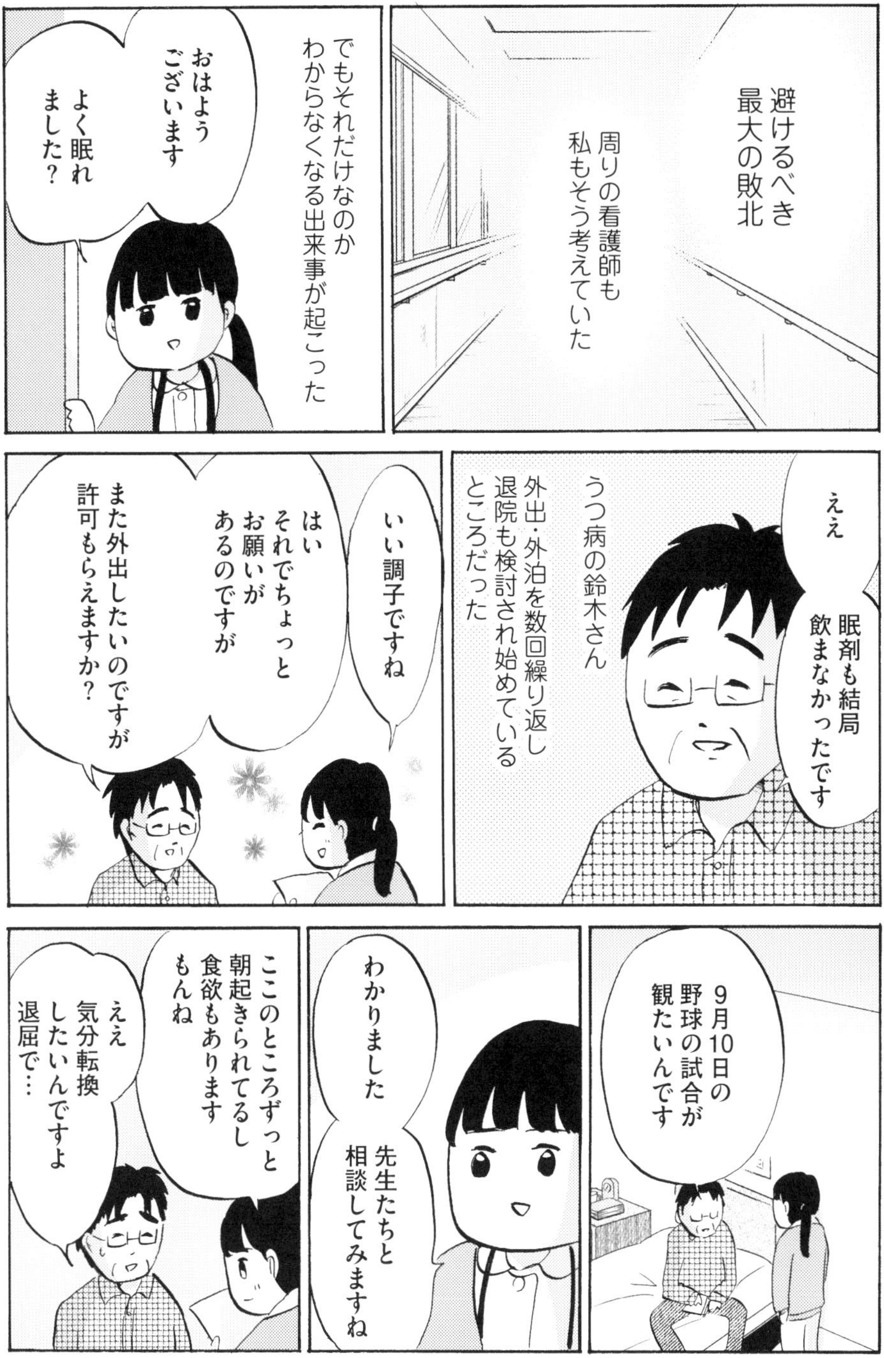
避けるべき最大の敗北
周りの看護師も私もそう考えていた
でもそれだけなのかわからなくなる出来事が起こった
おはようございます
よく眠れました？
ええ
眠剤も結局飲まなかったです
うつ病の鈴木さん
外出・外泊を数回繰り返し退院も検討され始めているところだった
いい調子ですね
はい
それでちょっとお願いがあるのですが
また外出したいのですが許可もらえますか？
9月10日の野球の試合が観たいんです
わかりました
先生たちと相談してみますね
ここのところずっと朝起きられてるし食欲もありますもんね
ええ
気分転換したいんですよ
退屈で…

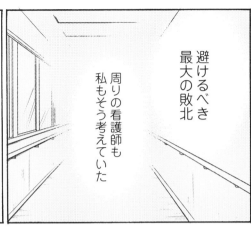

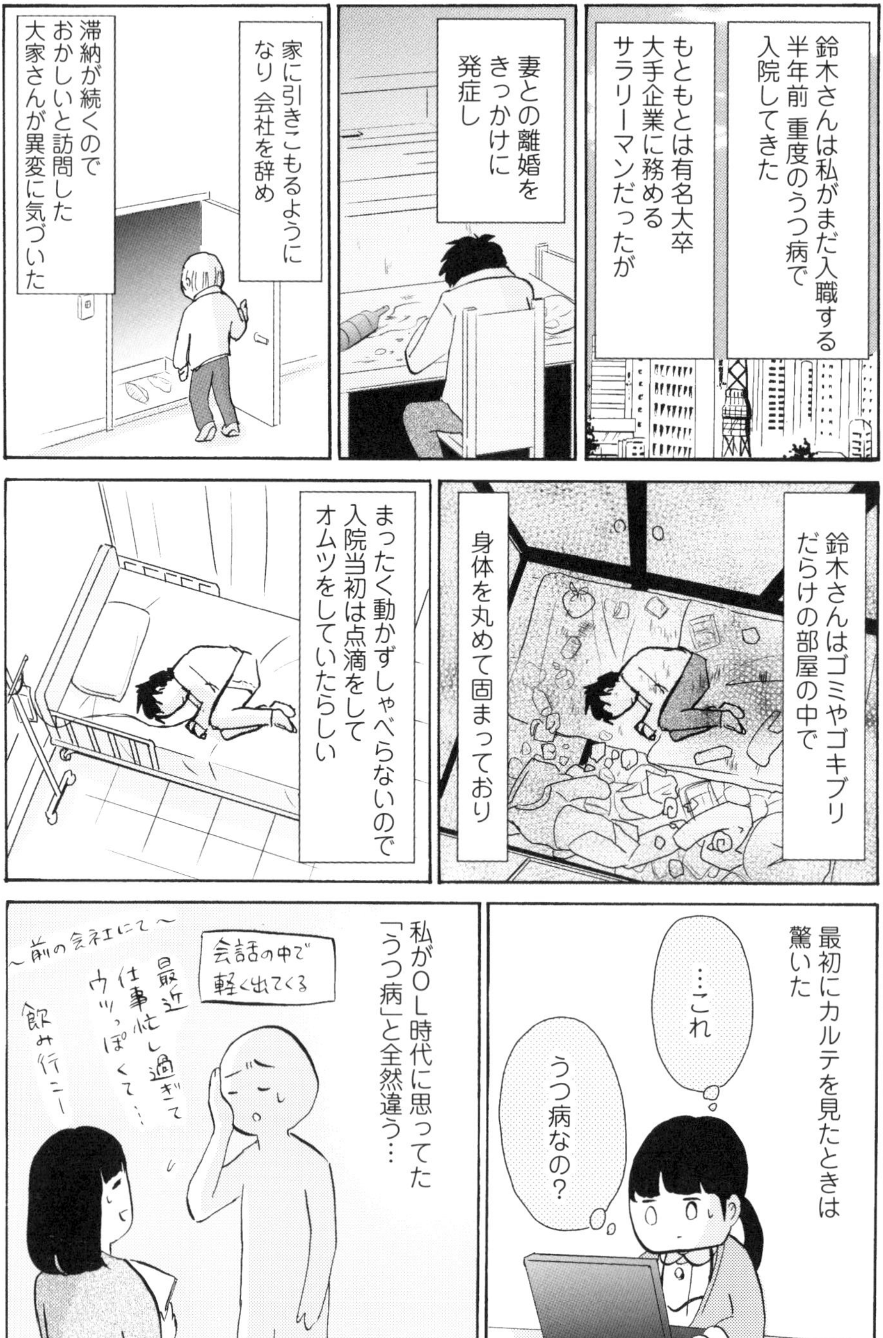

鈴木さんは私がまだ入職する
半年前 重度のうつ病で
入院してきた
もともとは有名大卒
大手企業に務める
サラリーマンだったが
妻との離婚を
きっかけに
発症し
家に引きこもるように
なり 会社を辞め
滞納が続くので
おかしいと訪問した
大家さんが異変に気づいた
鈴木さんはゴミやゴキブリ
だらけの部屋の中で
身体を丸めて固まっており
まったく動かずしゃべらないので
入院当初は点滴をして
オムツをしていたらしい
最初にカルテを見たときは
驚いた
…これ
うつ病なの?
私がOL時代に思ってた
「うつ病」と全然違う…
会話の中で
軽く出てくる
〜前の会社にて〜
最近
仕事忙し過ぎて
ウツっぽくて…
飲み行こー

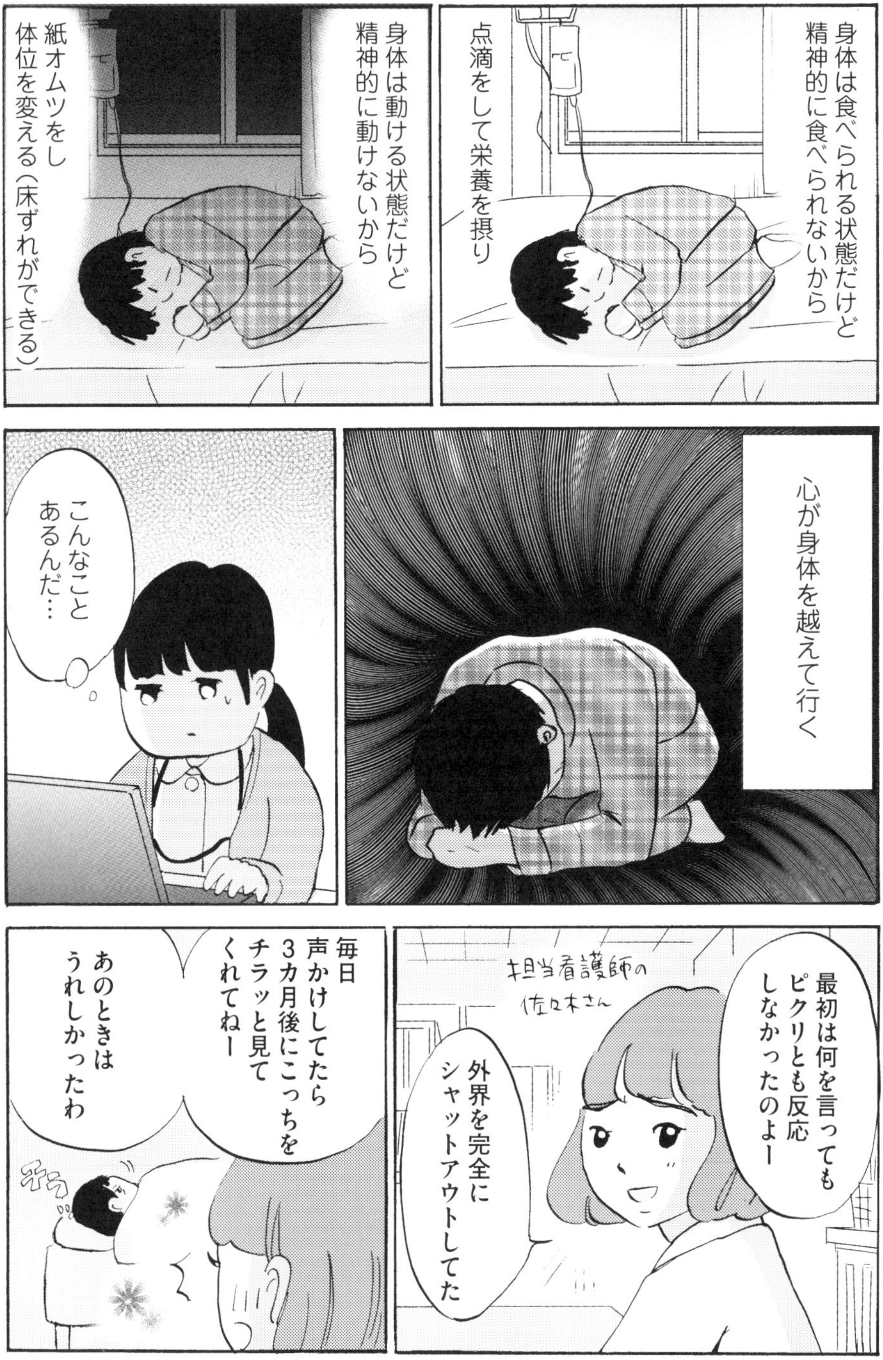
身体は食べられる状態だけど
精神的に食べられないから
点滴をして栄養を摂り
身体は動ける状態だけど
精神的に動けないから
紙オムツをし
体位を変える（床ずれができる）
心が身体を越えて行く
こんなことあるんだ…
担当看護師の佐々木さん
最初は何を言ってもピクリとも反応しなかったのよー
外界を完全にシャットアウトしてた
毎日声かけしてたら3カ月後にこっちをチラッと見てくれてねー
あのときはうれしかったわ

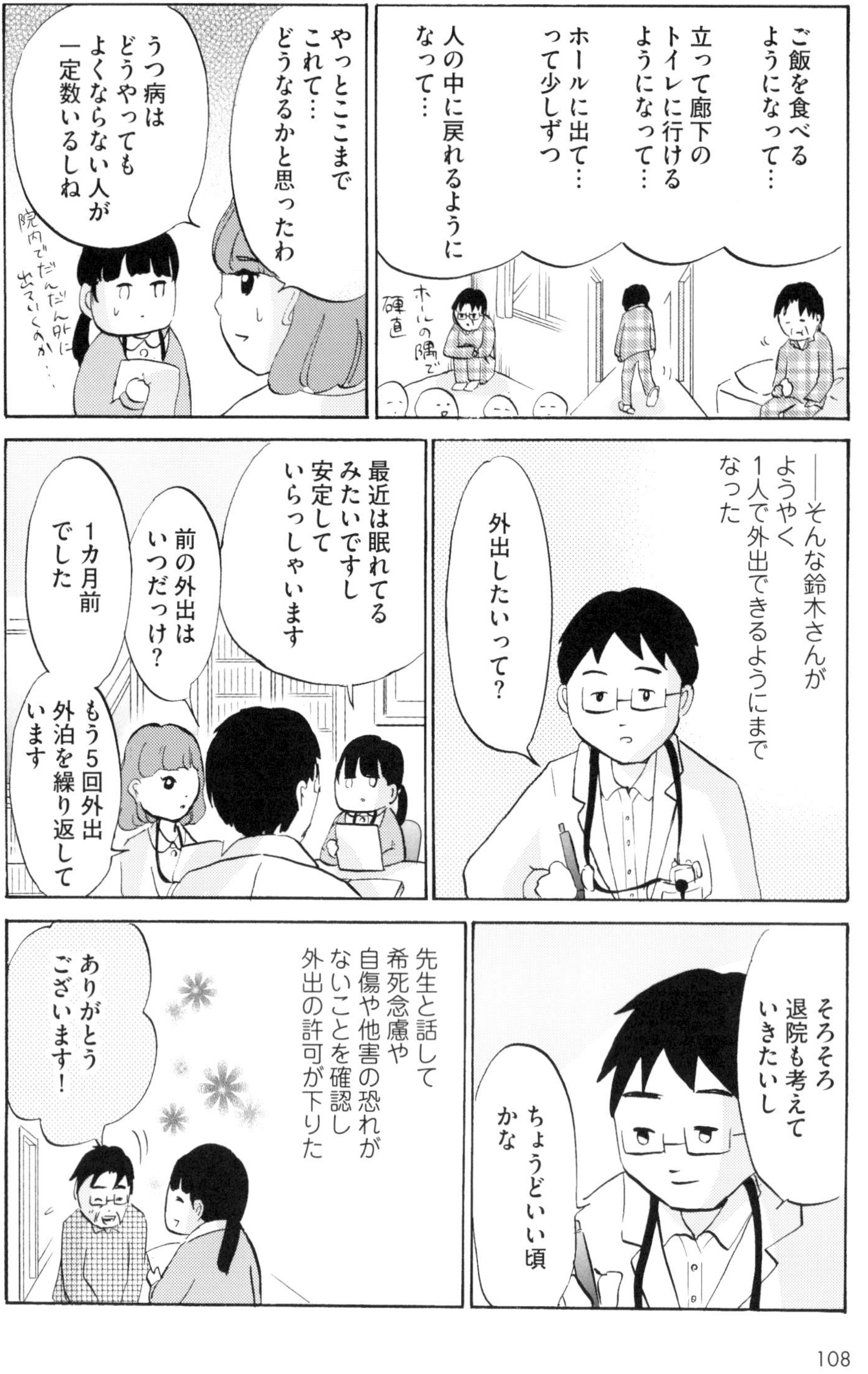
ご飯を食べるようになって…
立って廊下のトイレに行けるようになって…
ホールに出て…って少しずつ
人の中に戻れるようになって…
ホールの隅で硬直
やっとここまでこれて…どうなるかと思ったわ
うつ病はどうやってもよくならない人が一定数いるしね
院内でだんだん外に出ていくのか…
――そんな鈴木さんがようやく1人で外出できるようにまでなった
外出したいって？
最近は眠れてるみたいですし安定していらっしゃいます
前の外出はいつだっけ？
1カ月前でした
もう5回外出外泊を繰り返しています
そろそろ退院も考えていきたいし
ちょうどいい頃かな
先生と話して希死念慮や自傷や他害の恐れがないことを確認し外出の許可が下りた
ありがとうございます！

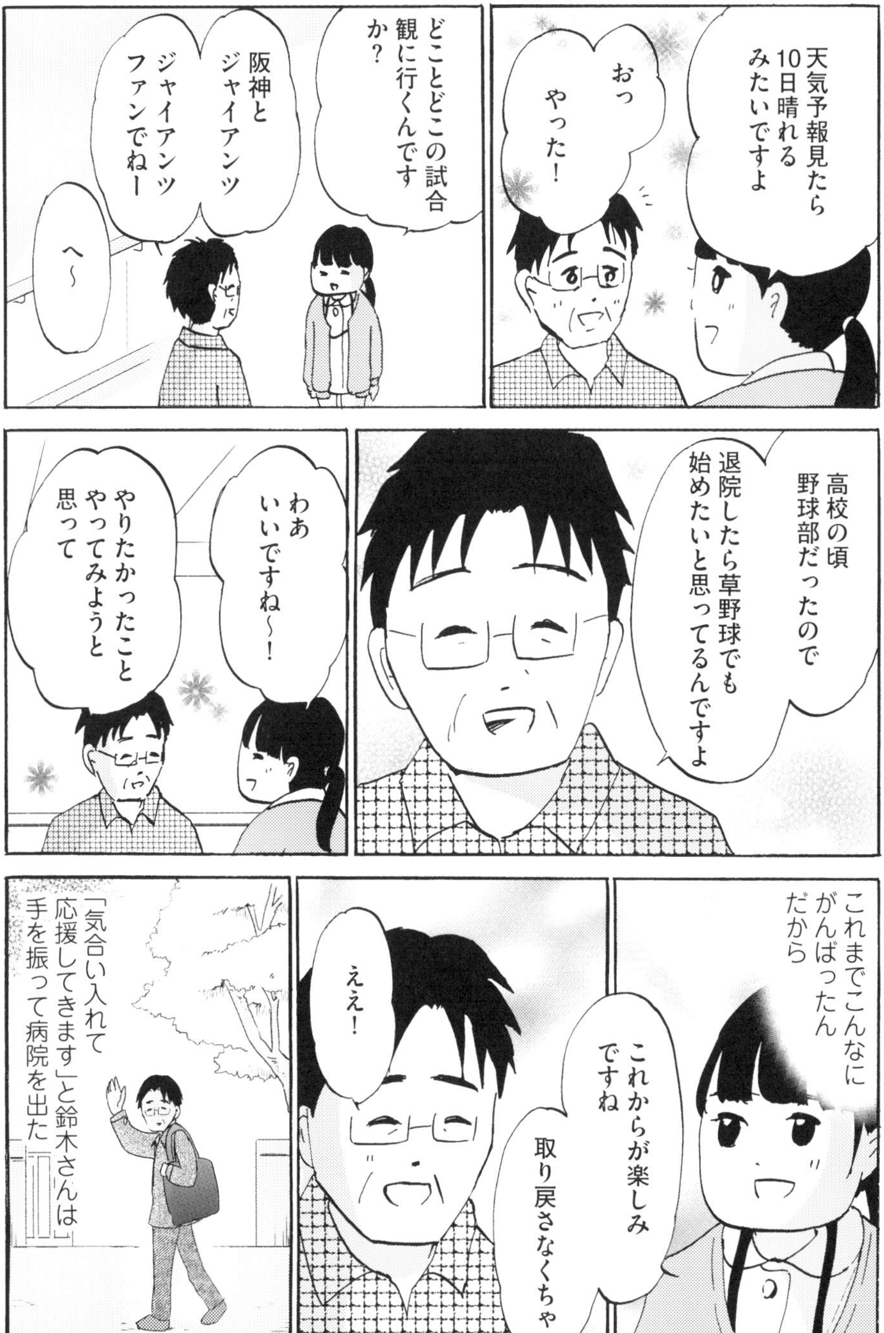
天気予報見たら
10日晴れる
みたいですよ
おっ
やった！
どことどこの試合
観に行くんです
か？
阪神と
ジャイアンツ
ジャイアンツ
ファンでねー
へ〜
高校の頃
野球部だったので
退院したら草野球でも
始めたいと思ってるんですよ
わぁ
いいですね〜！
やりたかったこと
やってみようと
思って
これまでこんなに
がんばったんだ
だから
これからが楽しみ
ですね
取り戻さなくちゃ
ええ！
「気合い入れて
応援してきます」と鈴木さんは
手を振って病院を出た

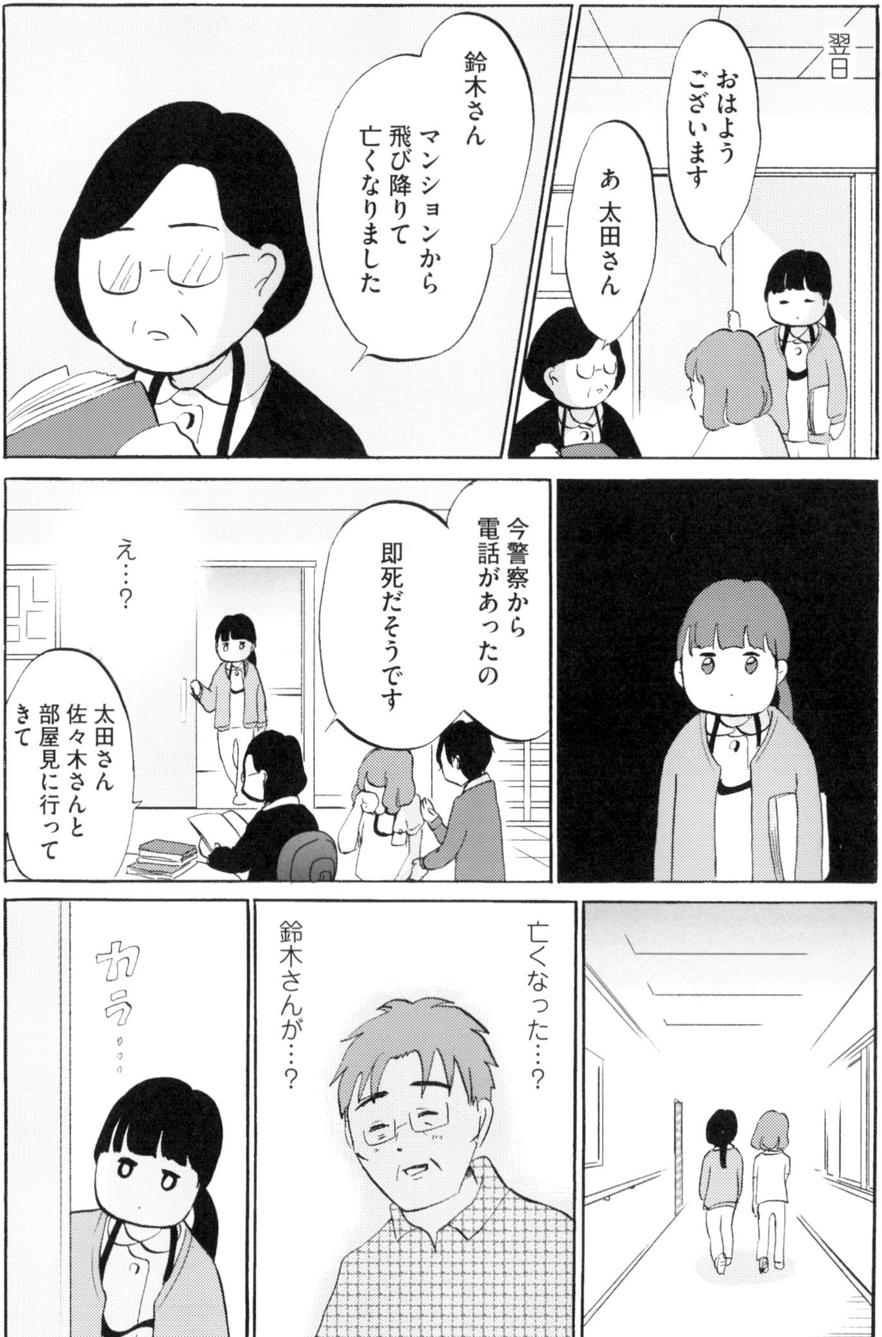

翌日
おはようございます
あ 太田さん
鈴木さん
マンションから飛び降りて亡くなりました
今警察から電話があったの
即死だそうです
え…？
太田さん
佐々木さんと部屋見に行ってきて
亡くなった…？
鈴木さんが…？
カラ…

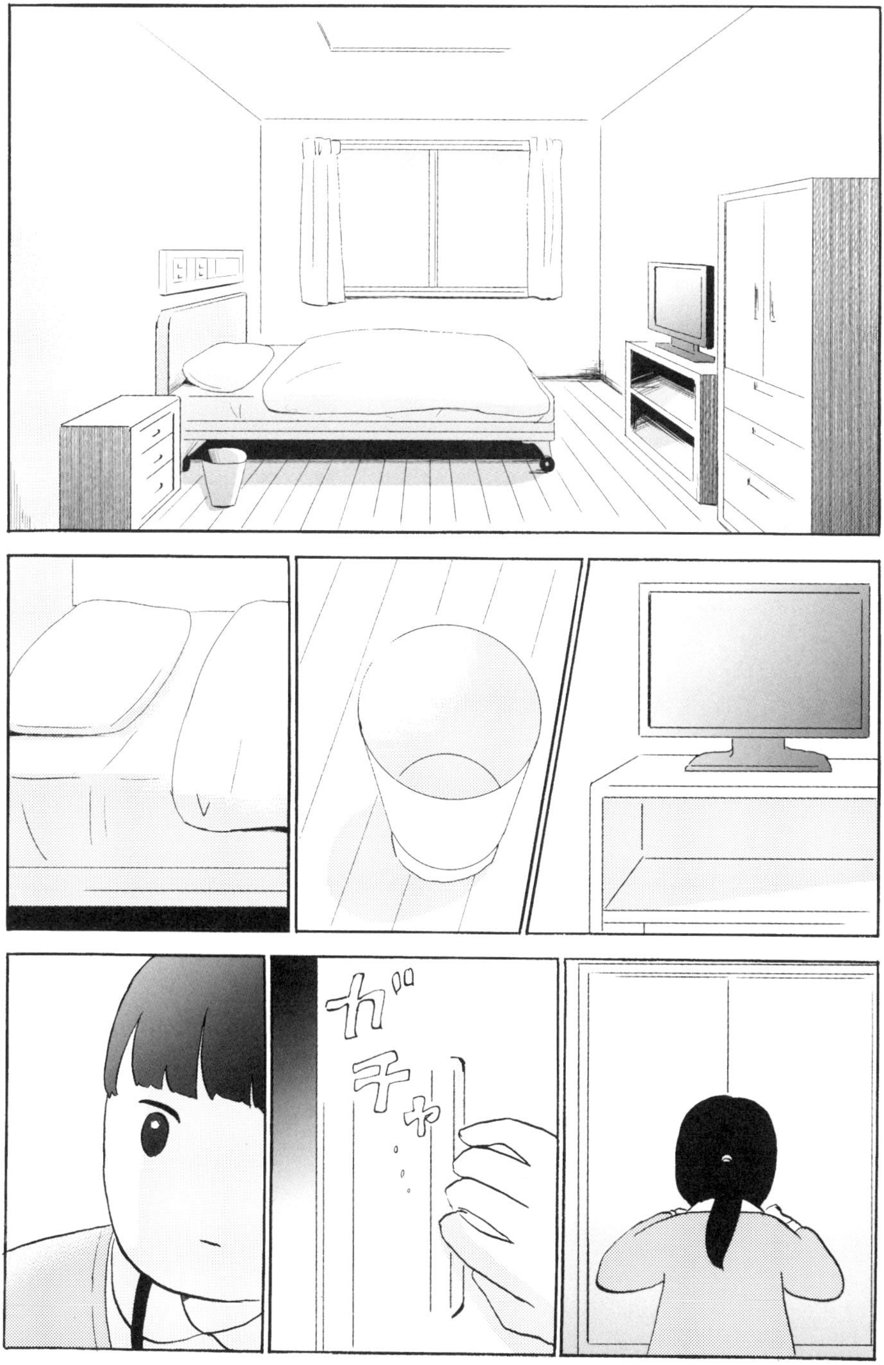
ガチャ

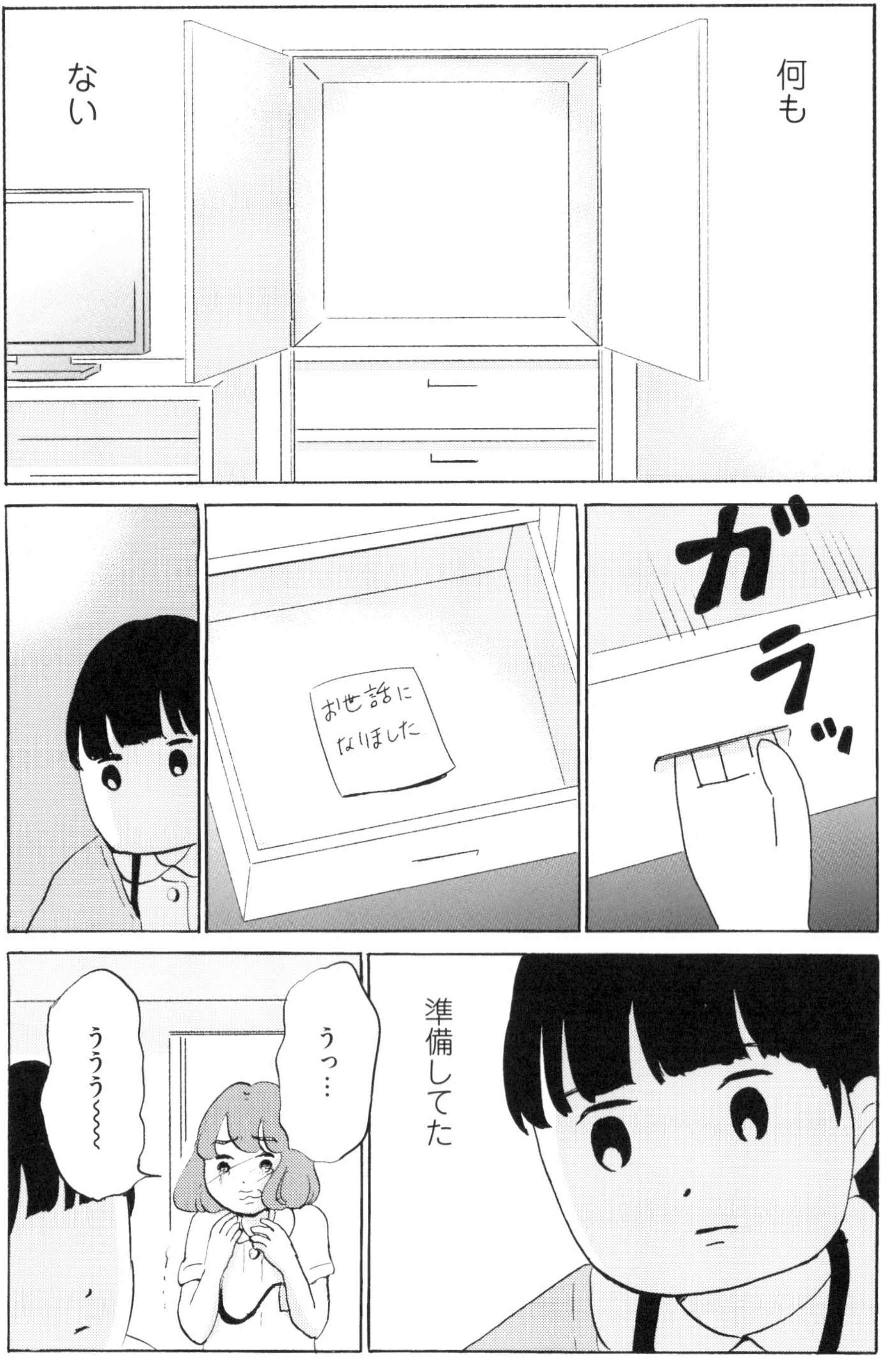
何も
ない
ガラッ
お世話になりました
準備してた
うっ…
ううう〜〜〜

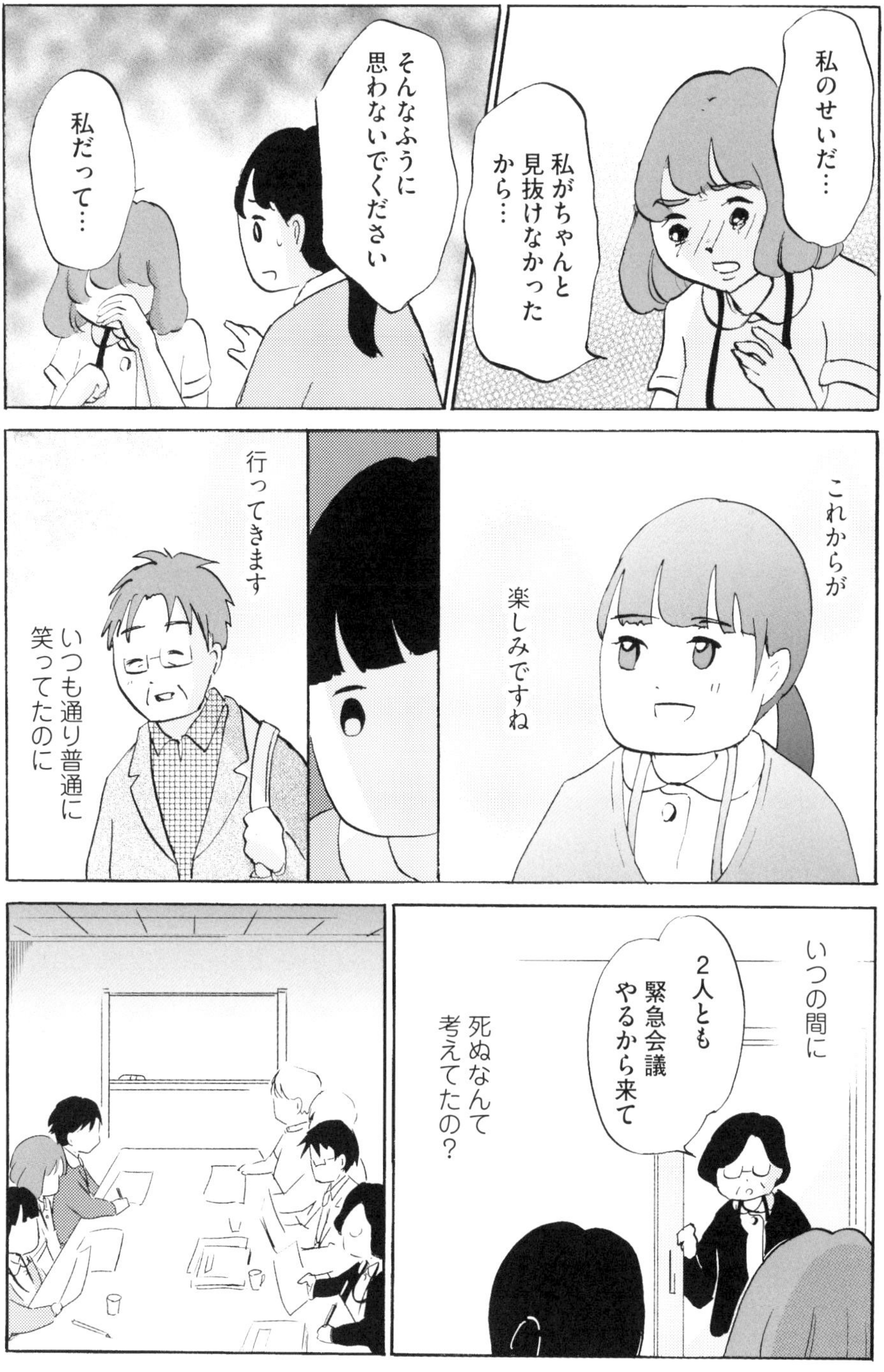
私のせいだ…
私がちゃんと見抜けなかったから…
そんなふうに思わないでください
私だって…
これからが
楽しみですね
行ってきます
いつも通り普通に笑ってたのに
いつの間に
2人とも緊急会議やるから来て
死ぬなんて考えてたの？

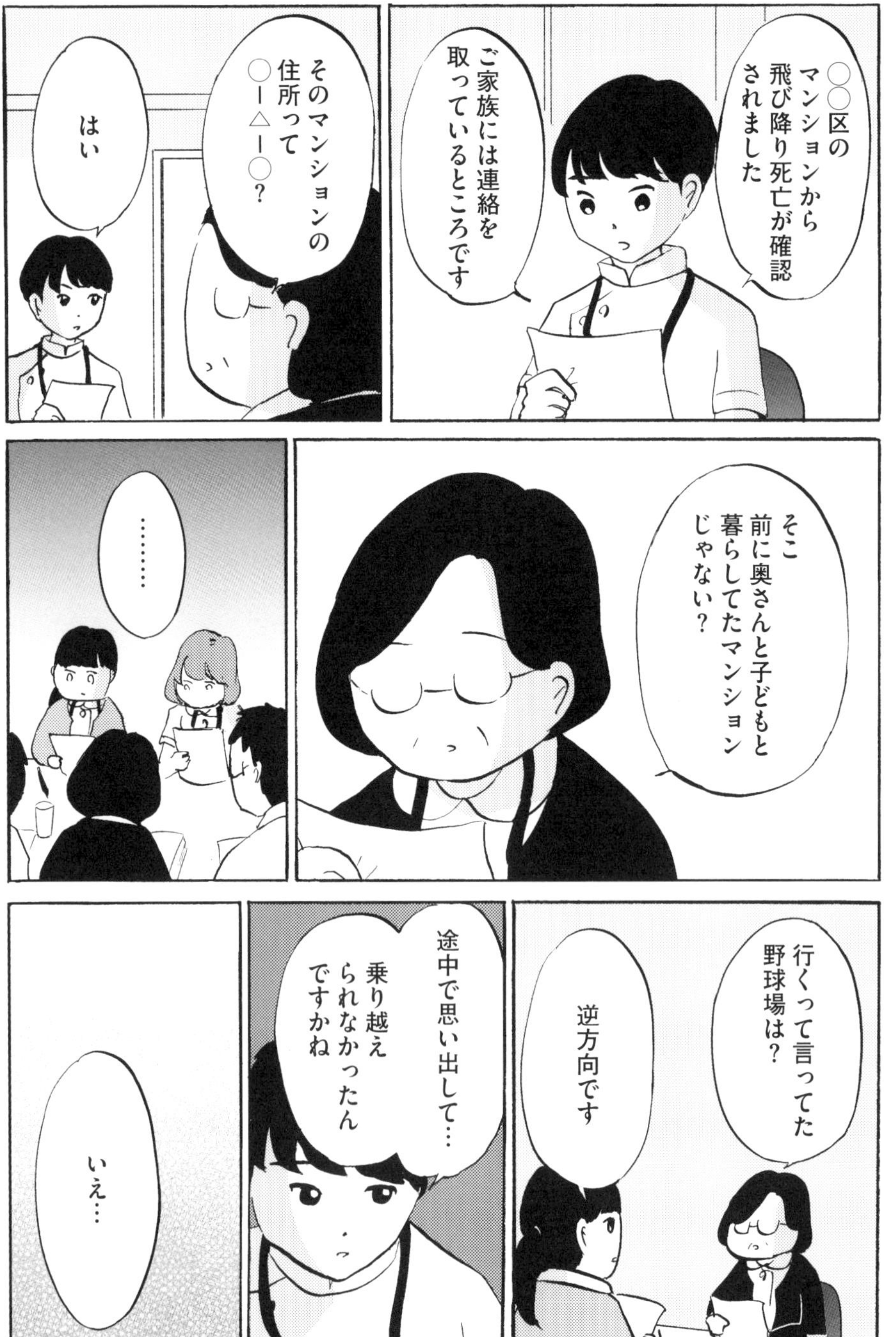
○○区のマンションから飛び降り死亡が確認されました
ご家族には連絡を取っているところです
そのマンションの住所って○ー△ー○？
はい
そこ前に奥さんと子どもと暮らしてたマンションじゃない？
………
行くって言ってた野球場は？
逆方向です
途中で思い出して…
乗り越えられなかったんですかね
いえ…

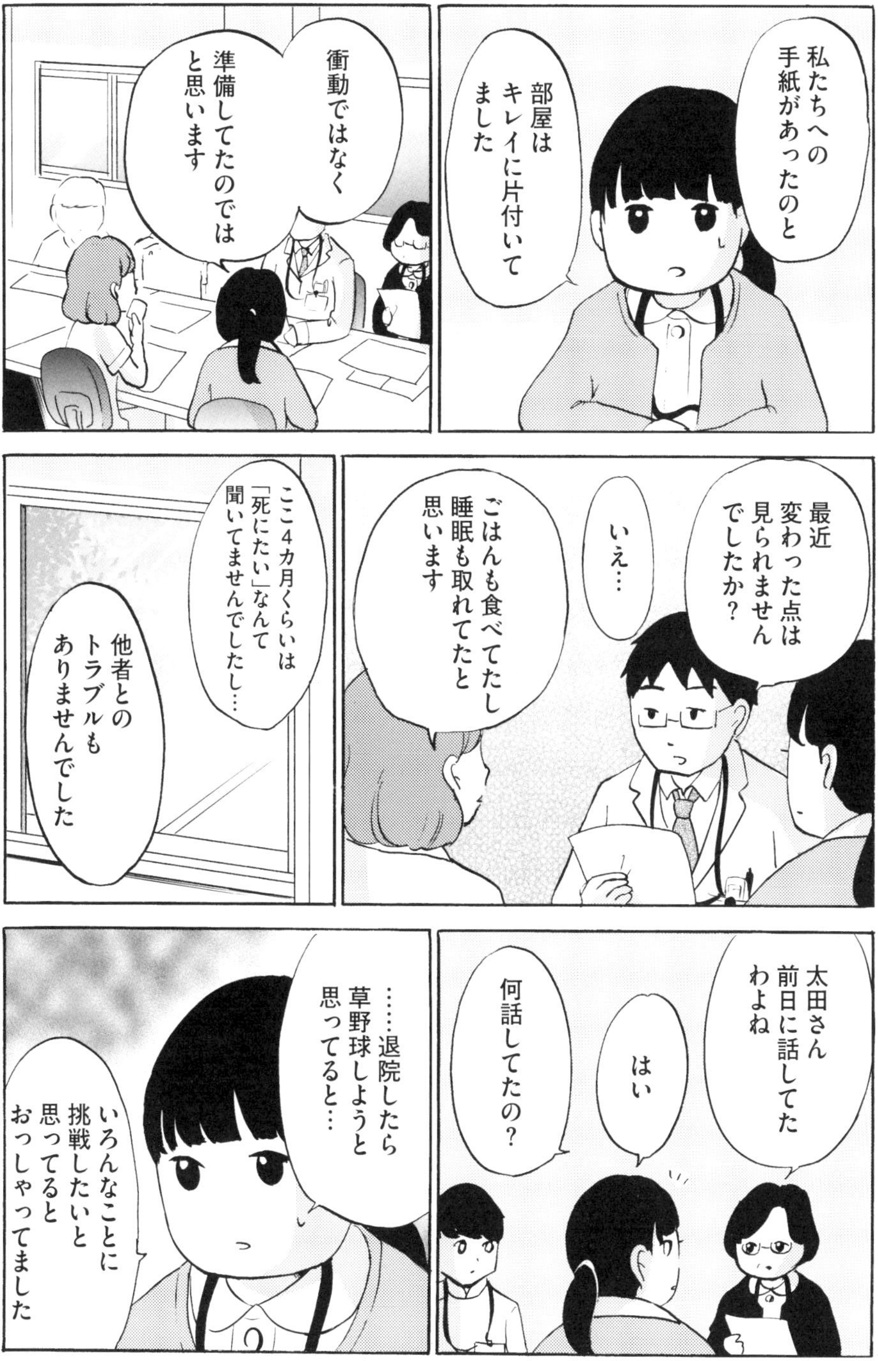
私たちへの手紙があったのと
部屋はキレイに片付いてました
衝動ではなく準備してたのではと思います
最近変わった点は見られませんでしたか?
いえ…
ごはんも食べてたし睡眠も取れてたと思います
ここ4カ月くらいは「死にたい」なんて聞いてませんでしたし…
他者とのトラブルもありませんでした
太田さん前日に話してたわよね
はい
何話してたの?
……退院したら草野球しようと思ってると…
いろんなことに挑戦したいと思ってるとおっしゃってました

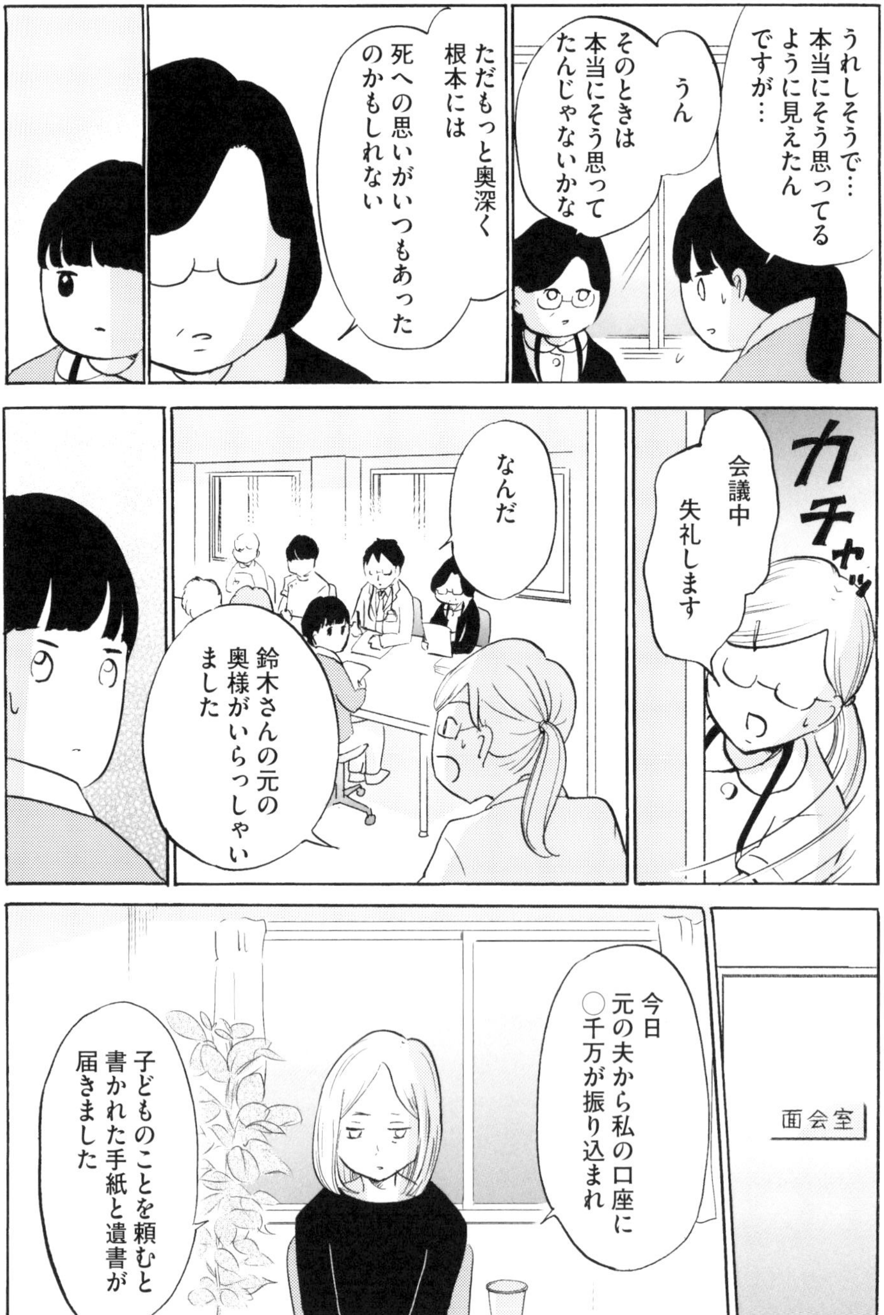
うれしそうで…本当にそう思ってるように見えたんですが…
うん
そのときは本当にそう思ってたんじゃないかな
ただもっと奥深く根本には死への思いがいつもあったのかもしれない
カチャッ
会議中失礼します
なんだ
鈴木さんの元の奥様がいらっしゃいました
面会室
今日元の夫から私の口座に○千万が振り込まれ
子どものことを頼むと書かれた手紙と遺書が届きました

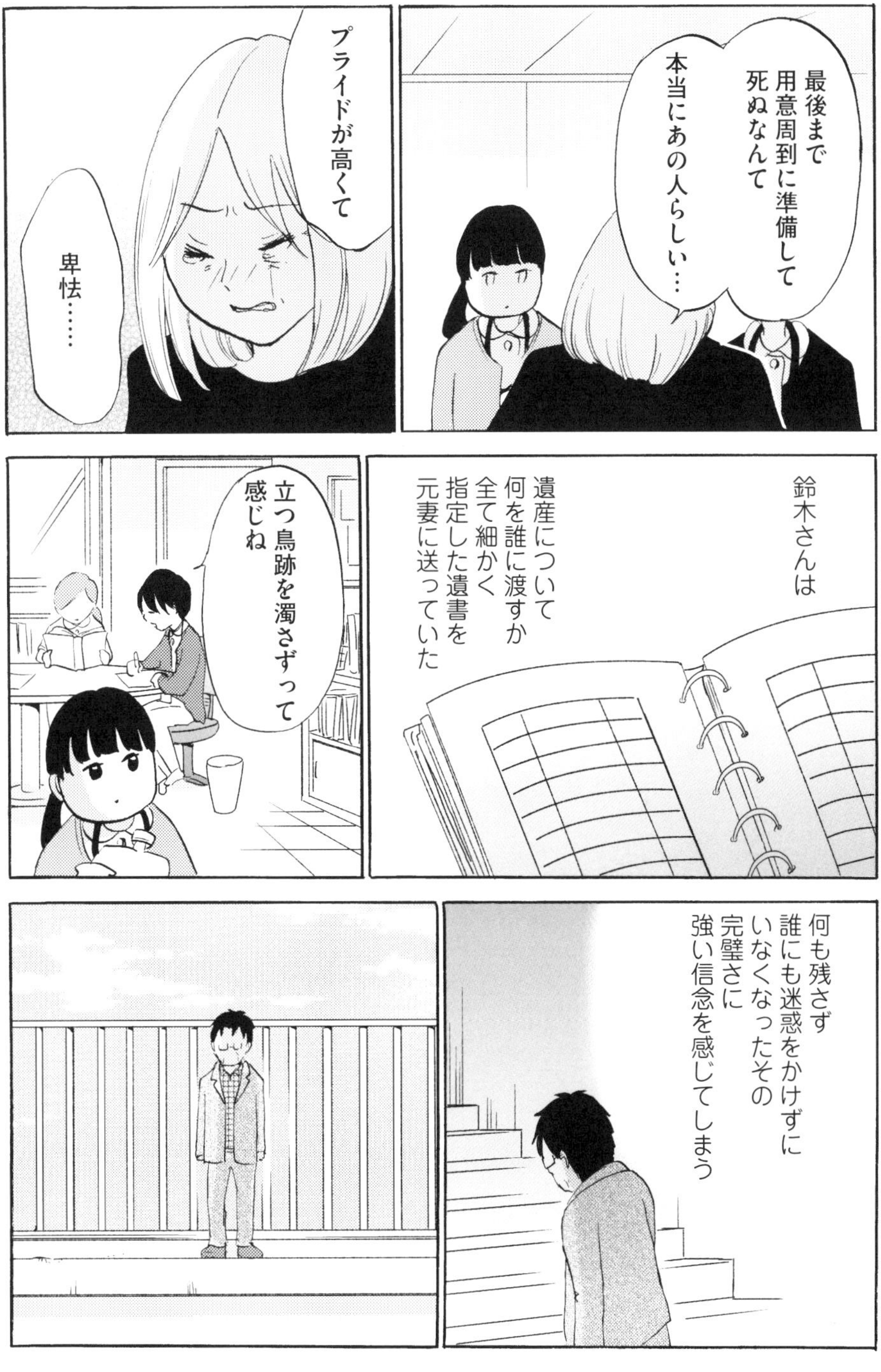

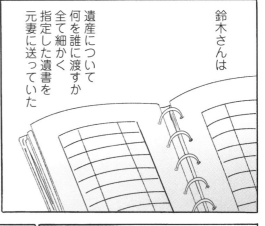

最後まで用意周到に準備して死ぬなんて
本当にあの人らしい…
プライドが高くて
卑怯……
鈴木さんは
遺産について何を誰に渡すか全て細かく指定した遺書を元妻に送っていた
立つ鳥跡を濁さずって感じね
何も残さず誰にも迷惑をかけずにいなくなったその完璧さに強い信念を感じてしまう

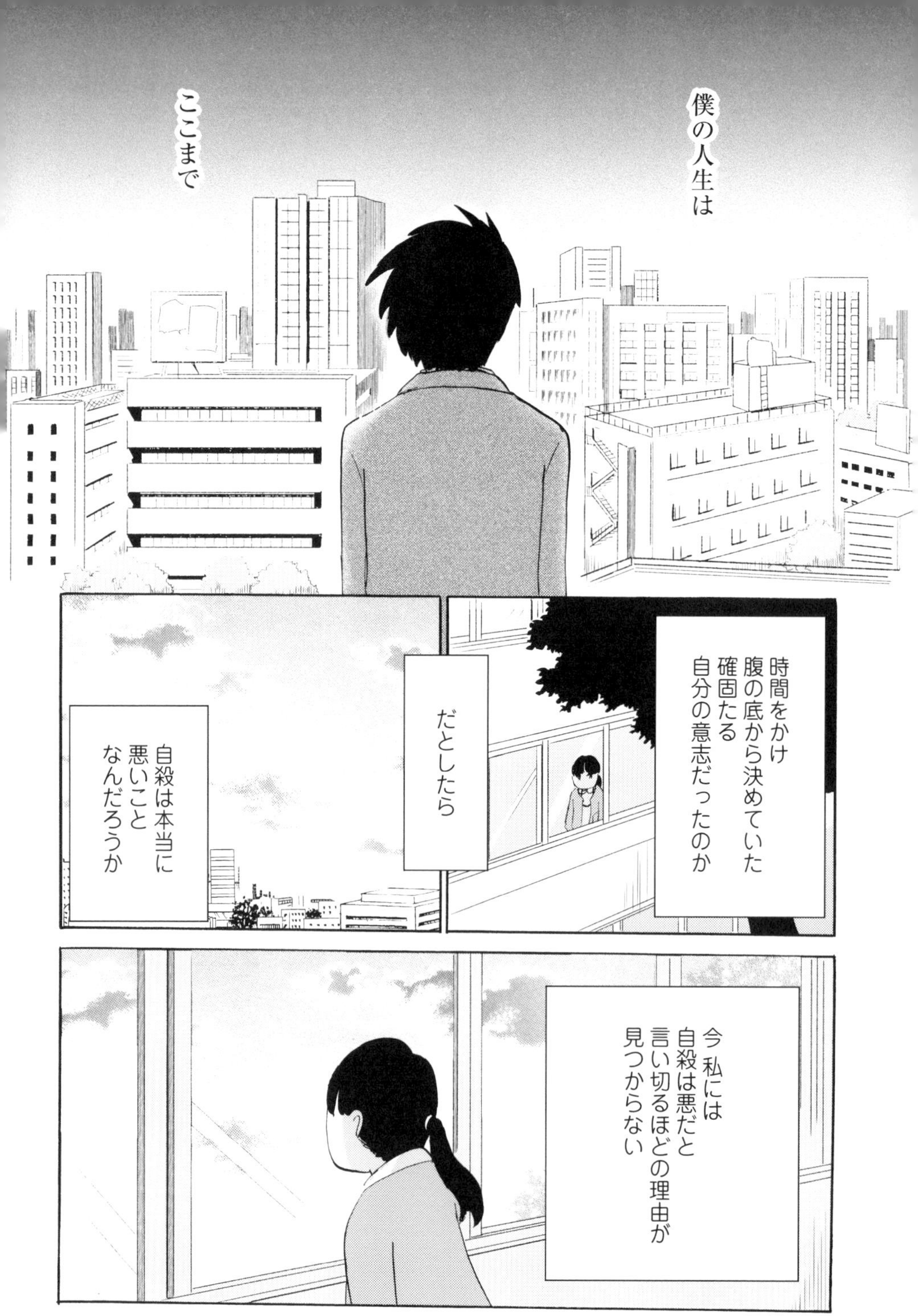
僕の人生は
ここまで
時間をかけ
腹の底から決めていた
確固たる
自分の意志だったのか
だとしたら
自殺は本当に
悪いことなんだろうか
今私には
自殺は悪だと
言い切るほどの理由が
見つからない

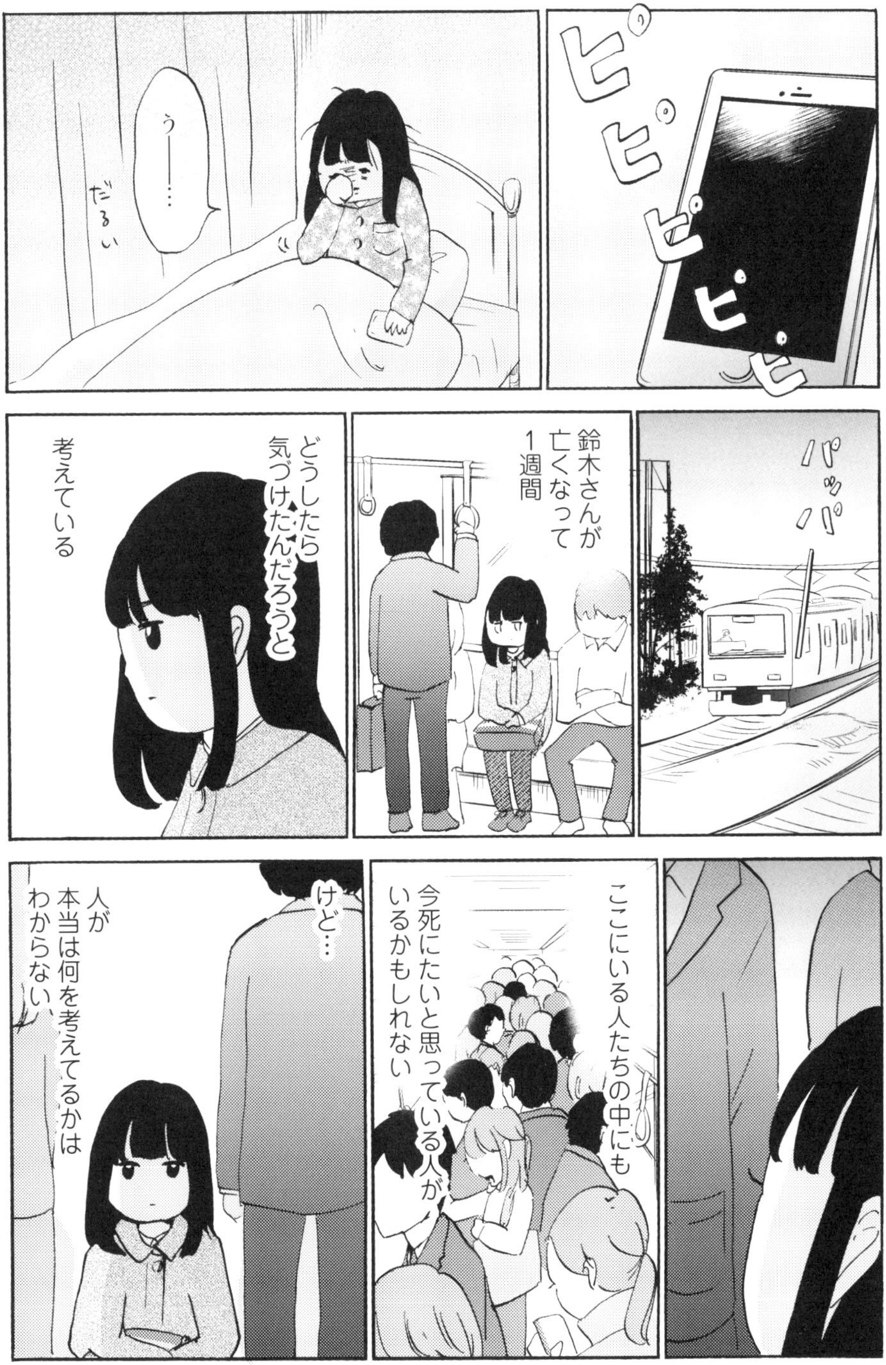
ピピピピピ
う――……
だるい
パッパ
鈴木さんが亡くなって1週間
どうしたら気づけたんだろうと
考えている
ここにいる人たちの中にも
今死にたいと思っている人が
いるかもしれない
けど……
人が
本当は何を考えてるかは
わからない

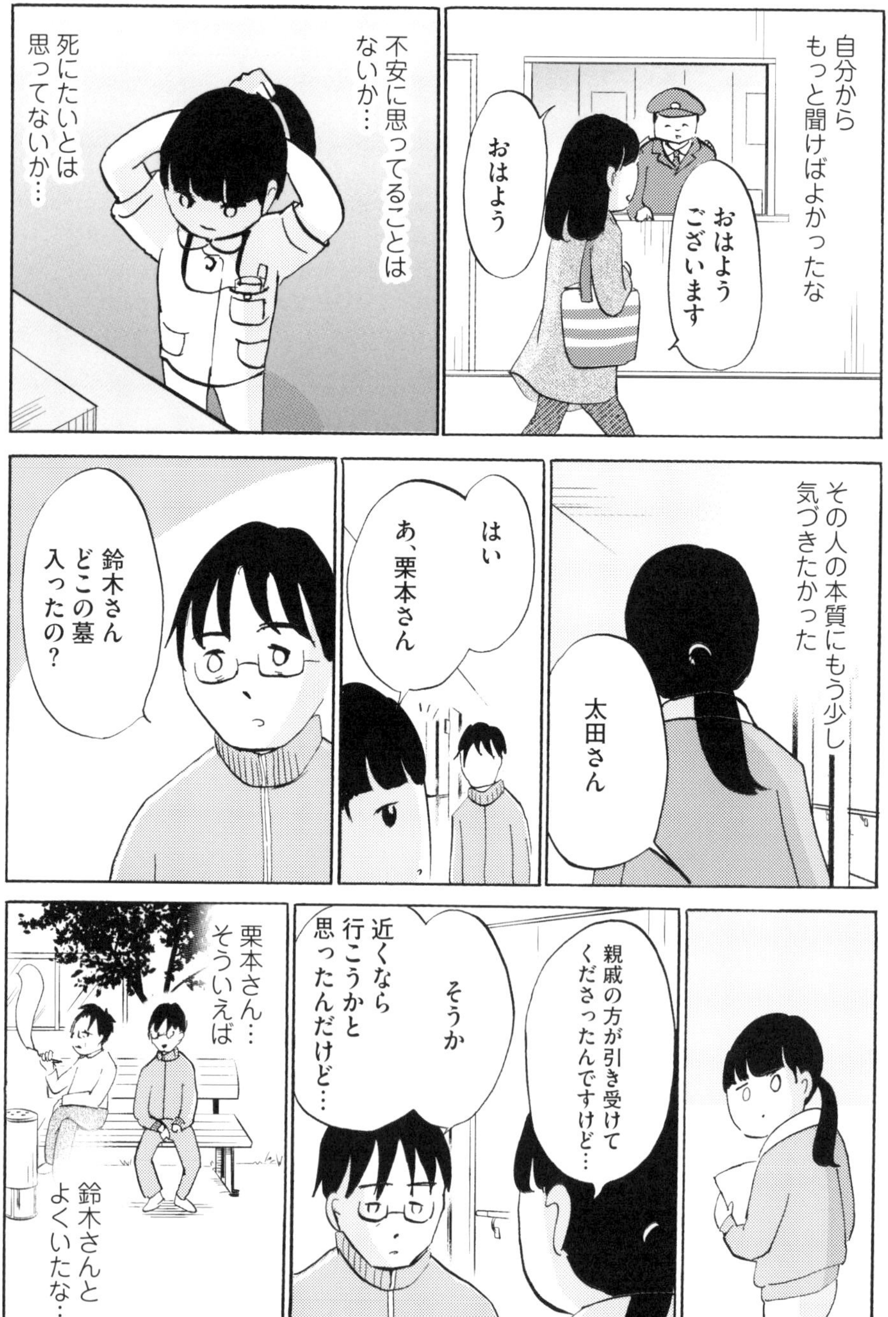

自分から
もっと聞けばよかったな
おはよう
ございます
おはよう
不安に思ってることは
ないか…
死にたいとは
思ってないか…
その人の本質にもう少し
気づきたかった
太田さん
はい
あ、栗本さん
鈴木さん
どこの墓
入ったの？
親戚の方が引き受けて
くださったんですけど…
そうか
近くなら
行こうかと
思ったんだけど…
栗本さん…
そういえば
鈴木さんと
よくいたな…

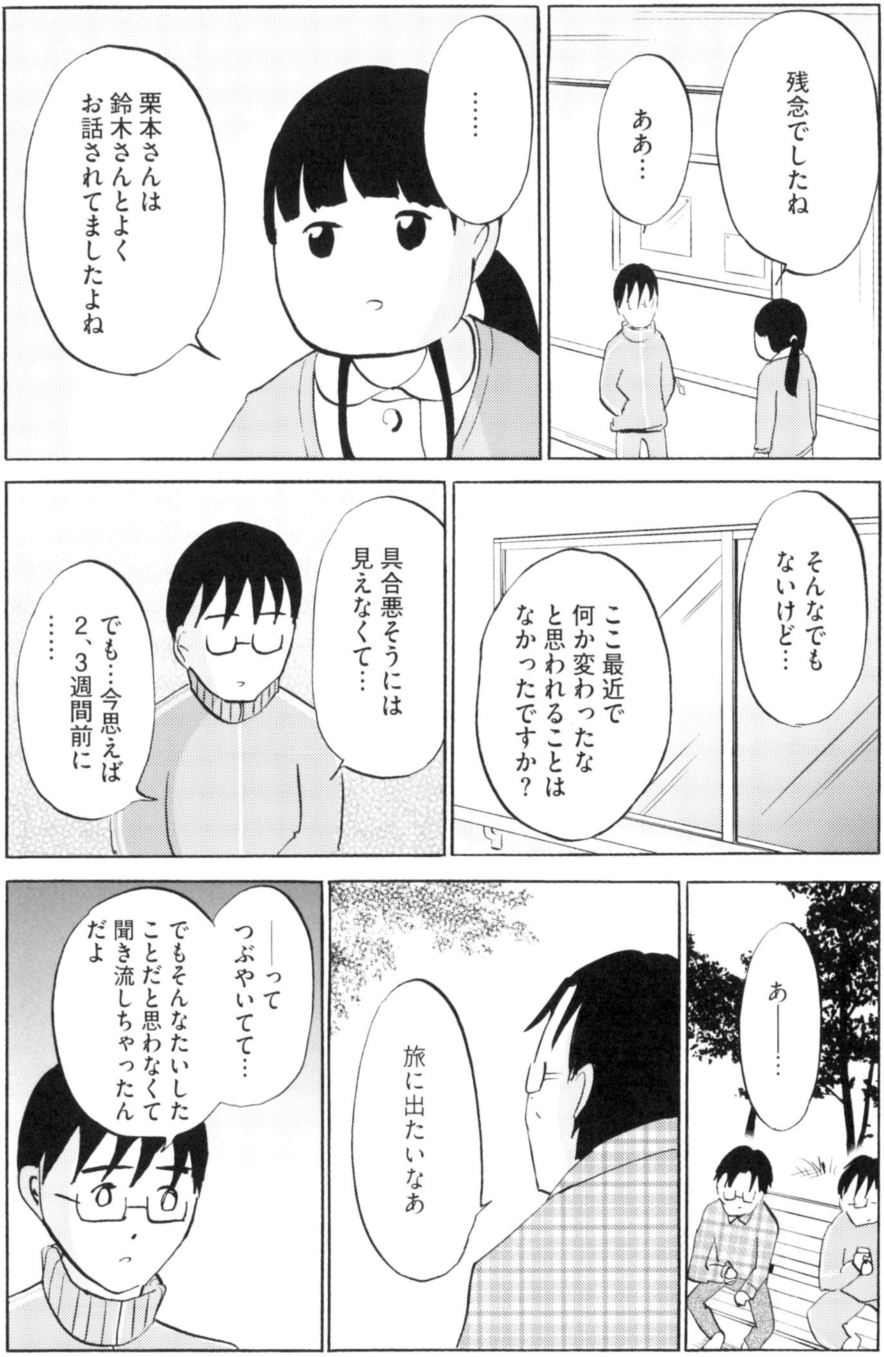
残念でしたね
ああ…
……
栗本さんは鈴木さんとよくお話されてましたよね
そんなでもないけど…
ここ最近で何か変わったなと思われることはなかったですか？
具合悪そうには見えなくて…
でも…今思えば2、3週間前に……
あ——……
旅に出たいなぁ
——ってつぶやいてて…
でもそんなたいしたことだと思わなくて聞き流しちゃったんだよ

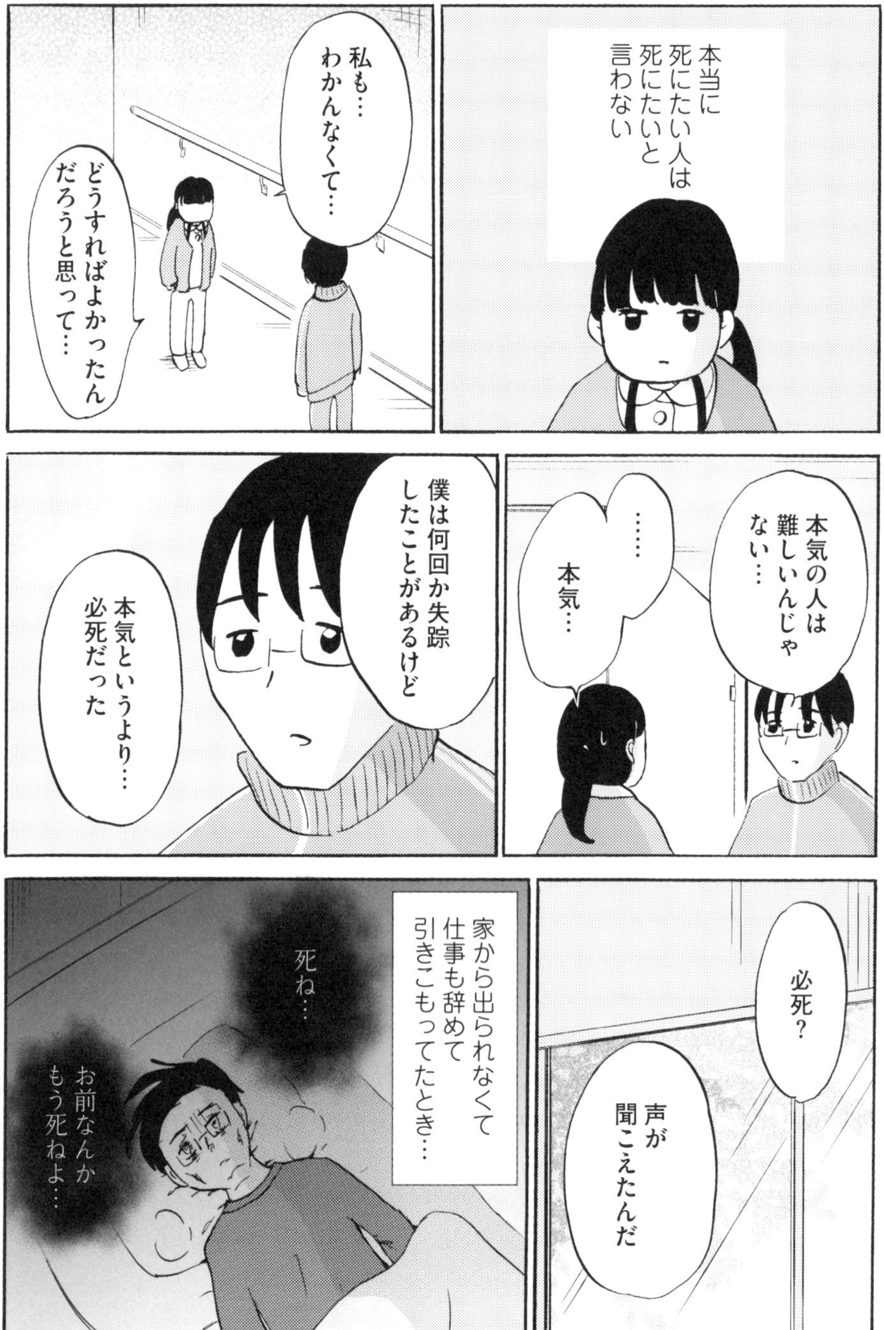
本当に死にたい人は死にたいと言わない
私も…わかんなくて…
どうすればよかったんだろうと思って…
本気の人は難しいんじゃない…
……
本気…
僕は何回か失踪したことがあるけど
本気というより…必死だった
必死？
声が聞こえたんだ
家から出られなくて仕事も辞めて引きこもってたとき…
死ね…
お前なんかもう死ねよ…

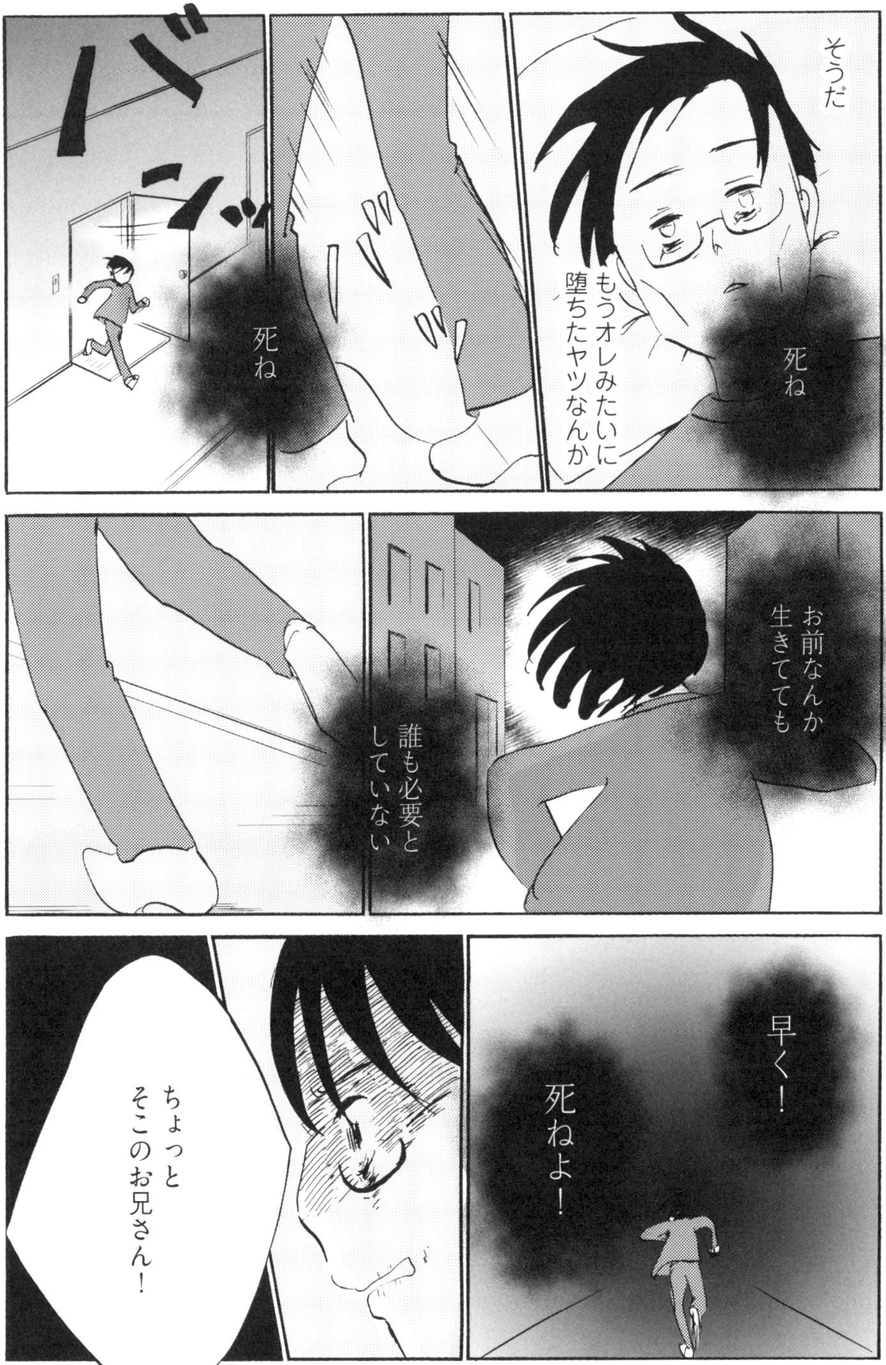
そうだ
もうオレみたいに堕ちたヤツなんか
死ね
バーッ
死ね
お前なんか生きてても
誰も必要としていない
早く！
死ねよ！
ちょっとそこのお兄さん！

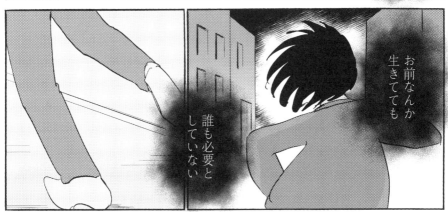

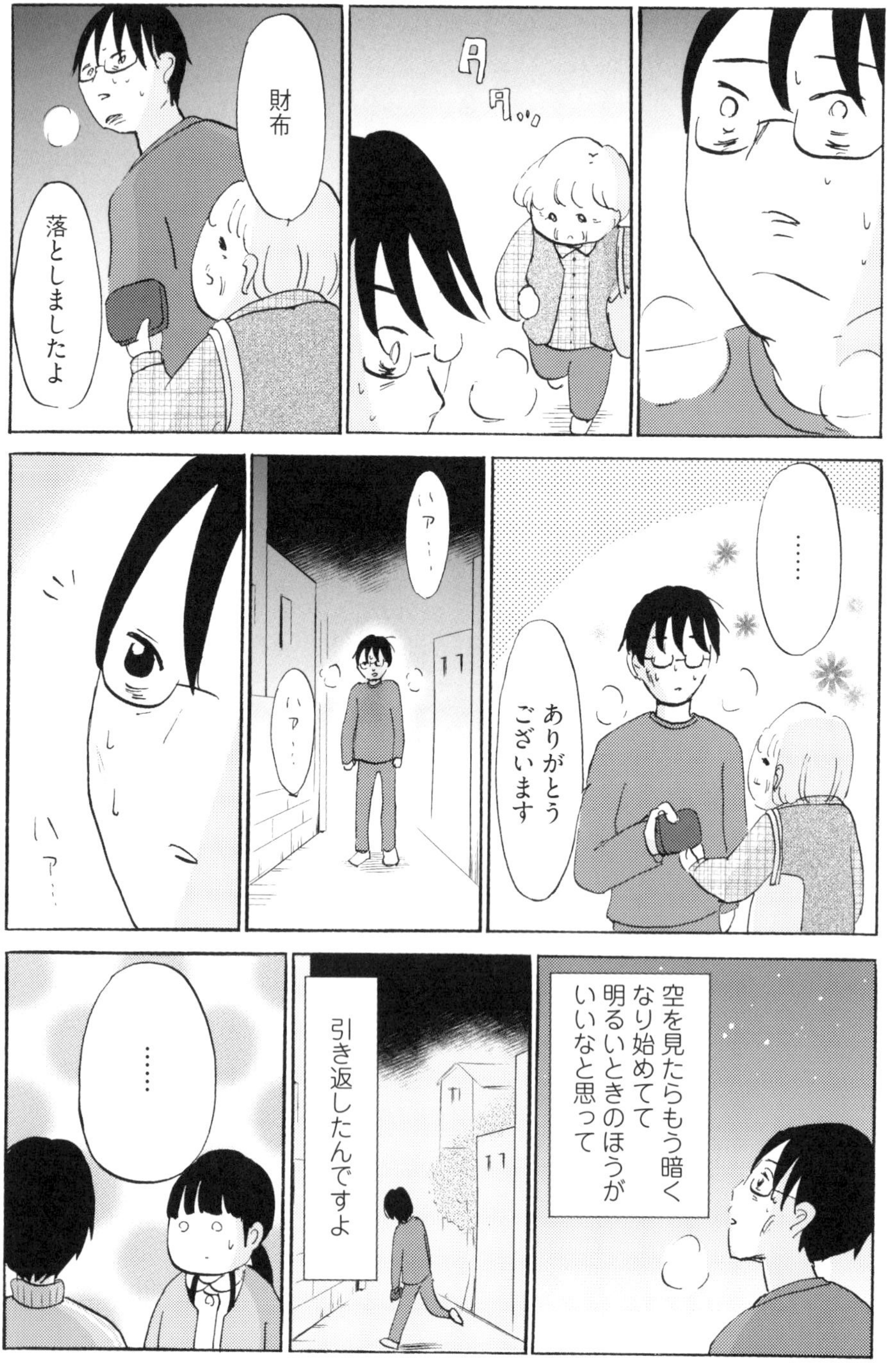
タ
タ…
財布
落としましたよ
……
ありがとうございます
ハァ…
ハァ…
ハァ…
空を見たらもう暗くなり始めてて明るいときのほうがいいなと思って
引き返したんですよ
……

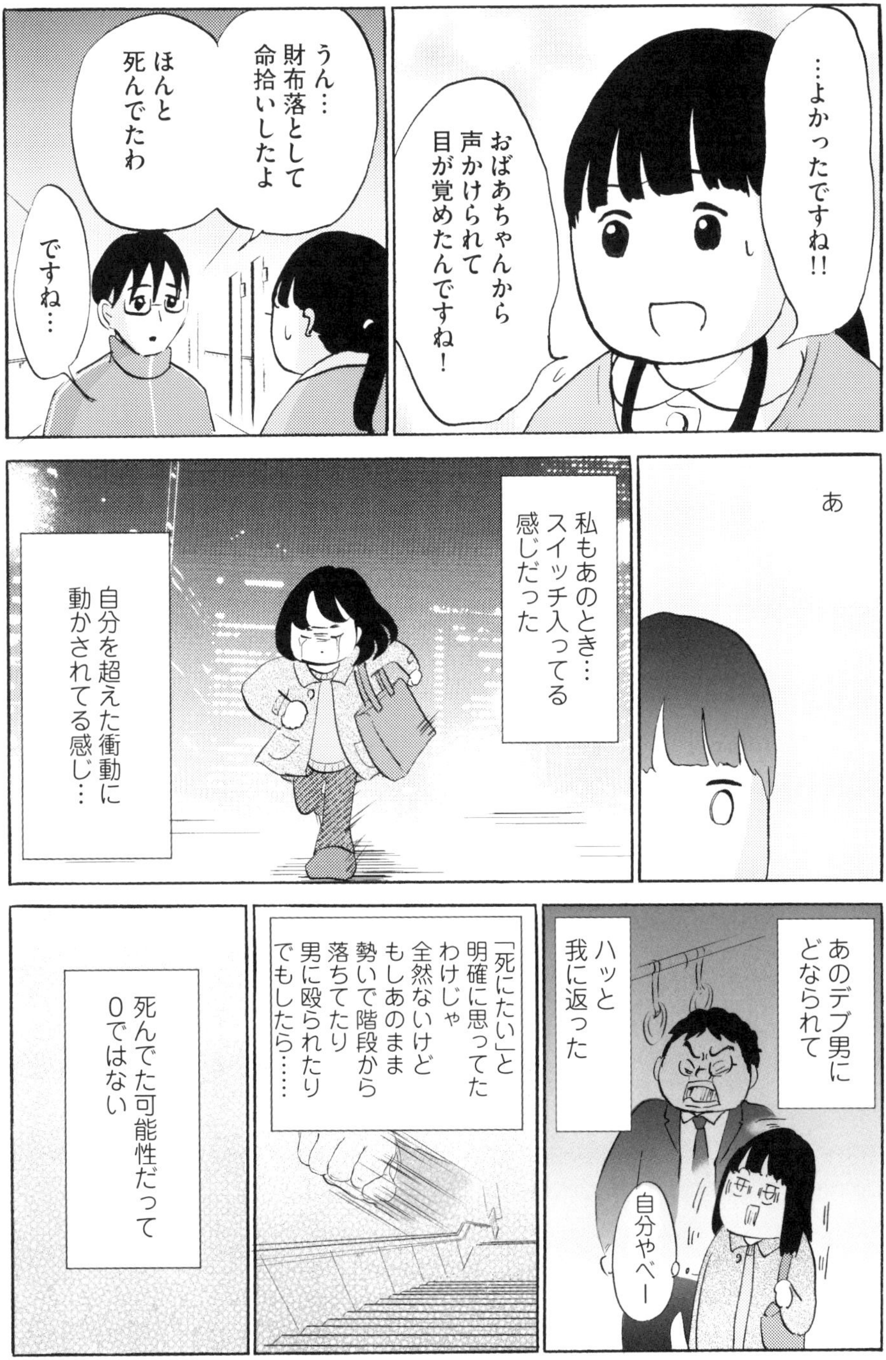
…よかったですね!!
おばあちゃんから声かけられて目が覚めたんですね!
うん… 財布落として命拾いしたよ
ほんと死んでたわ
ですね…
あ
私もあのとき…スイッチ入ってる感じだった
自分を超えた衝動に動かされてる感じ…
あのデブ男にどなられて
ハッと我に返った
自分やべー
「死にたい」と明確に思ってたわけじゃ全然ないけどもしあのまま勢いで階段から落ちてたり男に殴られたりでもしたら……
死んでた可能性だって0ではない

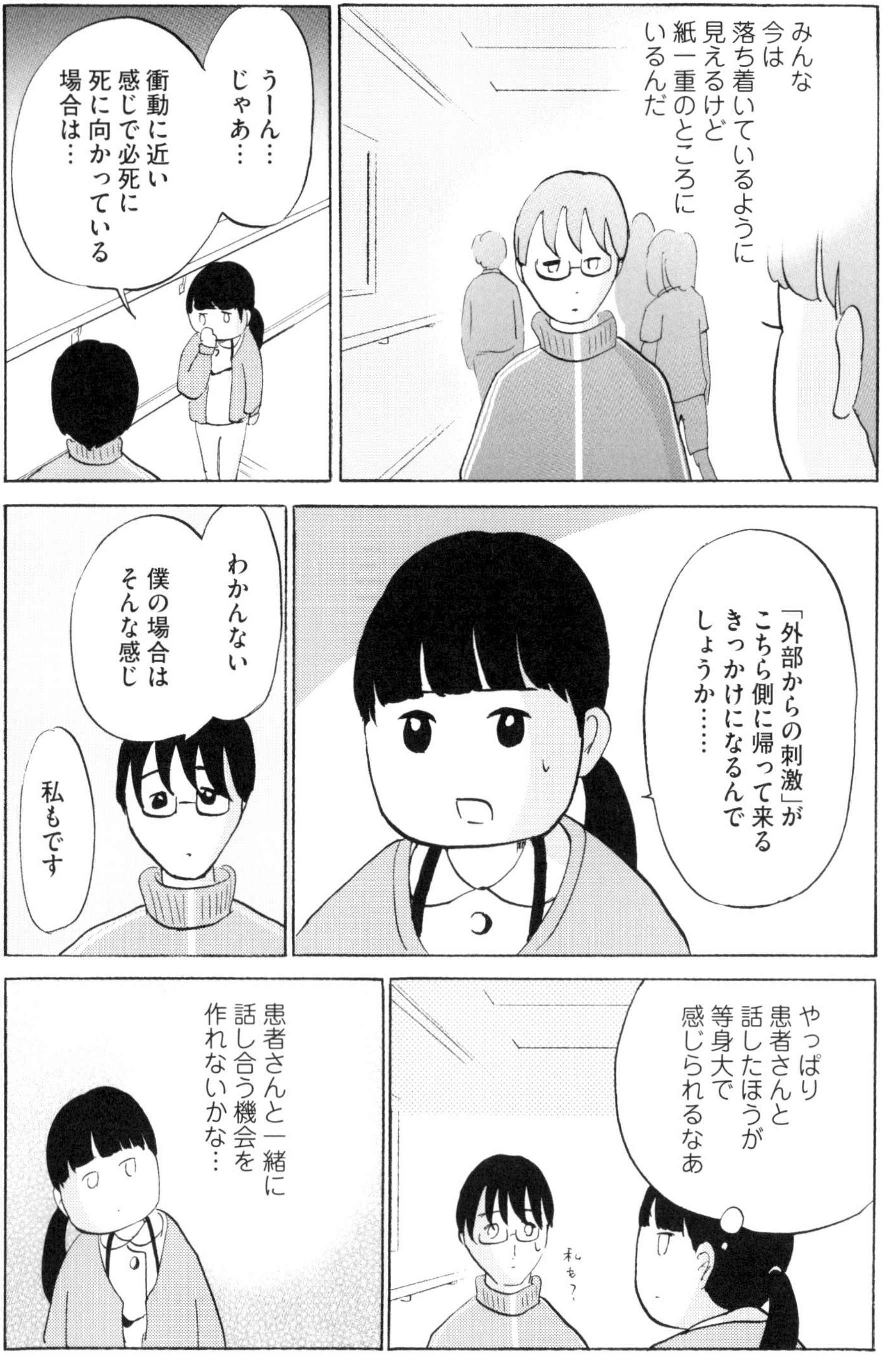
みんな
今は
落ち着いているように
見えるけど
紙一重のところに
いるんだ
うーん…
じゃあ…
衝動に近い
感じで必死に
死に向かっている
場合は…
「外部からの刺激」が
こちら側に帰って来る
きっかけになるんで
しょうか……
わかんない
僕の場合は
そんな感じ
私もです
やっぱり
患者さんと
話したほうが
等身大で
感じられるなあ
私も？
患者さんと一緒に
話し合う機会を
作れないかな…

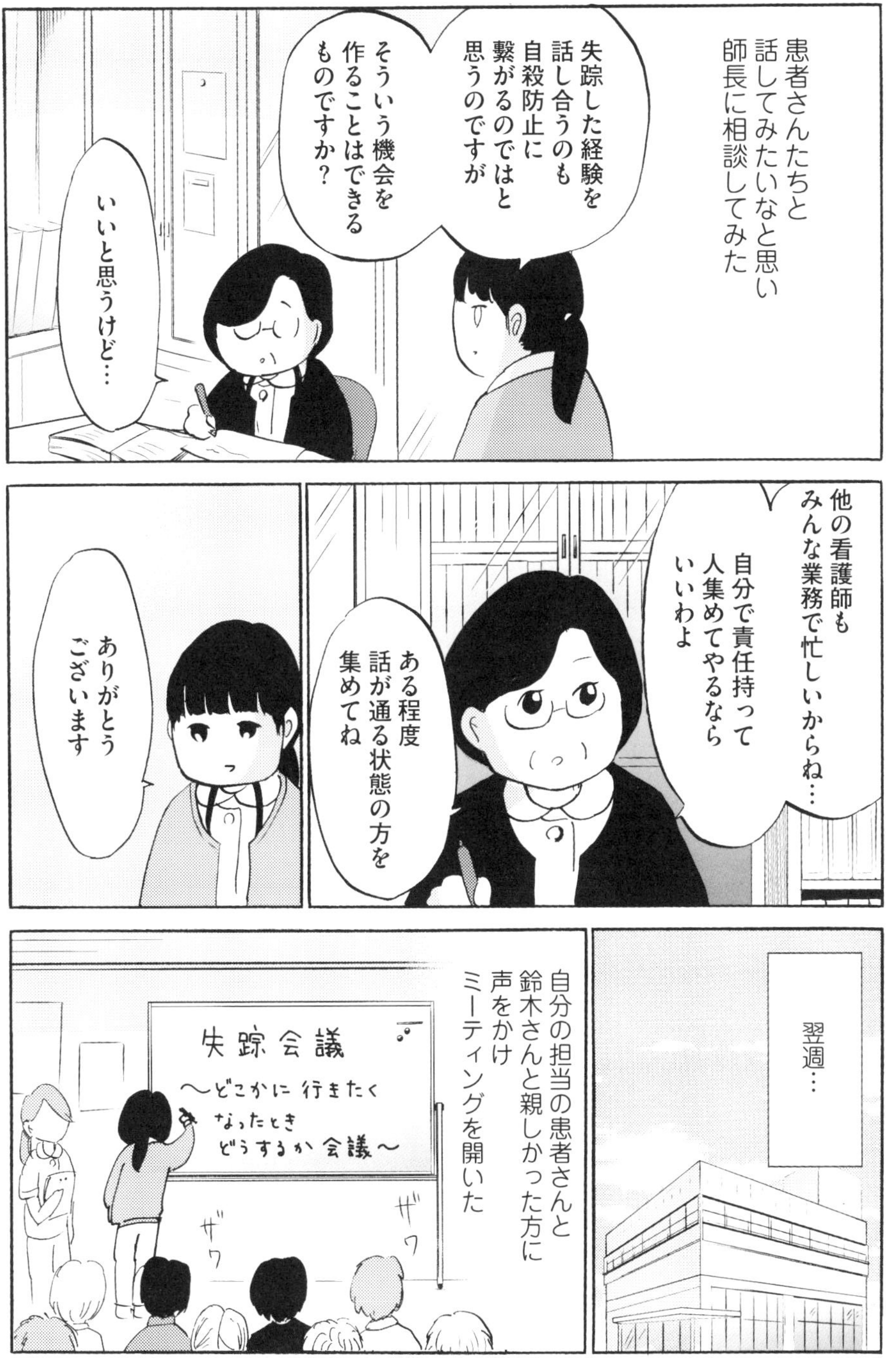
患者さんたちと話してみたいなと思い師長に相談してみた
失踪した経験を話し合うのも自殺防止に繋がるのではと思うのですが
そういう機会を作ることはできるものですか？
いいと思うけど…
他の看護師もみんな業務で忙しいからね…
自分で責任持って人集めてやるならいいわよ
ある程度話が通る状態の方を集めてね
ありがとうございます
翌週…
自分の担当の患者さんと鈴木さんと親しかった方に声をかけミーティングを開いた
失踪会議
〜どこかに行きたくなったときどうするか会議〜
ザワ
ザワ

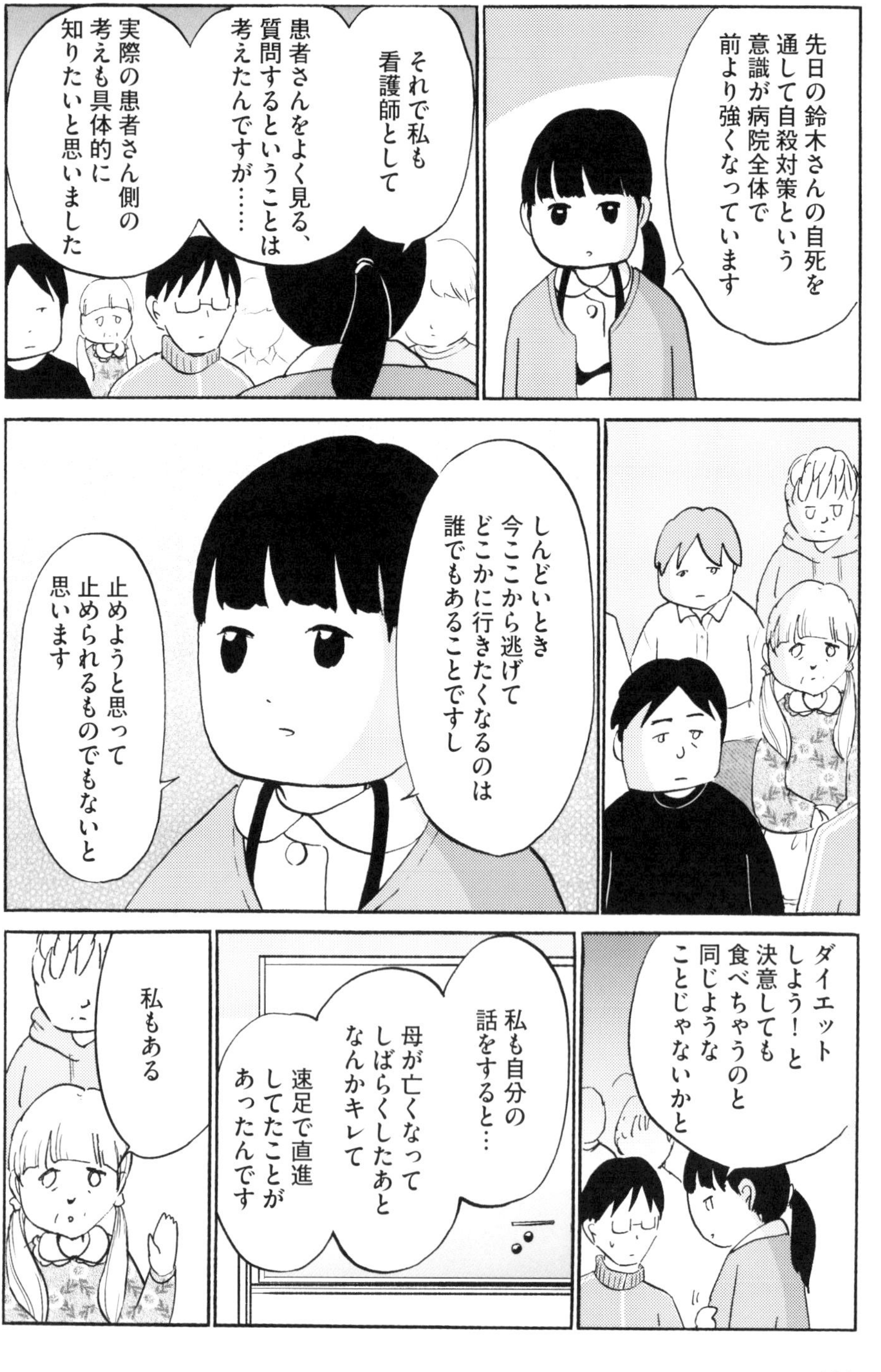
先日の鈴木さんの自死を通して自殺対策という意識が病院全体で前より強くなっています
それで私も看護師として患者さんをよく見る、質問するということは考えたんですが……
実際の患者さん側の考えも具体的に知りたいと思いました
しんどいとき今ここから逃げてどこかに行きたくなるのは誰でもあることですし
止めようと思って止められるものでもないと思います
ダイエットしよう！と決意しても食べちゃうのと同じようなことじゃないかと
私も自分の話をすると…
母が亡くなってしばらくしたあとなんかキレて速足で直進してたことがあったんです
私もある

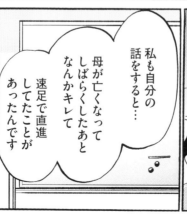

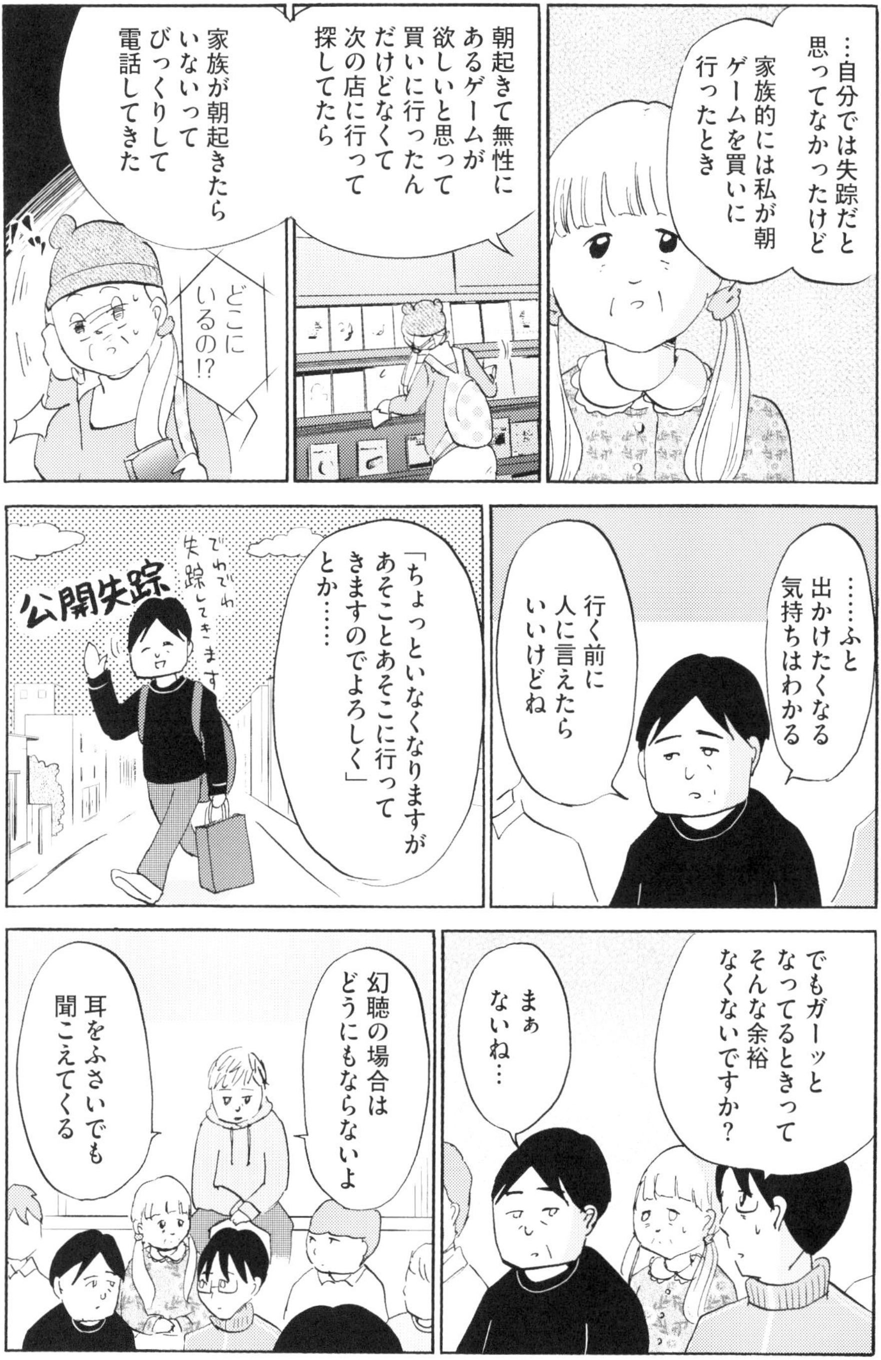

…自分では失踪だと思ってなかったけど
家族的には私が朝ゲームを買いに行ったとき
朝起きて無性にあるゲームが欲しいと思って買いに行ったんだけどなくて次の店に行って探してたら
家族が朝起きたらいないってびっくりして電話してきた
どこにいるの!?
……ふと出かけたくなる気持ちはわかる
行く前に人に言えたらいいけどね
「ちょっといなくなりますがあそことあそこに行ってきますのでよろしく」とか……
公開失踪
でわでわ失踪してきます
でもガーッとなってるときってそんな余裕なくないですか?
まぁないね…
幻聴の場合はどうにもならないよ
耳をふさいでも聞こえてくる

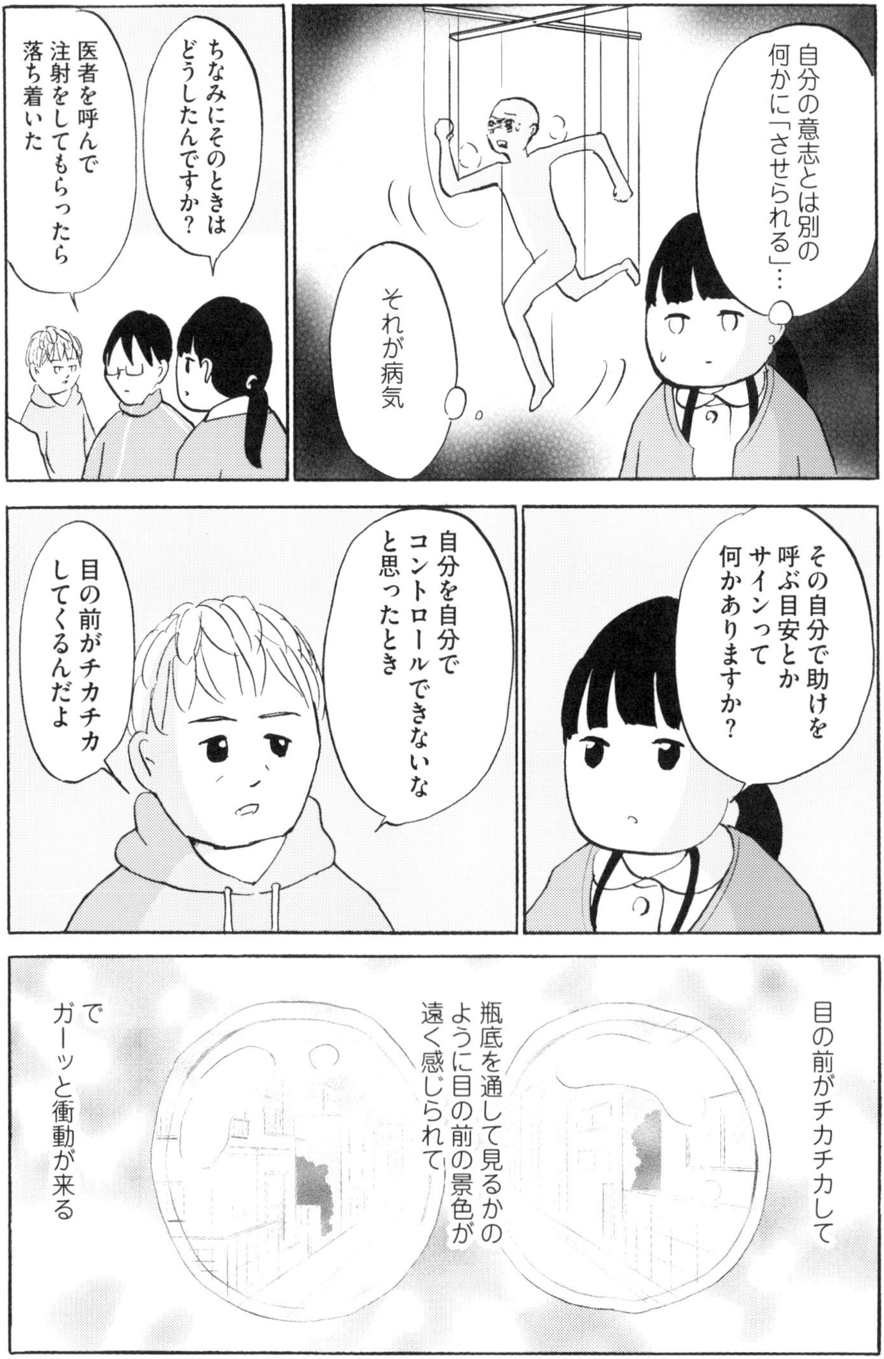

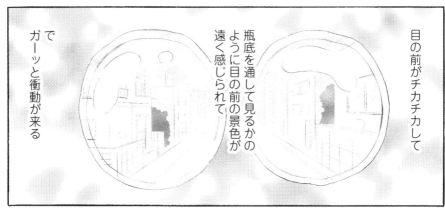

自分の意志とは別の何かに「させられる」…
それが病気
ちなみにそのときはどうしたんですか？
医者を呼んで注射をしてもらったら落ち着いた
その自分で助けを呼ぶ目安とかサインって何かありますか？
自分を自分でコントロールできないなと思ったとき
目の前がチカチカしてくるんだよ
目の前がチカチカして
瓶底を通して見るかのように目の前の景色が遠く感じられて
でガーッと衝動が来る

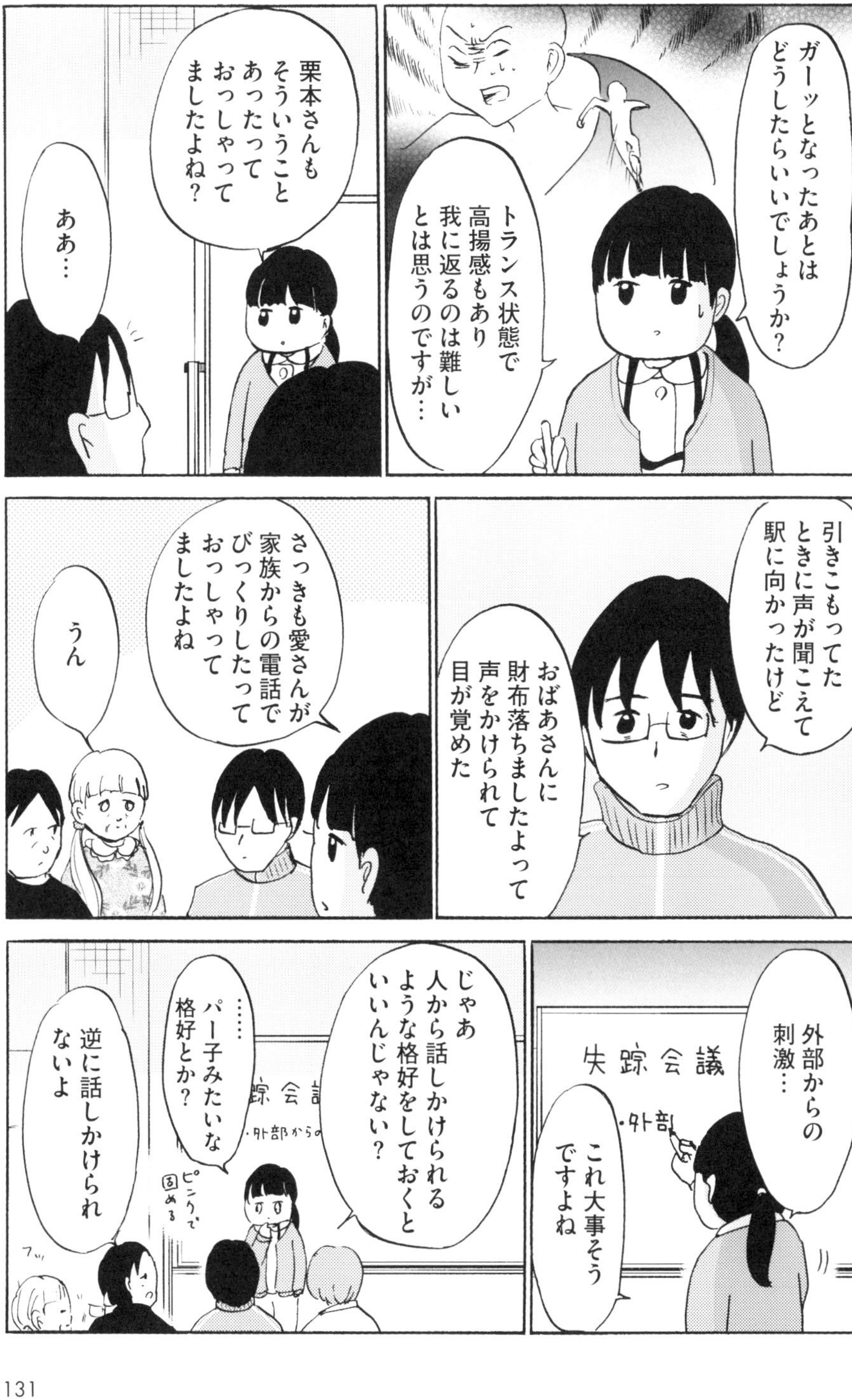
ガーッとなったあとはどうしたらいいでしょうか？
トランス状態で高揚感もあり我に返るのは難しいとは思うのですが…
栗本さんもそういうことあったっておっしゃってましたよね？
ああ…
引きこもってたときに声が聞こえて駅に向かったけど
おばあさんに財布落ちましたよって声をかけられて目が覚めた
さっきも愛さんが家族からの電話でびっくりしたっておっしゃってましたよね
うん
外部からの刺激…
失踪会議
・外部
これ大事そうですよね
じゃあ人から話しかけられるような格好をしておくといいんじゃない？
……パー子みたいな格好とか？
・外部からの
ピンクで固める
逆に話しかけられないよ
フッ

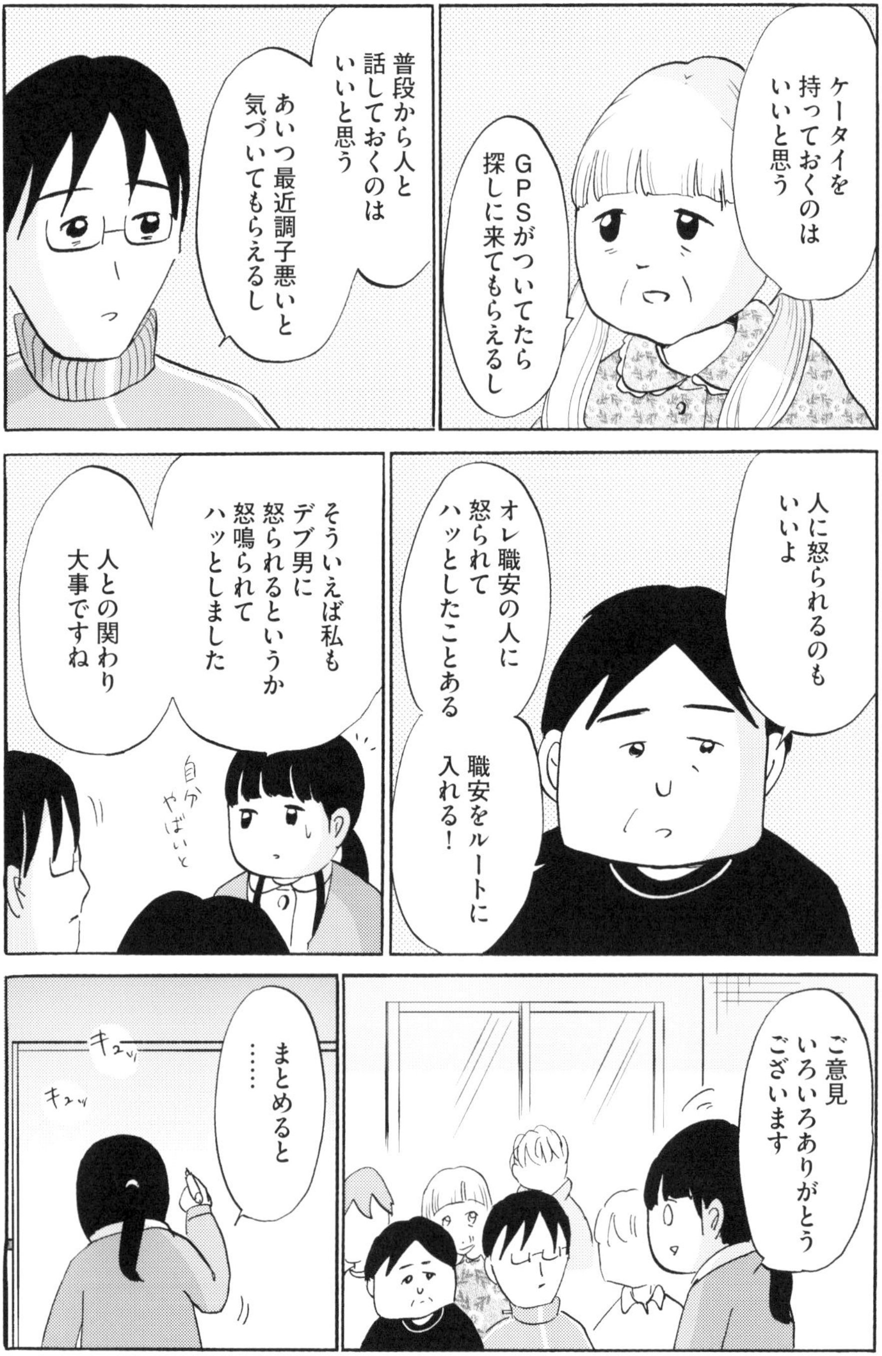
ケータイを持っておくのはいいと思う
GPSがついてたら探しに来てもらえるし
普段から人と話しておくのはいいと思う
あいつ最近調子悪いと気づいてもらえるし
人に怒られるのもいいよ
オレ職安の人に怒られてハッとしたことある
職安をルートに入れる！
そういえば私もデブ男に怒られるというか怒鳴られてハッとしました
人との関わり大事ですね
自分やばいと
ご意見いろいろありがとうございます
まとめると……
キュッ
キュッ

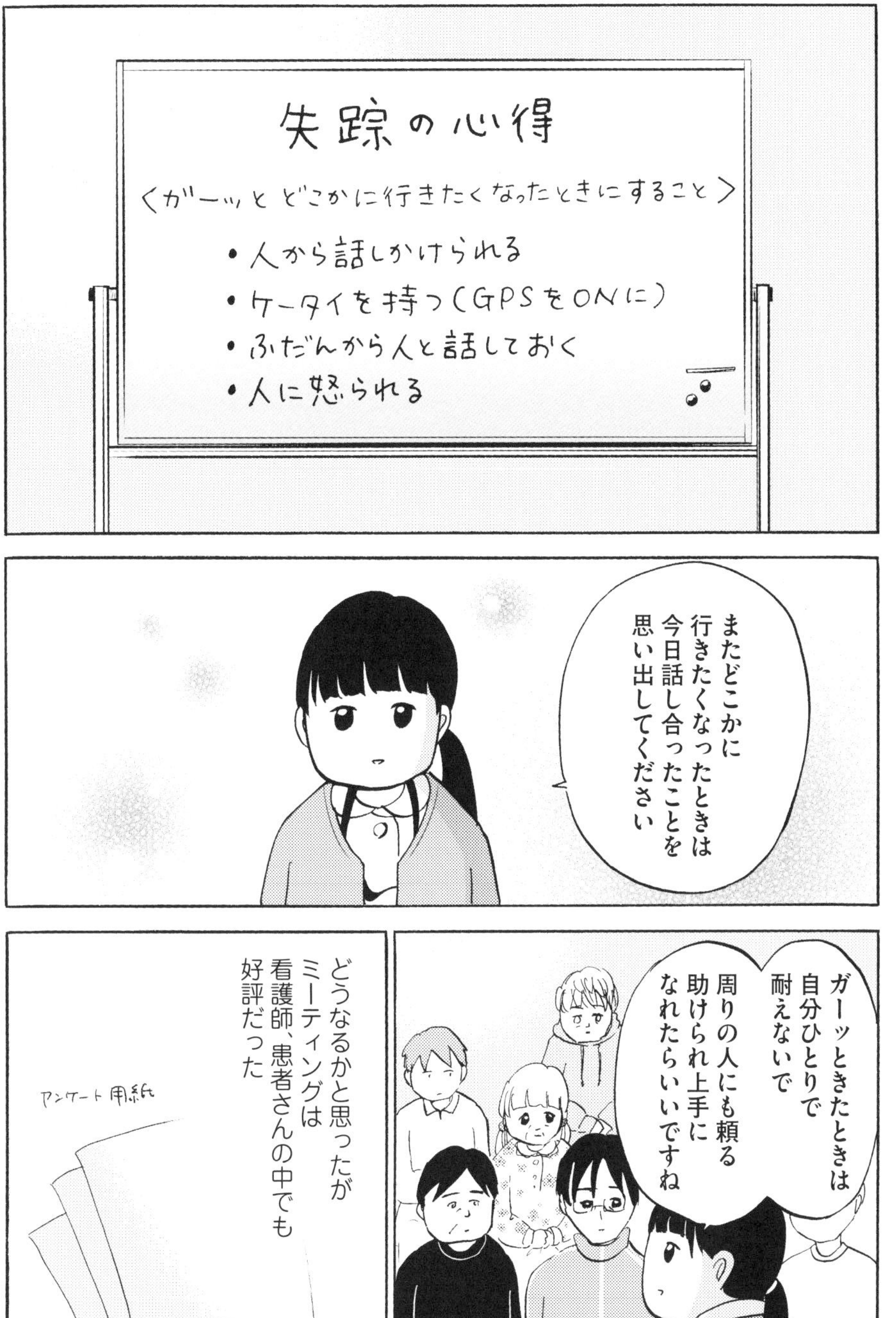
失踪の心得
〈ガーッとどこかに行きたくなったときにすること〉
・人から話しかけられる
・ケータイを持つ(GPSをONに)
・ふだんから人と話しておく
・人に怒られる
またどこかに行きたくなったときは今日話し合ったことを思い出してください
ガーッときたときは自分ひとりで耐えないで周りの人にも頼る助けられ上手になれたらいいですね
どうなるかと思ったがミーティングは看護師、患者さんの中でも好評だった
アンケート用紙

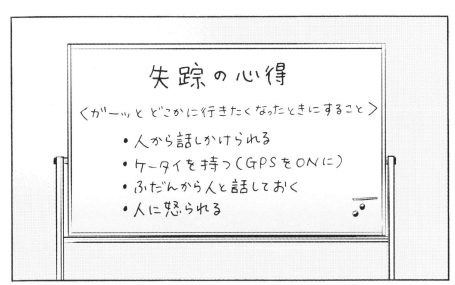

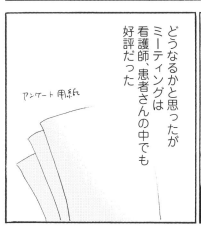

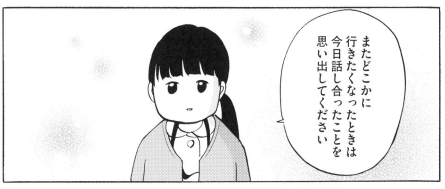

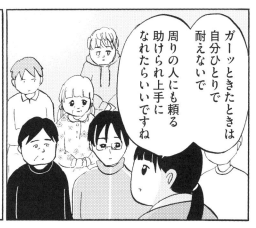

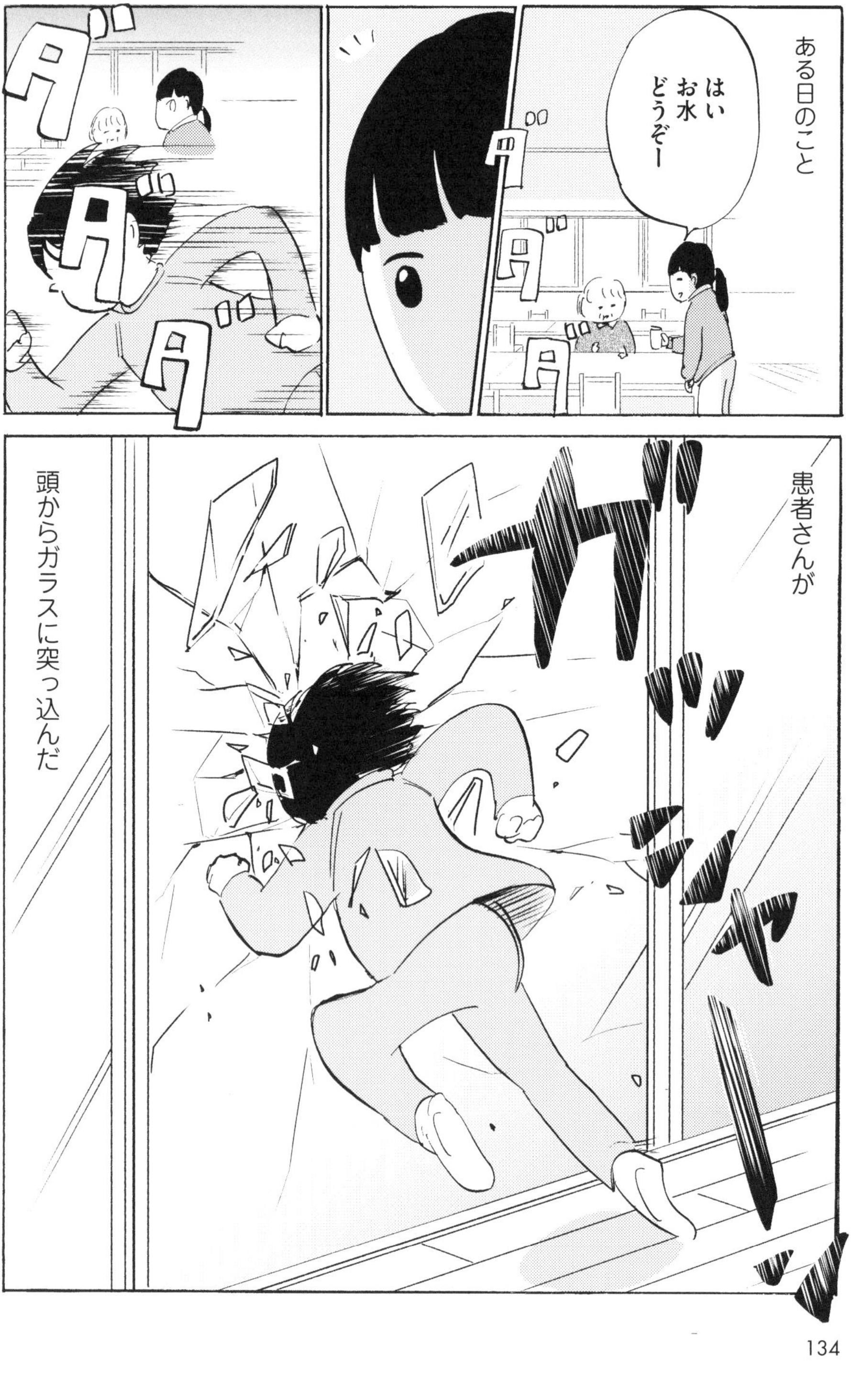
ある日のこと
はい お水 どうぞー
ダダダ
ダダダ
患者さんが
ガッシャーン
頭からガラスに突っ込んだ

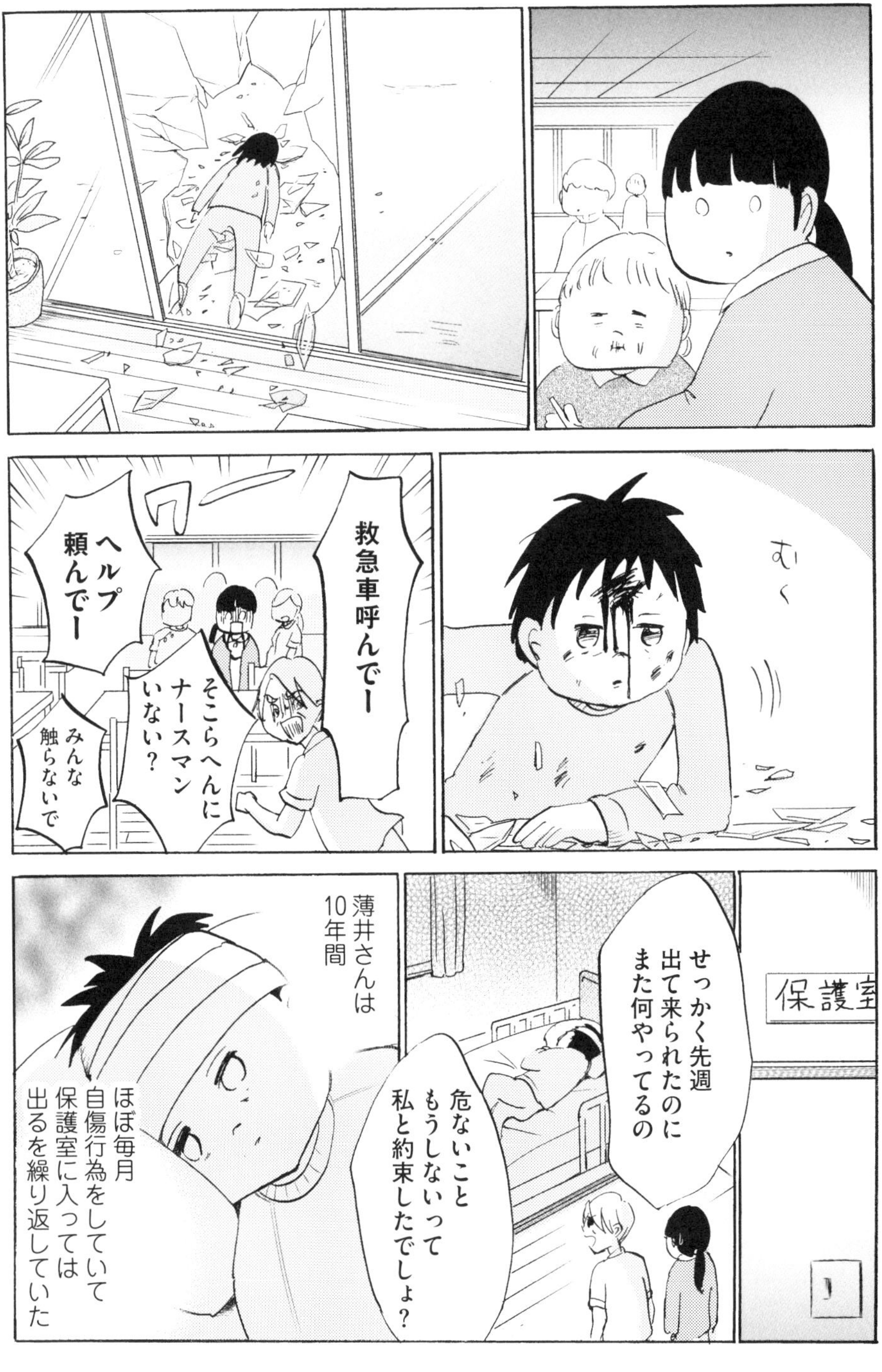
むく
救急車呼んでー
ワー
ヘルプ頼んでー
そこらへんにナースマンいない？
みんな触らないで
保護室
せっかく先週出て来られたのにまた何やってるの
危ないこともうしないって私と約束したでしょ？
薄井さんは10年間
ほぼ毎月自傷行為をしていて保護室に入っては出るを繰り返していた

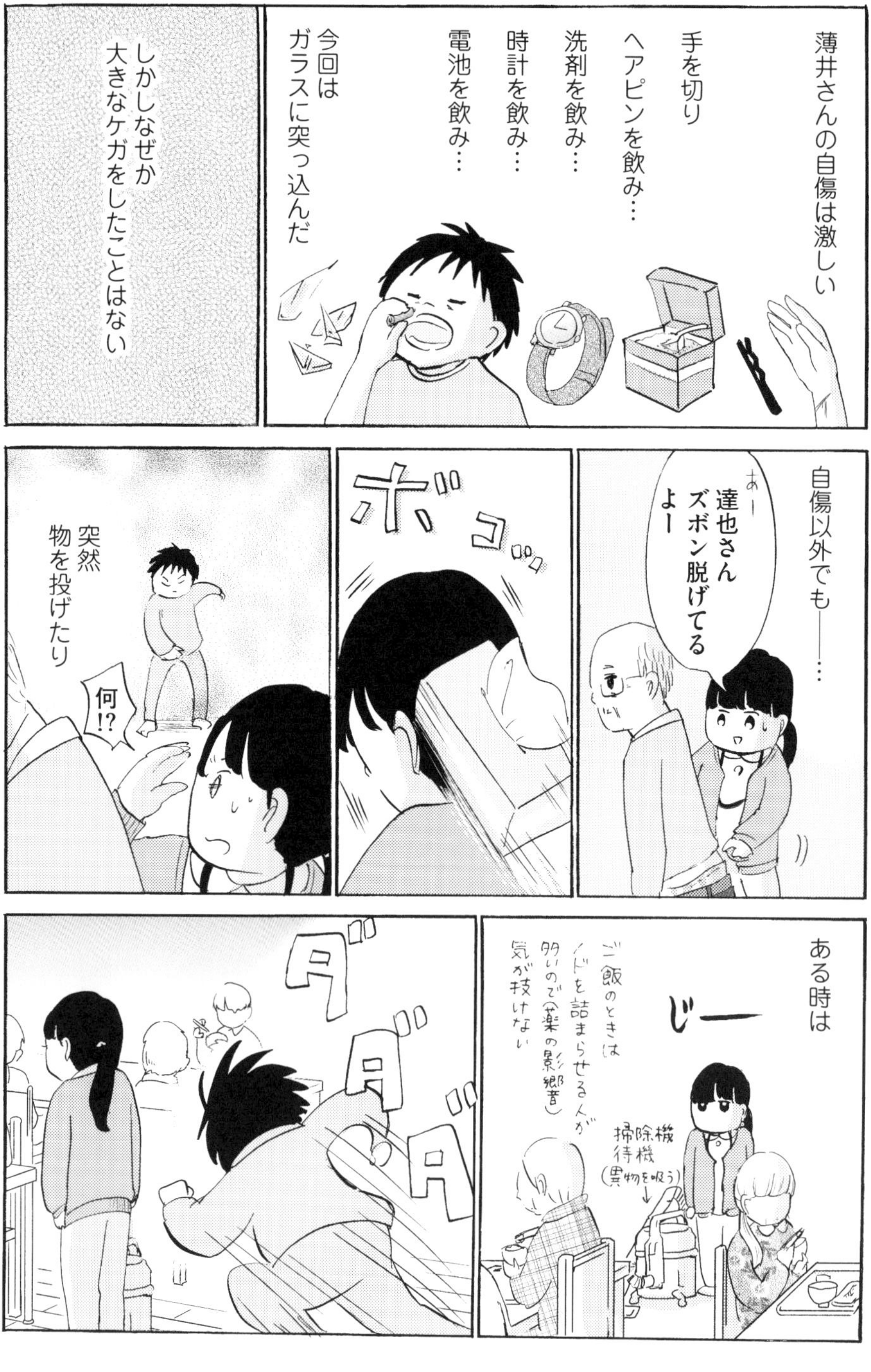

薄井さんの自傷は激しい
手を切り
ヘアピンを飲み…
洗剤を飲み…
時計を飲み…
電池を飲み…
今回はガラスに突っ込んだ
しかしなぜか大きなケガをしたことはない
自傷以外でも——…
あー 達也さんズボン脱げてるよー
ボゴッ
突然物を投げたり
何!?
ある時は
じー
ご飯のときはノドを詰まらせる人が多いので（薬の影響）気が抜けない
掃除機待機（異物を吸う）
ダダダダ

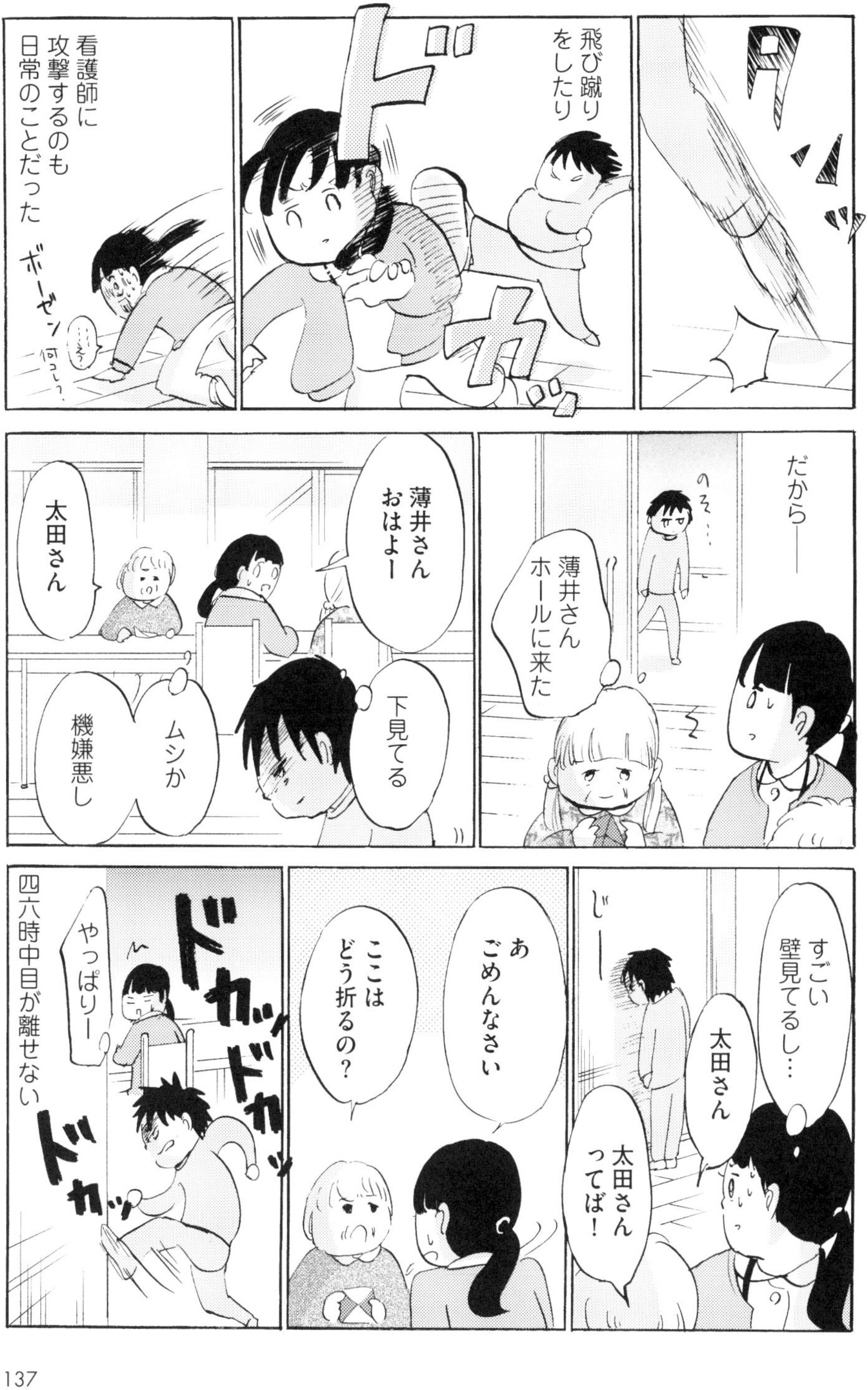
ダッ
飛び蹴りをしたり
ドゴ
ガッ
看護師に攻撃するのも日常のことだった
ボーゼン
……え?
何コレ?
だから——
のそ…
薄井さんホールに来た
薄井さんおはよー
太田さん
下見てる
ムシか
機嫌悪し
すごい壁見てるし…
じー
太田さん
太田さんってば!
あ ごめんなさい
ここはどう折るの?
四六時中目が離せない
やっぱりー
ドカッ
ドカッ
ドカッ

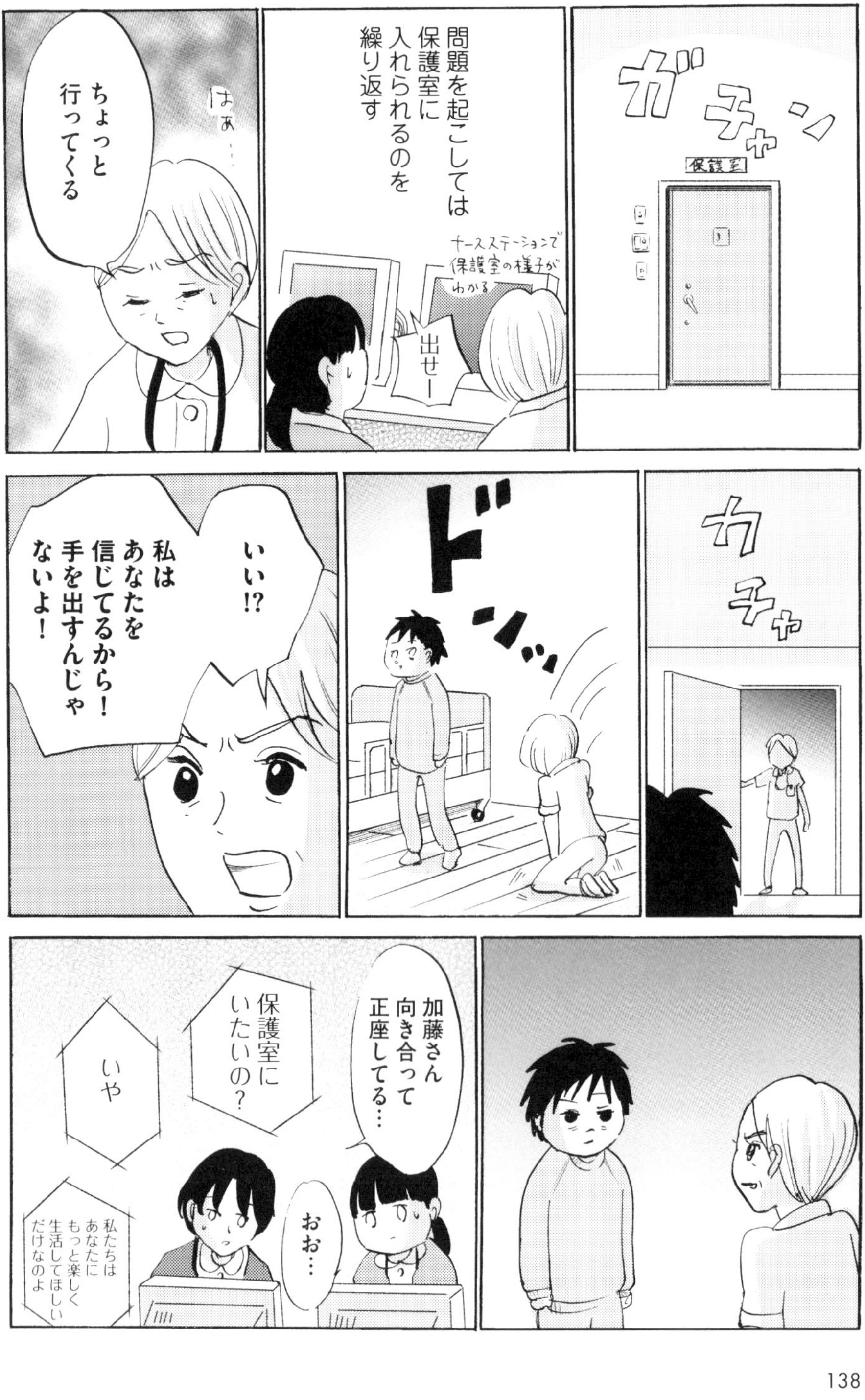
ガチャン
保護室
問題を起こしては保護室に入れられるのを繰り返す
ナースステーションで保護室の様子がわかる
出せー
はぁ…
ちょっと行ってくる
カチャ
ドンッ
いい!? 私はあなたを信じてるから! 手を出すんじゃないよ!
加藤さん向き合って正座してる…
おお…
保護室にいたいの?
いや
私たちはあなたにもっと楽しく生活してほしいだけなのよ

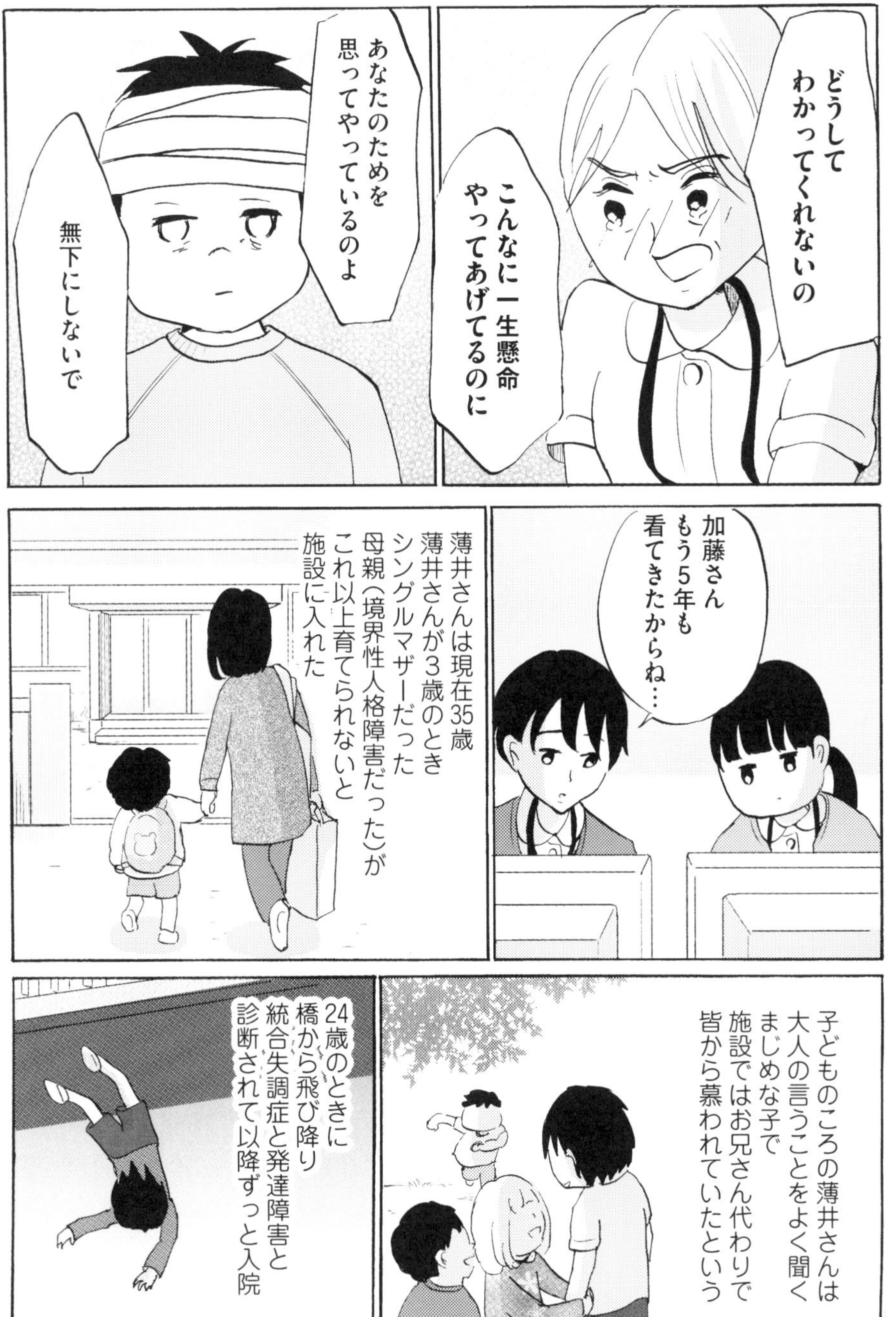
どうして
わかってくれないの
こんなに一生懸命
やってあげてるのに
あなたのためを
思ってやっているのよ
無下にしないで
加藤さん
もう5年も
看てきたからね…
薄井さんは現在35歳
薄井さんが3歳のとき
シングルマザーだった
母親（境界性人格障害だった）が
これ以上育てられないと
施設に入れた
子どものころの薄井さんは
大人の言うことをよく聞く
まじめな子で
施設ではお兄さん代わりで
皆から慕われていたという
24歳のときに
橋から飛び降り
統合失調症と発達障害と
診断されて以降ずっと入院

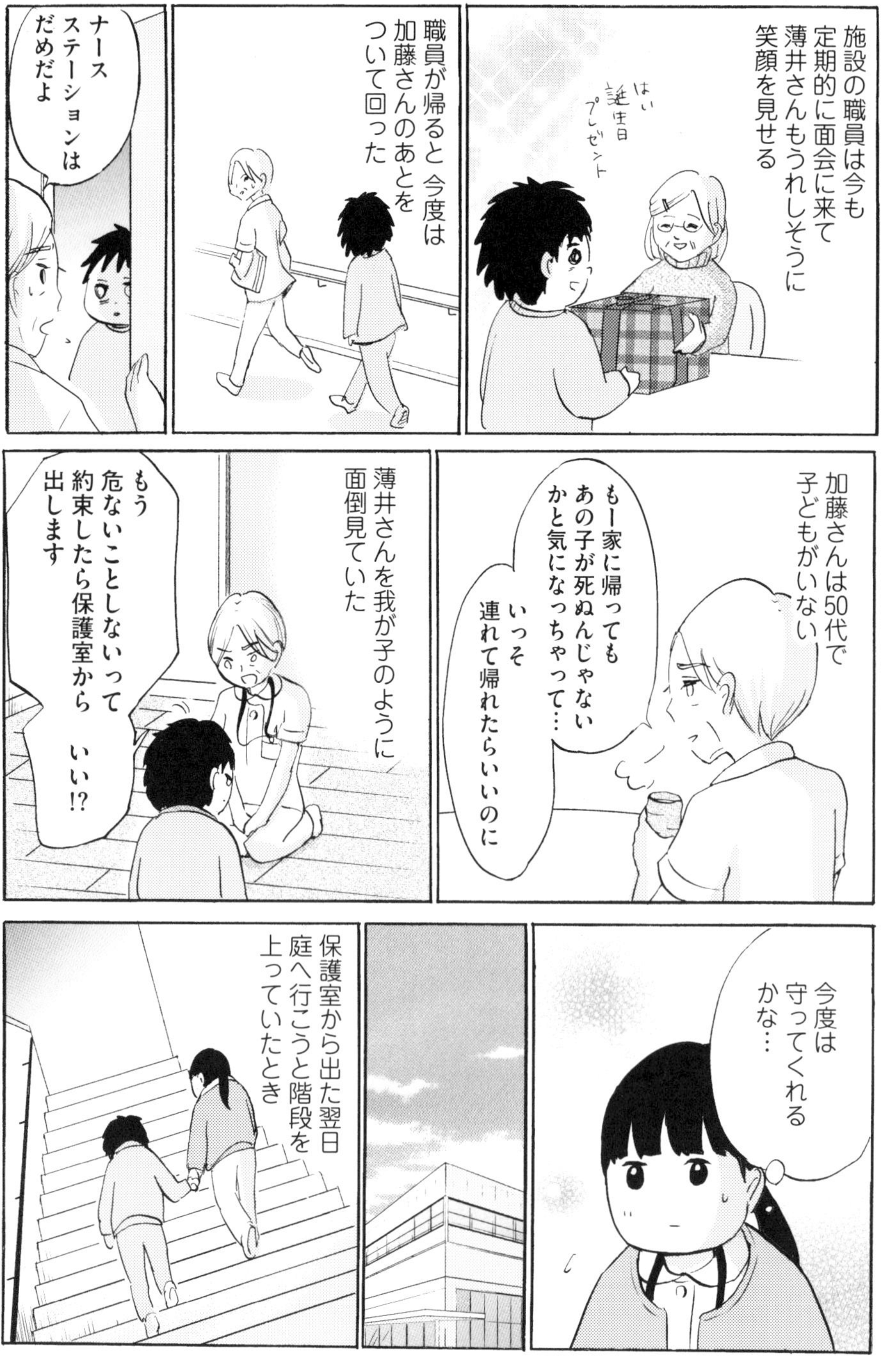
施設の職員は今も定期的に面会に来て薄井さんもうれしそうに笑顔を見せる
はい 誕生日プレゼント
職員が帰ると 今度は加藤さんのあとをついて回った
ナースステーションはだめだよ
加藤さんは50代で子どもがいない
もー家に帰ってもあの子が死ぬんじゃないかと気になっちゃって…
いっそ連れて帰れたらいいのに
薄井さんを我が子のように面倒見ていた
もう危ないことしないって約束したら保護室から出します
いいい!?
今度は守ってくれるかな…
保護室から出た翌日庭へ行こうと階段を上っていたとき

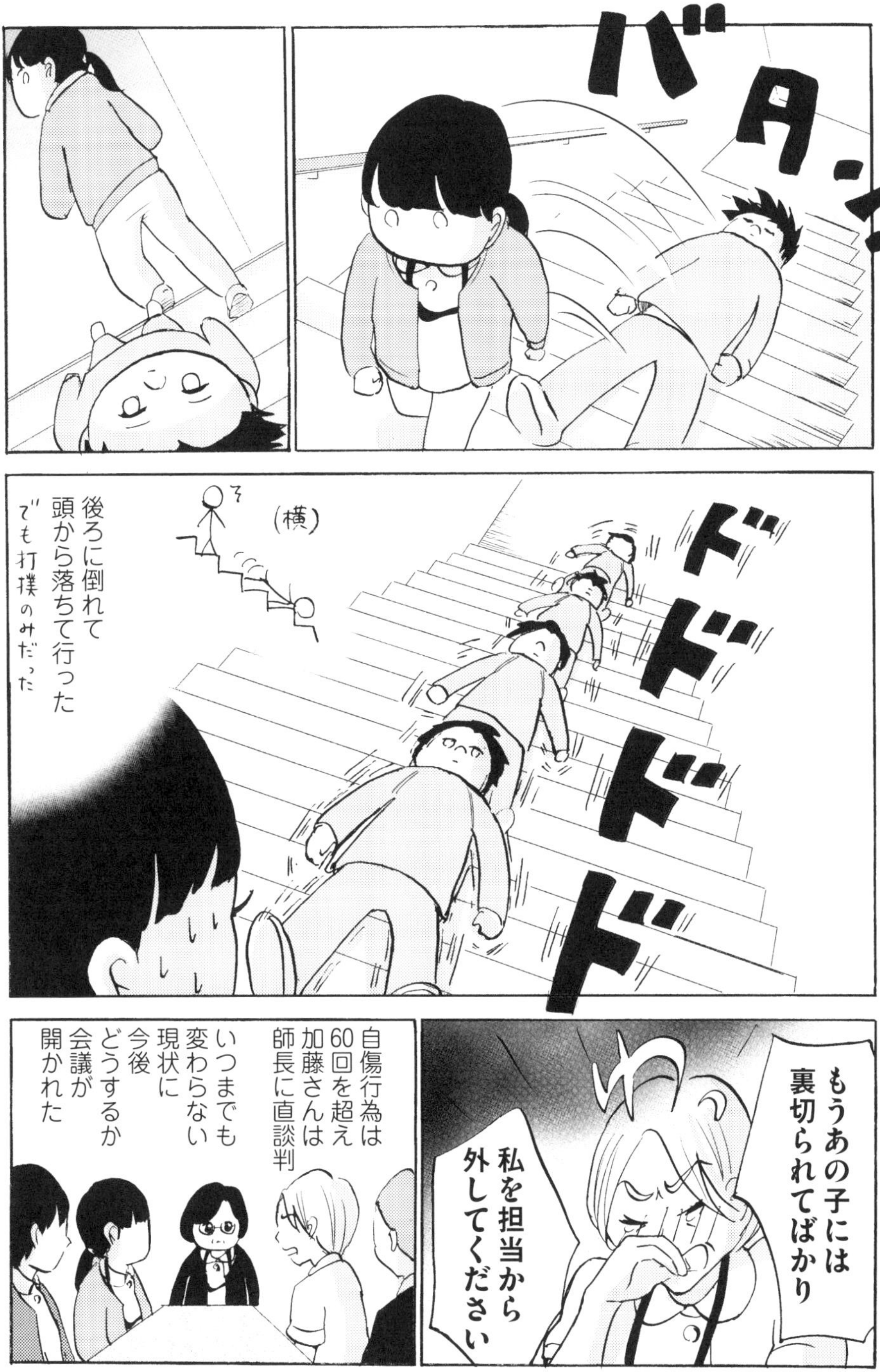
バターン
ドドドド
後ろに倒れて
頭から落ちて行った
でも打撲のみだった
(横)
もうあの子には
裏切られてばかり
私を担当から
外してください
自傷行為は
60回を超え
加藤さんは
師長に直談判
いつまでも
変わらない
現状に
今後
どうするか
会議が
開かれた

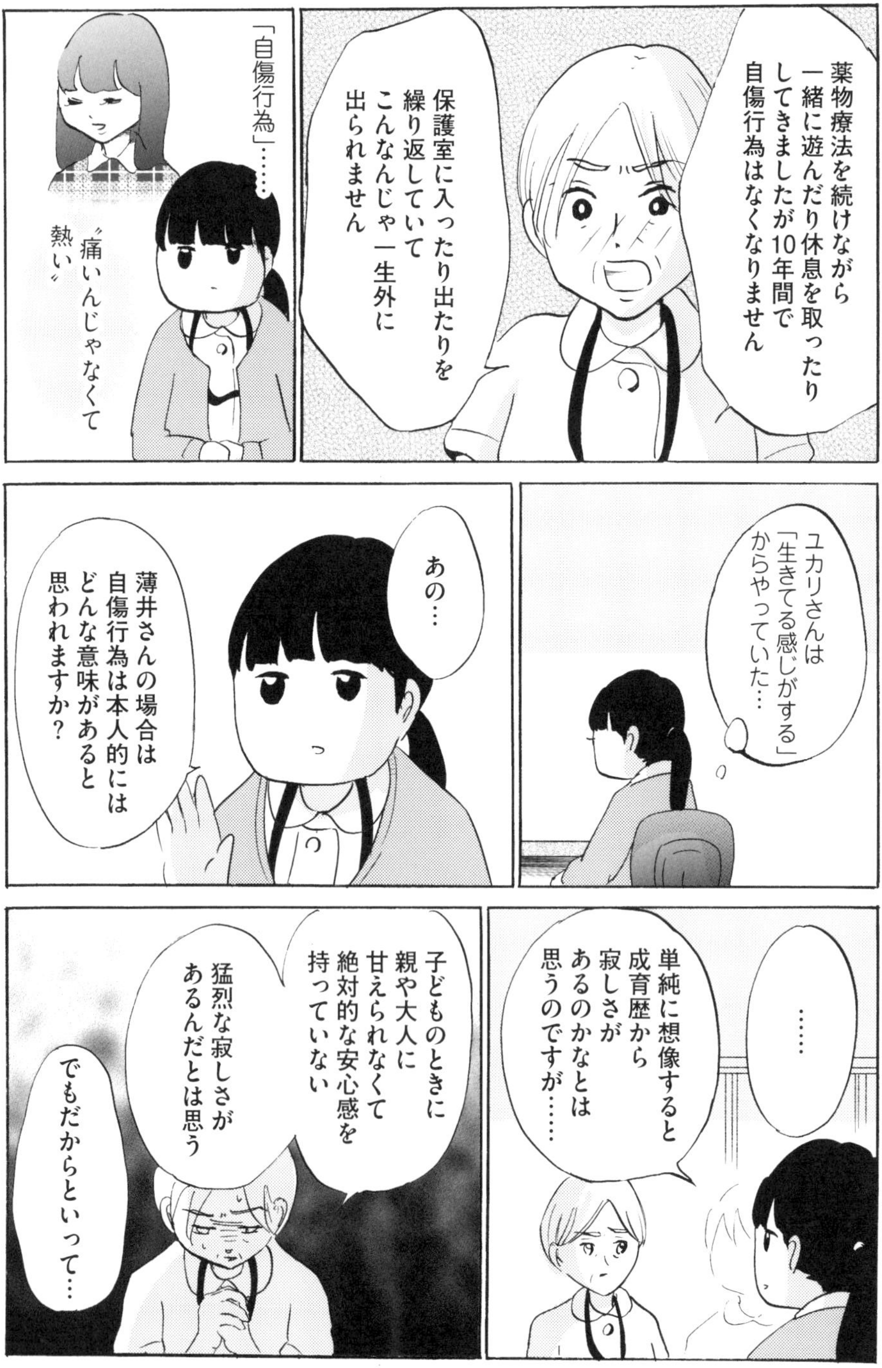

薬物療法を続けながら一緒に遊んだり休息を取ったりしてきましたが10年間で自傷行為はなくなりません
保護室に入ったり出たりを繰り返していてこんなんじゃ一生外に出られません
「自傷行為」……
〝痛いんじゃなくて熱い〟
ユカリさんは「生きてる感じがする」からやっていた…
あの…
薄井さんの場合は自傷行為は本人的にはどんな意味があると思われますか？
……
単純に想像すると成育歴から寂しさがあるのかなとは思うのですが……
子どものときに親や大人に甘えられなくて絶対的な安心感を持っていない
猛烈な寂しさがあるんだとは思う
でもだからといって…

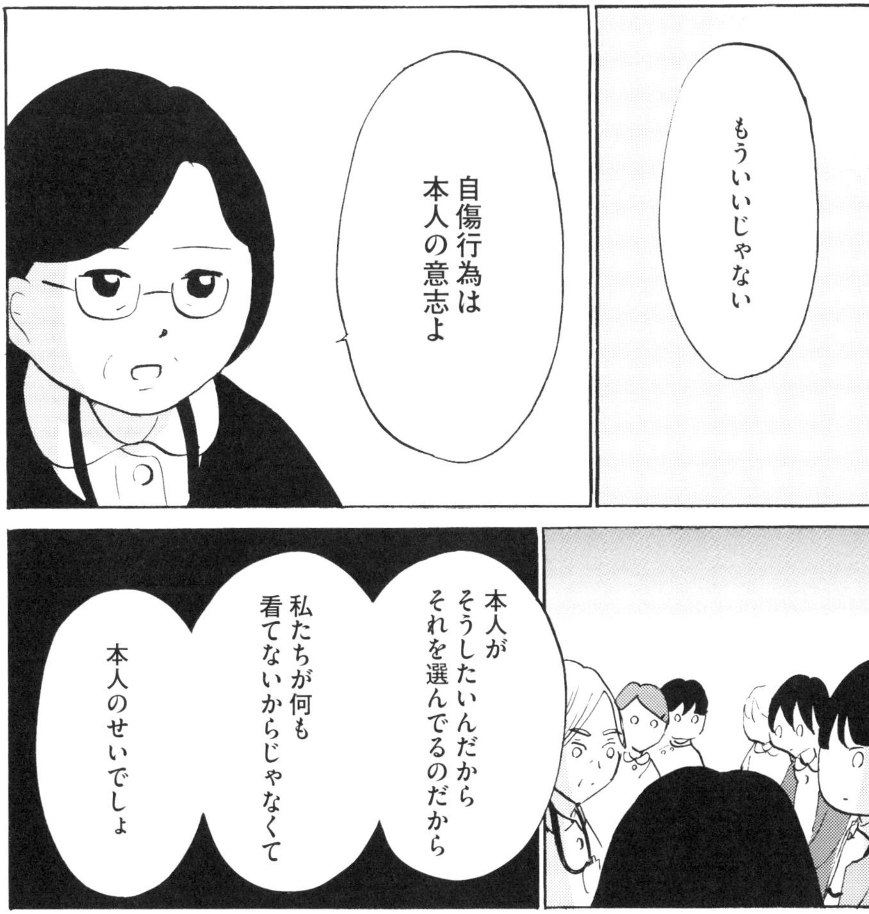
もういいじゃない
自傷行為は本人の意志よ
本人がそうしたいんだからそれを選んでるのだから
私たちが何も看てないからじゃなくて
本人のせいでしょ
え…
でもそれは…
ザワ
見放すわけじゃない
自傷行為という行動に注目するのは止める
ただ、その行動を選んだ薄井さんの内面に注目する

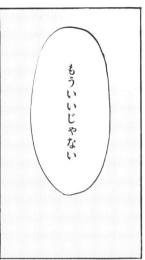

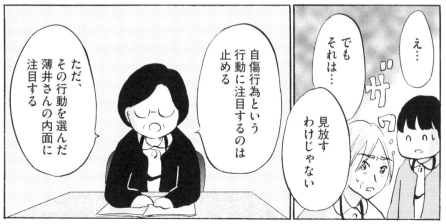

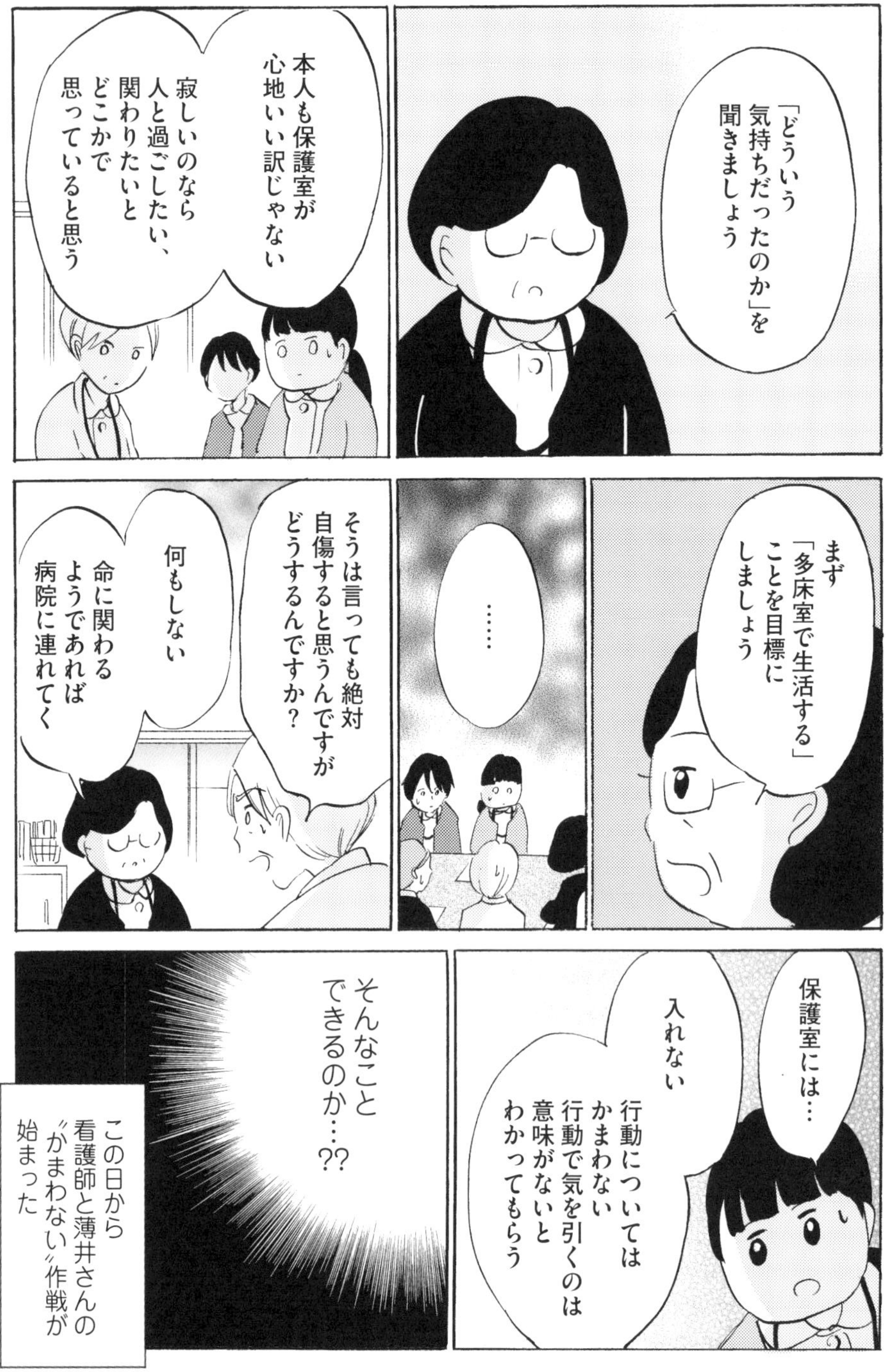
「どういう気持ちだったのか」を聞きましょう
本人も保護室が心地いい訳じゃない
寂しいのなら人と過ごしたい、関わりたいとどこかで思っていると思う
まず「多床室で生活する」ことを目標にしましょう
……
そうは言っても絶対自傷すると思うんですがどうするんですか?
何もしない
命に関わるようであれば病院に連れてく
保護室には…
入れない
行動についてはかまわない
行動で気を引くのは意味がないとわかってもらう
そんなことできるのか…??
この日から看護師と薄井さんの〝かまわない〟作戦が始まった

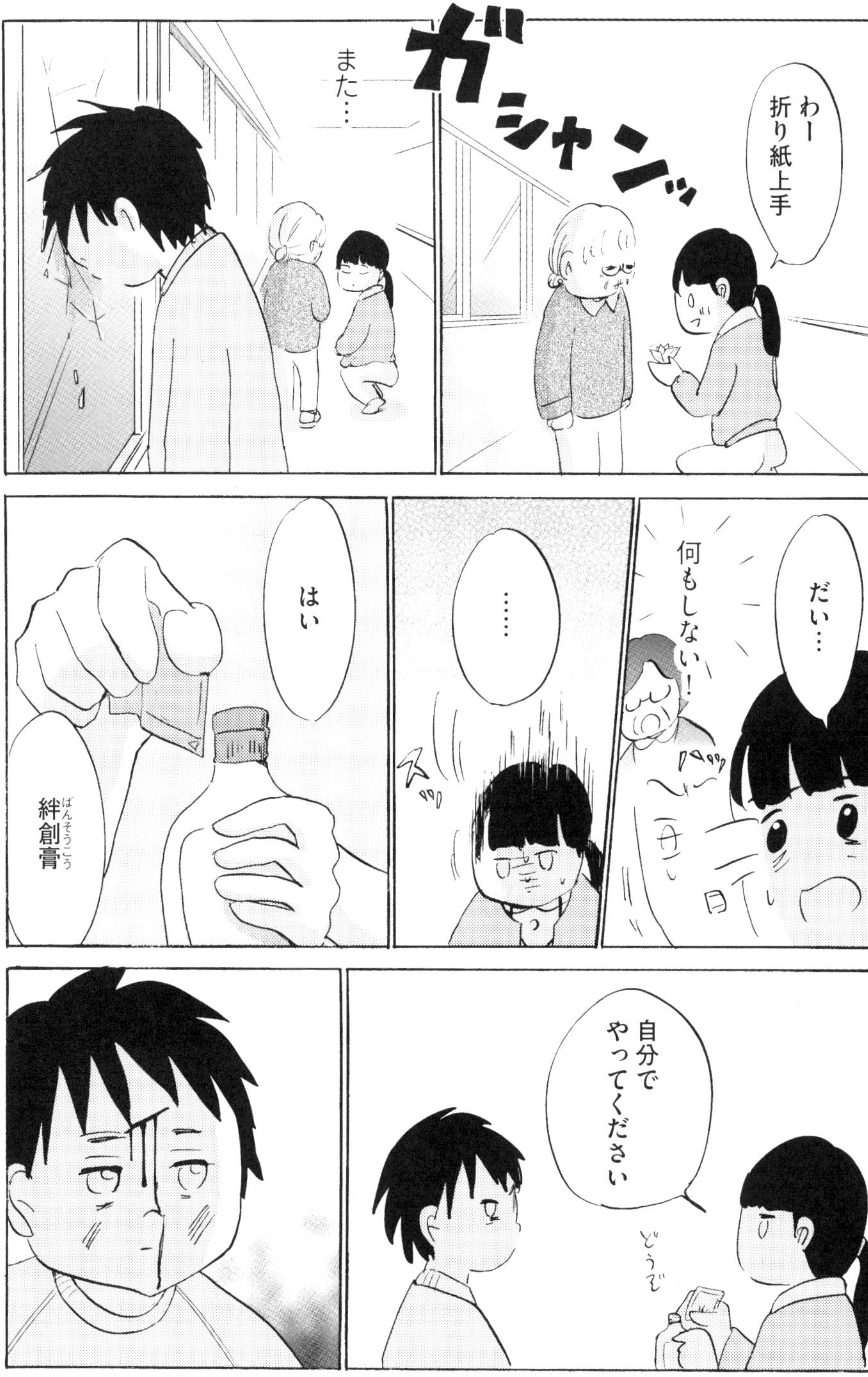

わー
折り紙上手
ガシャンッ
また…
だい…
何もしない!
……
はい
絆創膏《ばんそうこう》
自分でやってください
どうぞ

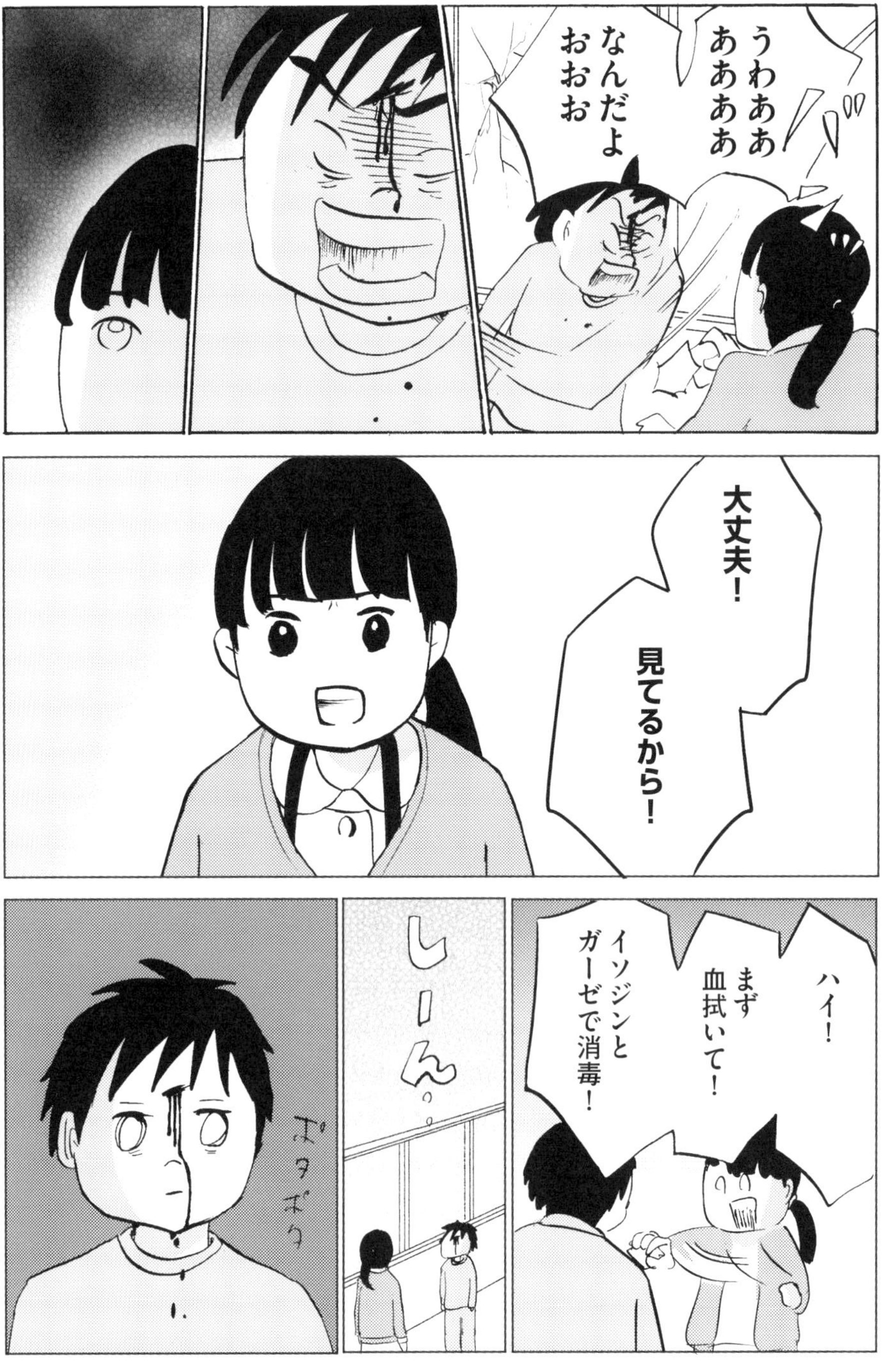
うわああ
あああああ
なんだよ
おおお
ダ
大丈夫！
見てるから！
ハイ！
まず
血拭いて！
イソジンと
ガーゼで消毒！
し
ーん。。
ポタポタ

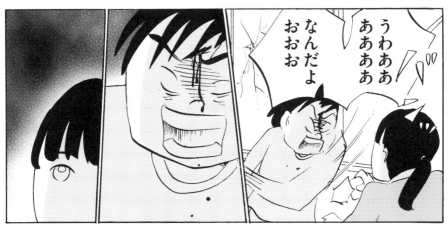

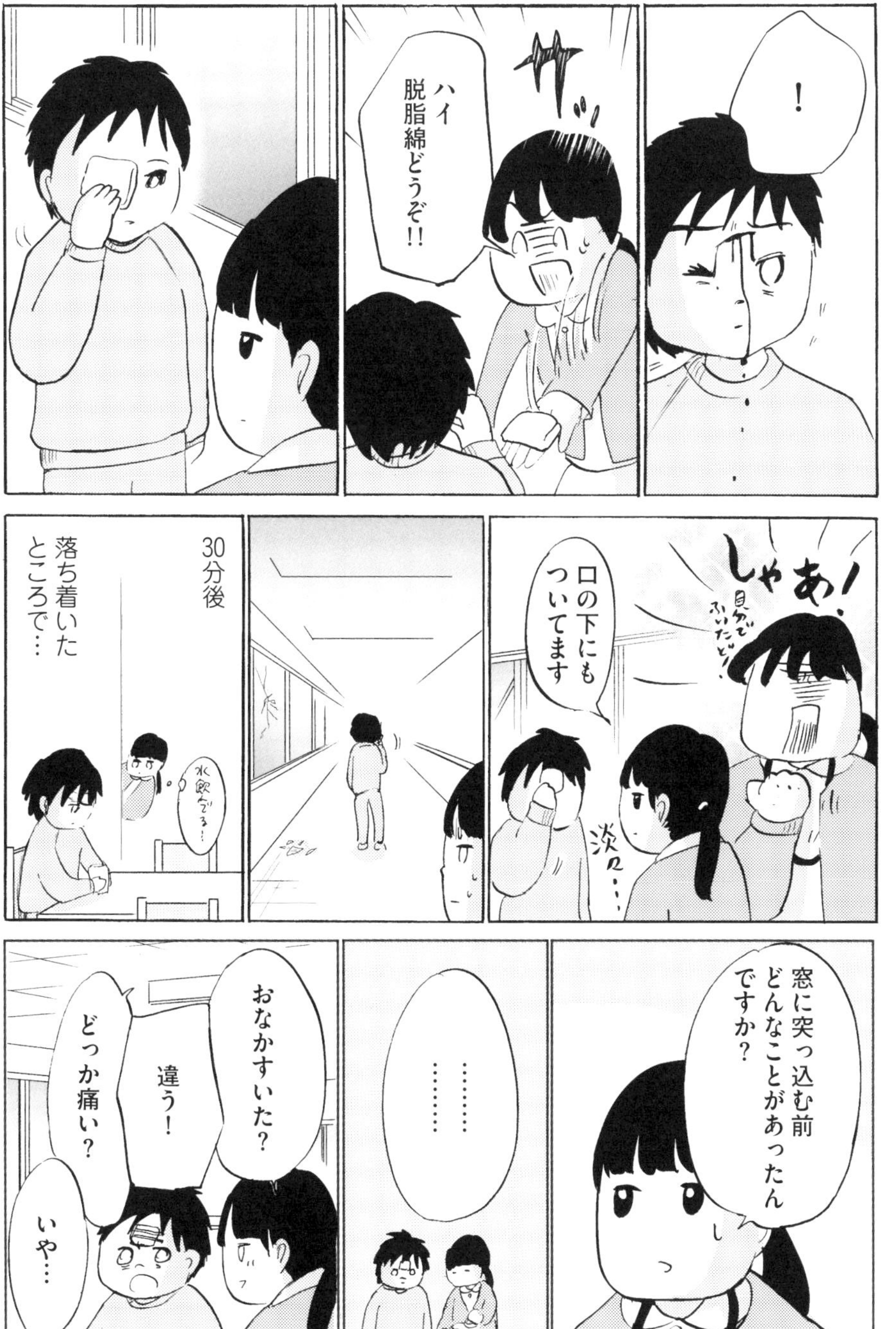

！
ザッ
ハイ
脱脂綿どうぞ!!
しゃあ！
自分でふいたけど！
口の下にも
ついてます
淡々…
30分後
落ち着いた
ところで…
水飲んでる…
窓に突っ込む前
どんなことがあったん
ですか？
………
………
おなかすいた？
違う！
どっか痛い？
いや…

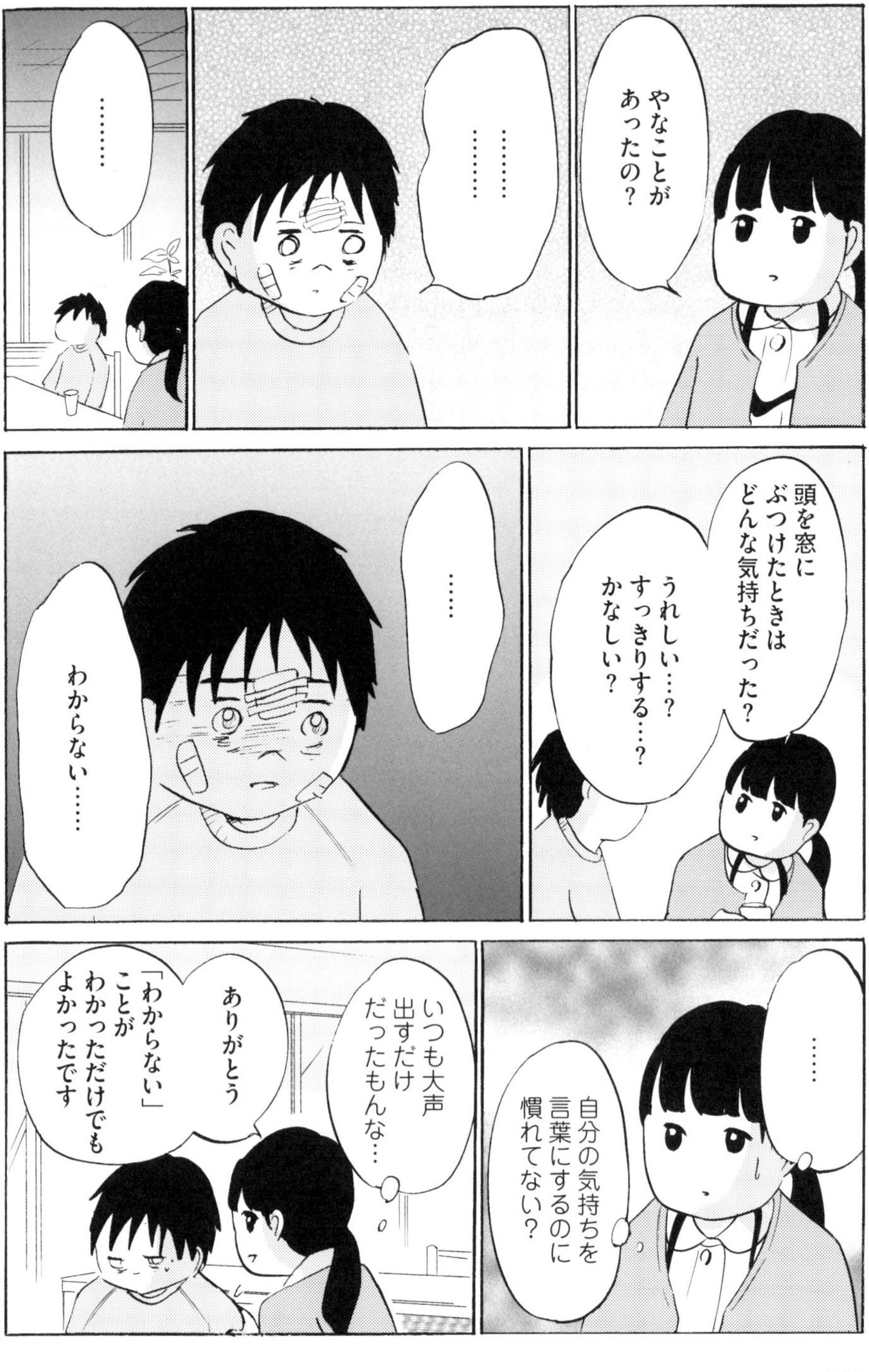
やなことがあったの？
………
………
頭を窓にぶつけたときはどんな気持ちだった？
うれしい…？すっきりする…？かなしい？
……
わからない……
……
自分の気持ちを言葉にするのに慣れてない？
いつも大声出すだけだったもんな…
ありがとう
「わからない」ことがわかっただけでもよかったです

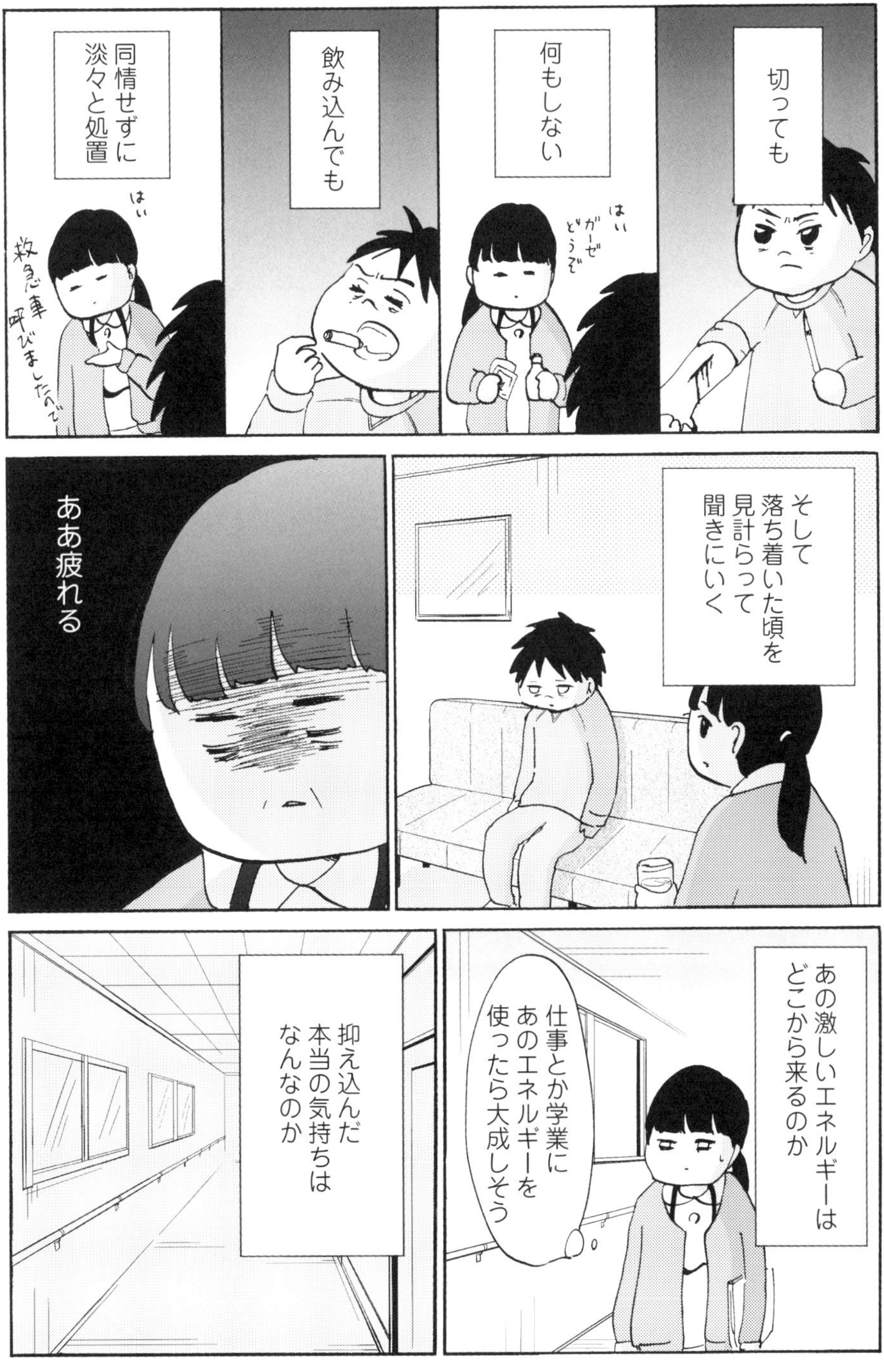
切っても
何もしない
はい ガーゼどうぞ
飲み込んでも
同情せずに淡々と処置
はい
救急車呼びましたので
そして落ち着いた頃を見計らって聞きにいく
ああ疲れる
あの激しいエネルギーはどこから来るのか
仕事とか学業にあのエネルギーを使ったら大成しそう
抑え込んだ本当の気持ちはなんなのか

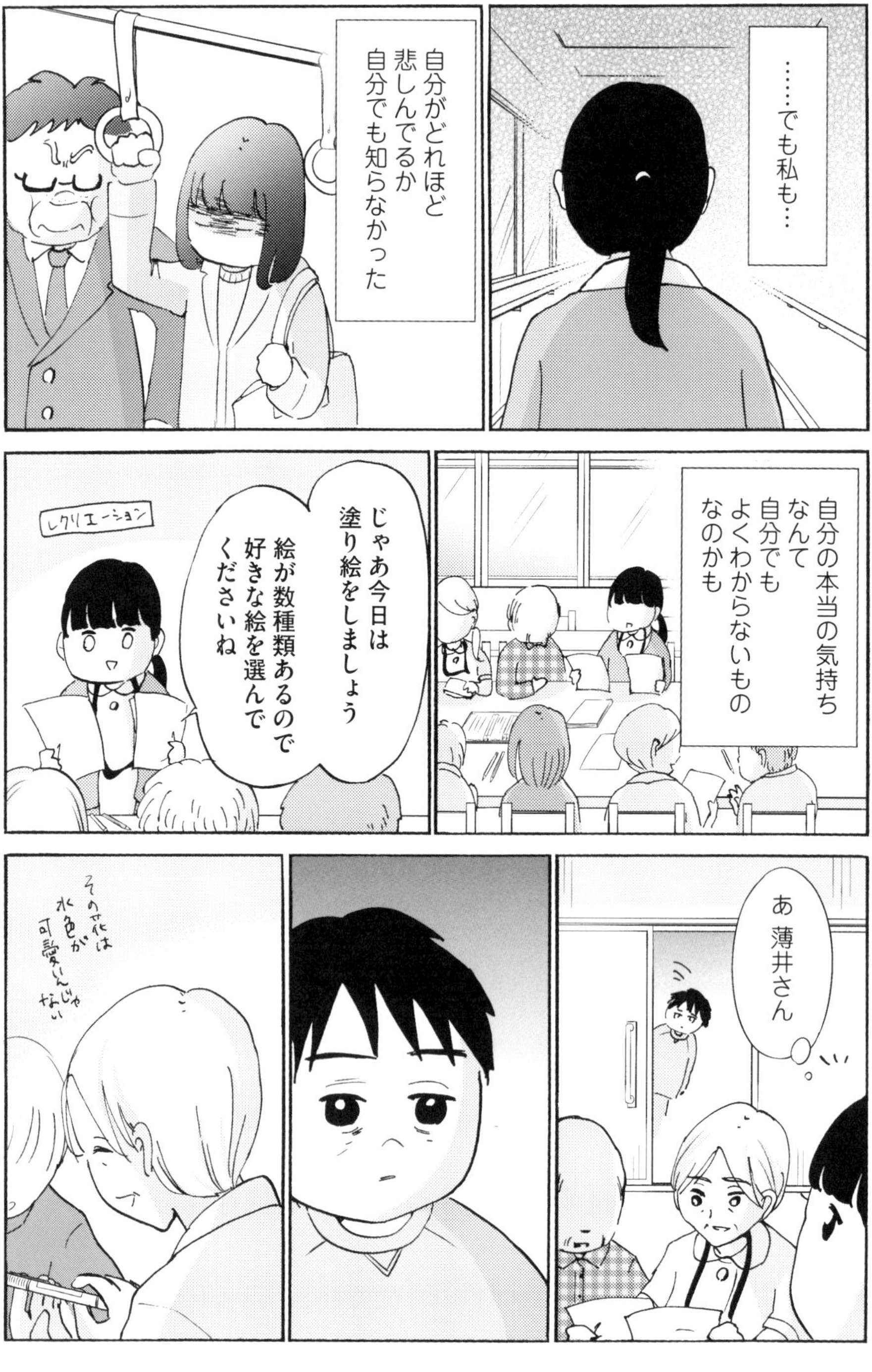

……でも私も……
自分がどれほど悲しんでるか自分でも知らなかった
自分の本当の気持ちなんて自分でもよくわからないものなのかも
レクリエーション
じゃあ今日は塗り絵をしましょう 絵が数種類あるので好きな絵を選んでくださいね
あ 薄井さん
その花は水色が可愛いんじゃない

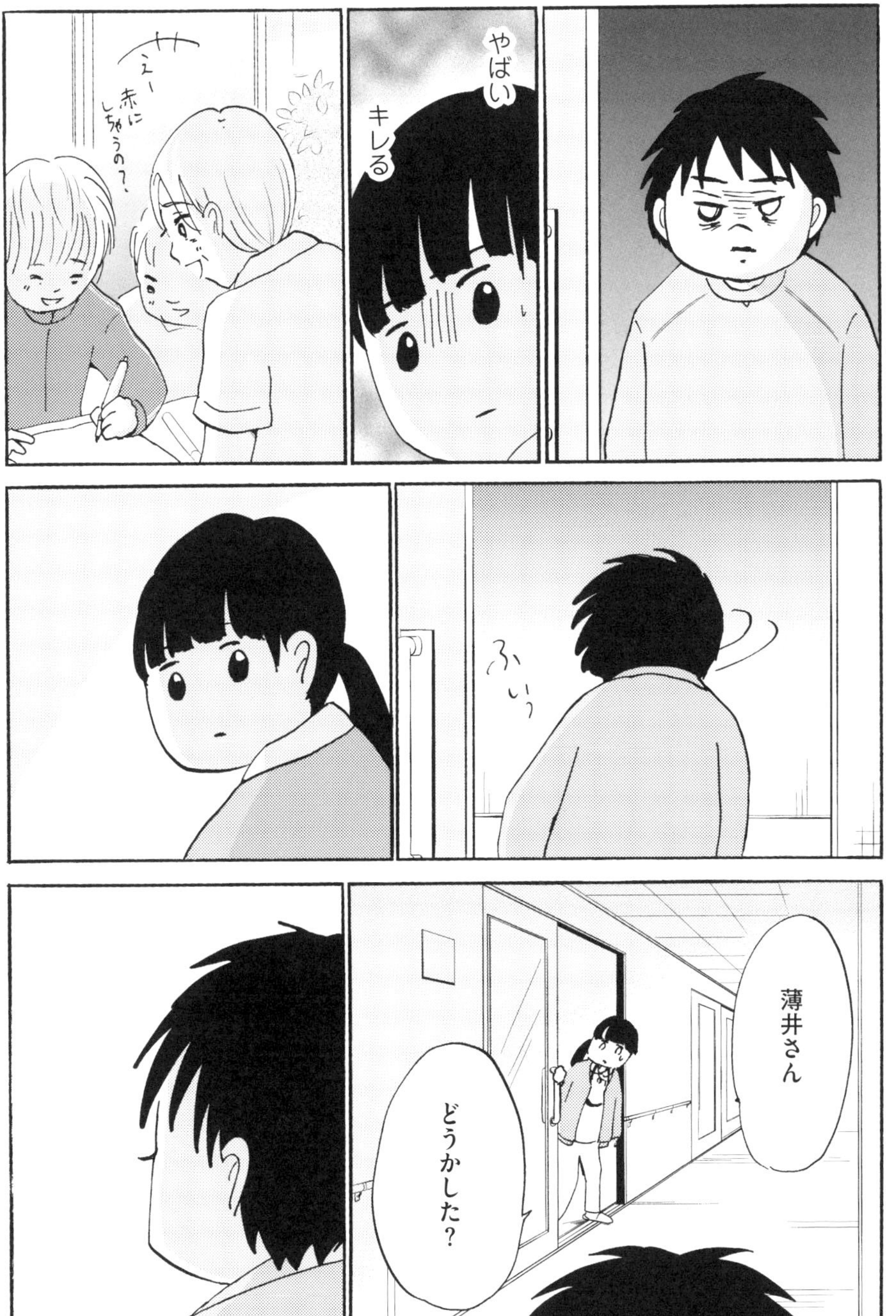
やばい
キレる
えー
赤にしちゃうの?、
ふいっ
薄井さん
どうかした?

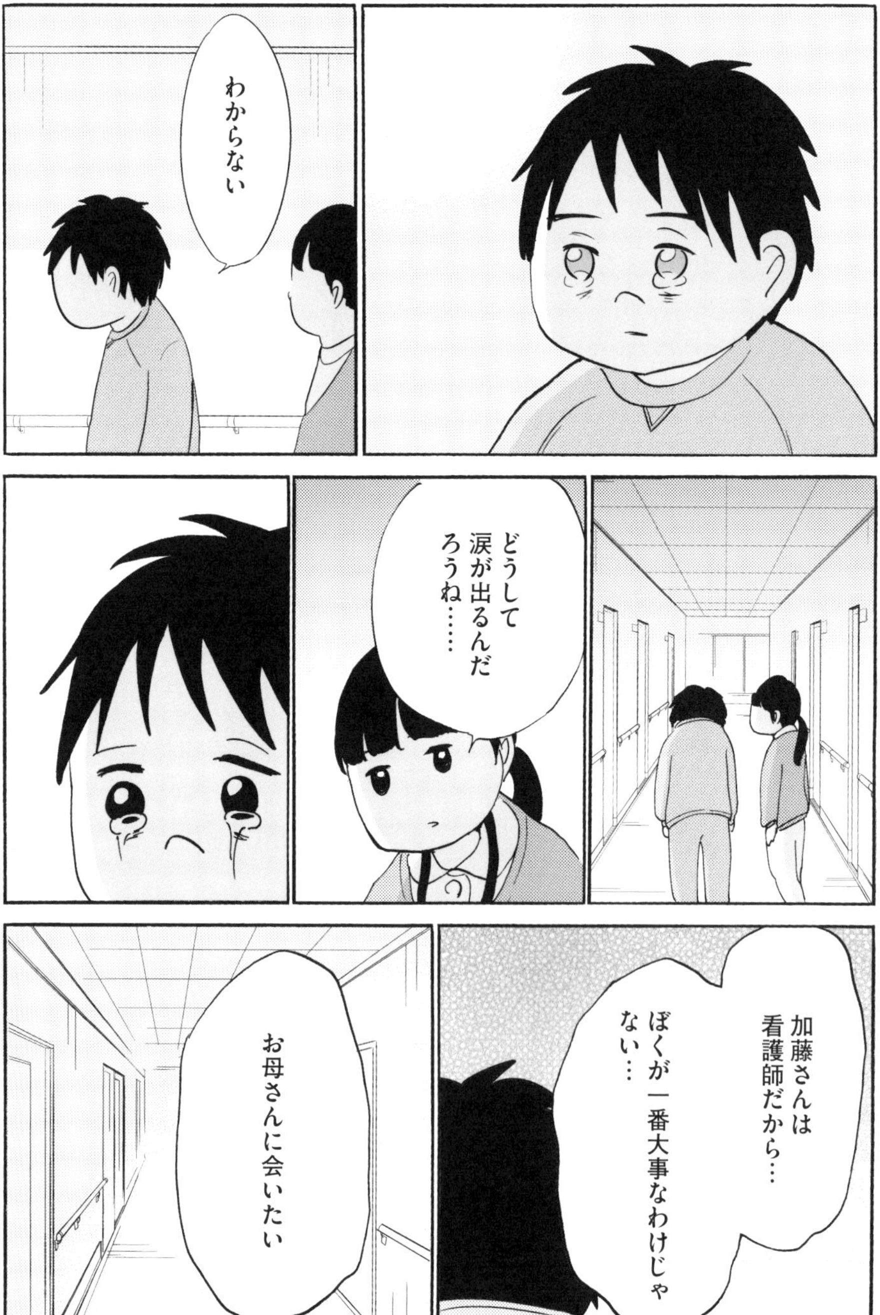
わからない
どうして涙が出るんだろうね……
加藤さんは看護師だから…ぼくが一番大事なわけじゃない…
お母さんに会いたい

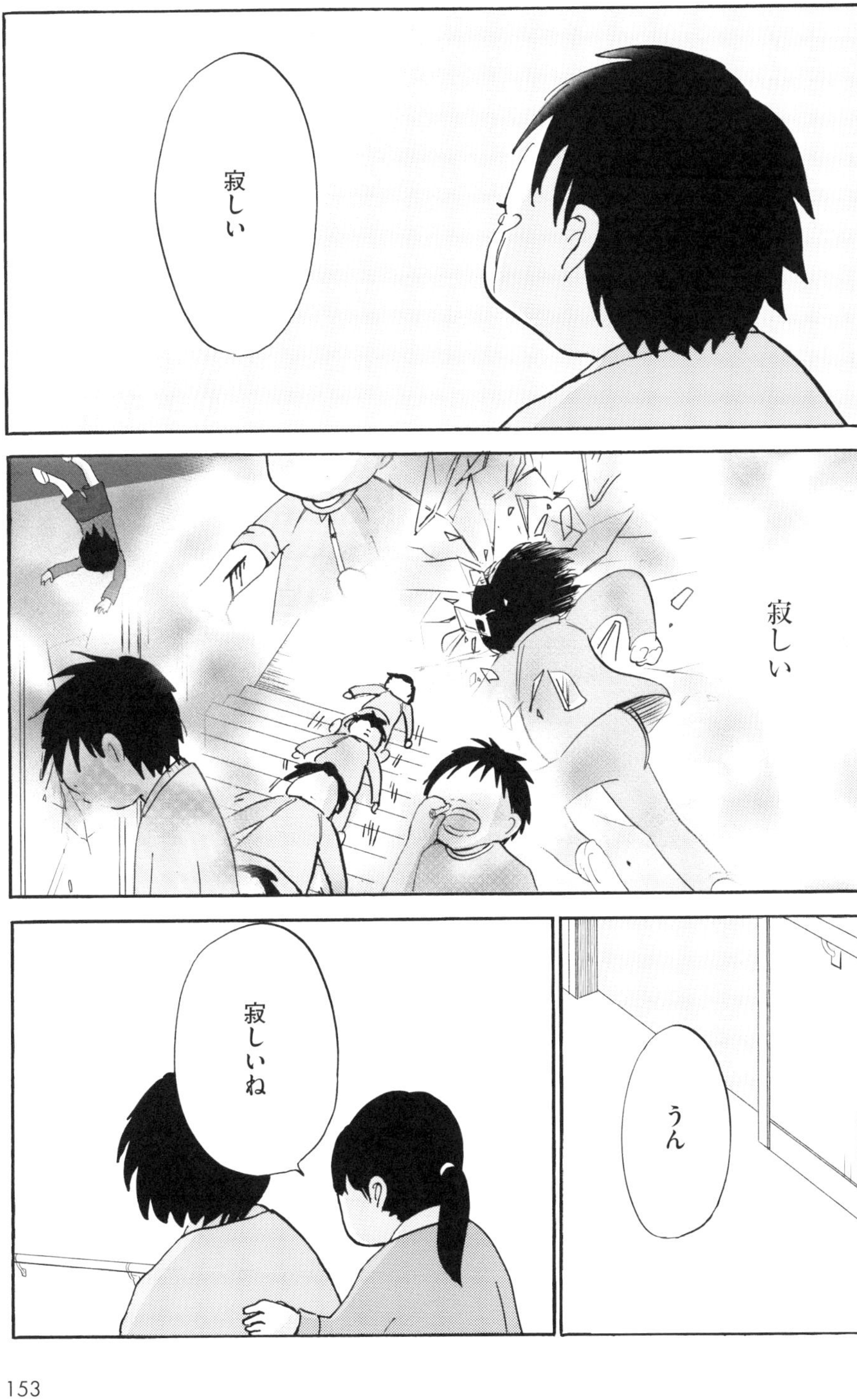
寂しい
寂しい
うん
寂しいね

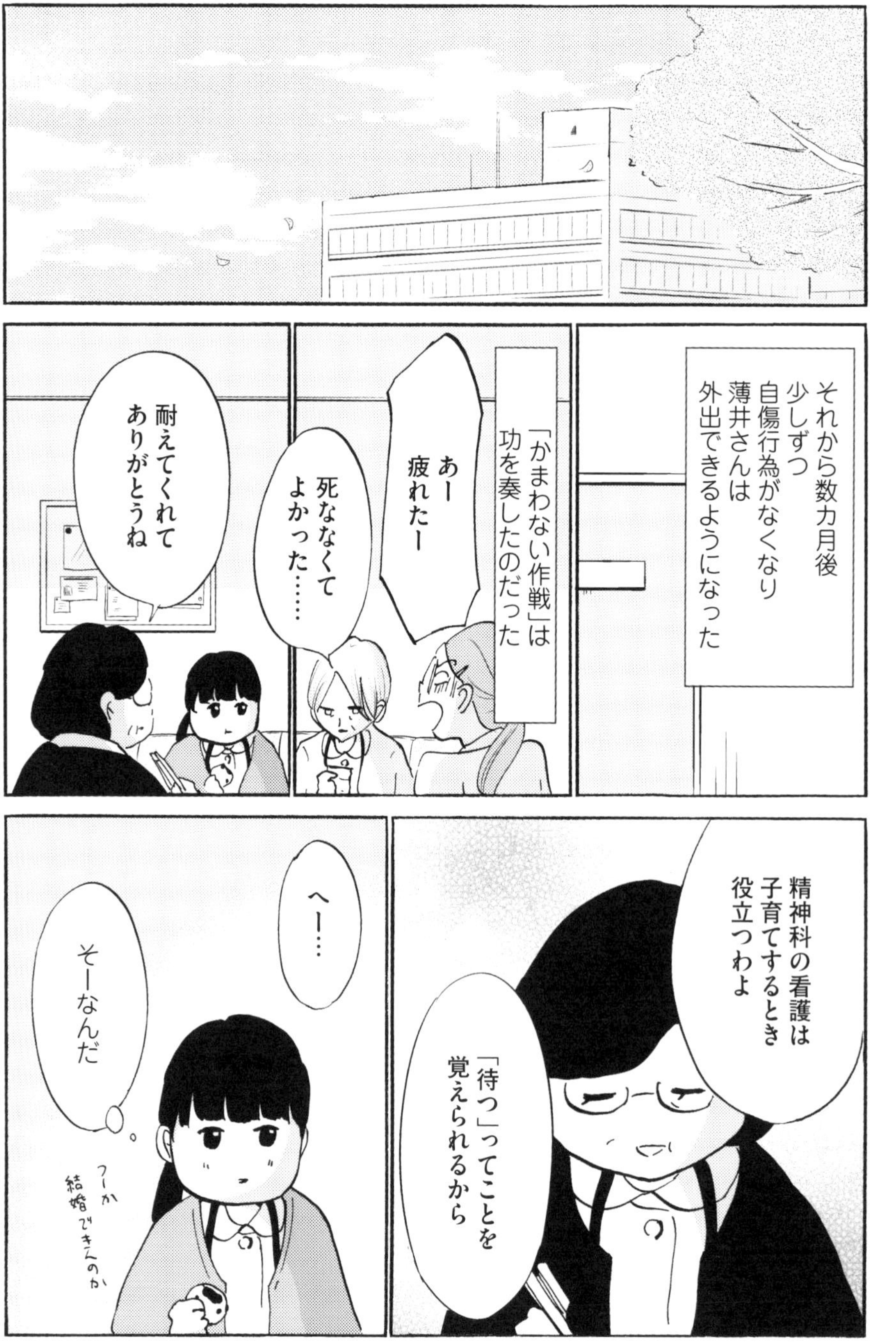
それから数カ月後
少しずつ
自傷行為がなくなり
薄井さんは
外出できるようになった
「かまわない作戦」は
功を奏したのだった
あー
疲れたー
死ななくて
よかった……
耐えてくれて
ありがとうね
精神科の看護は
子育てするとき
役立つわよ
「待つ」ってことを
覚えられるから
へー……
そーなんだ
つーか
結婚できんのか

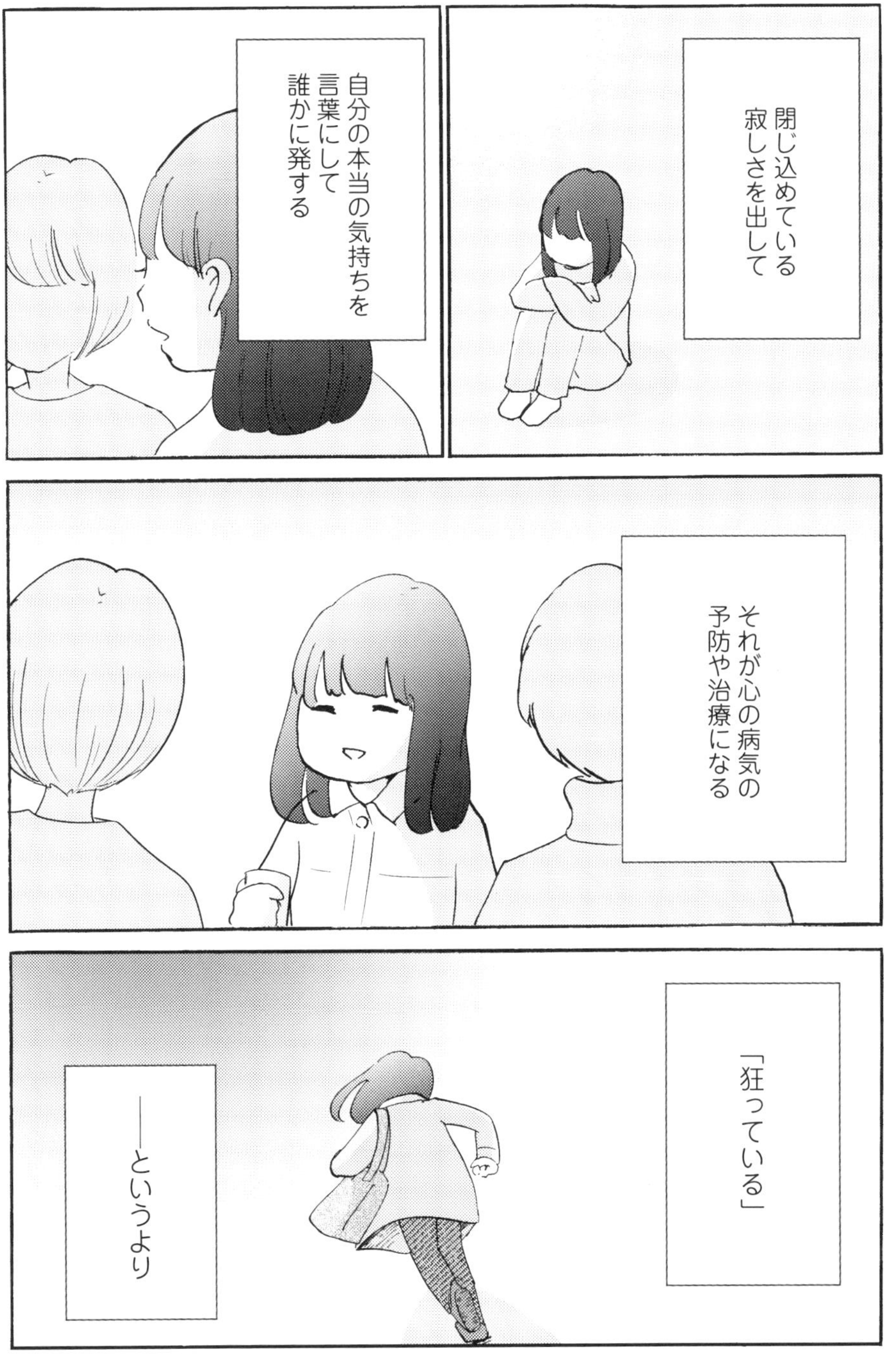
閉じ込めている
寂しさを出して
自分の本当の気持ちを
言葉にして
誰かに発する
それが心の病気の
予防や治療になる
「狂っている」
――というより

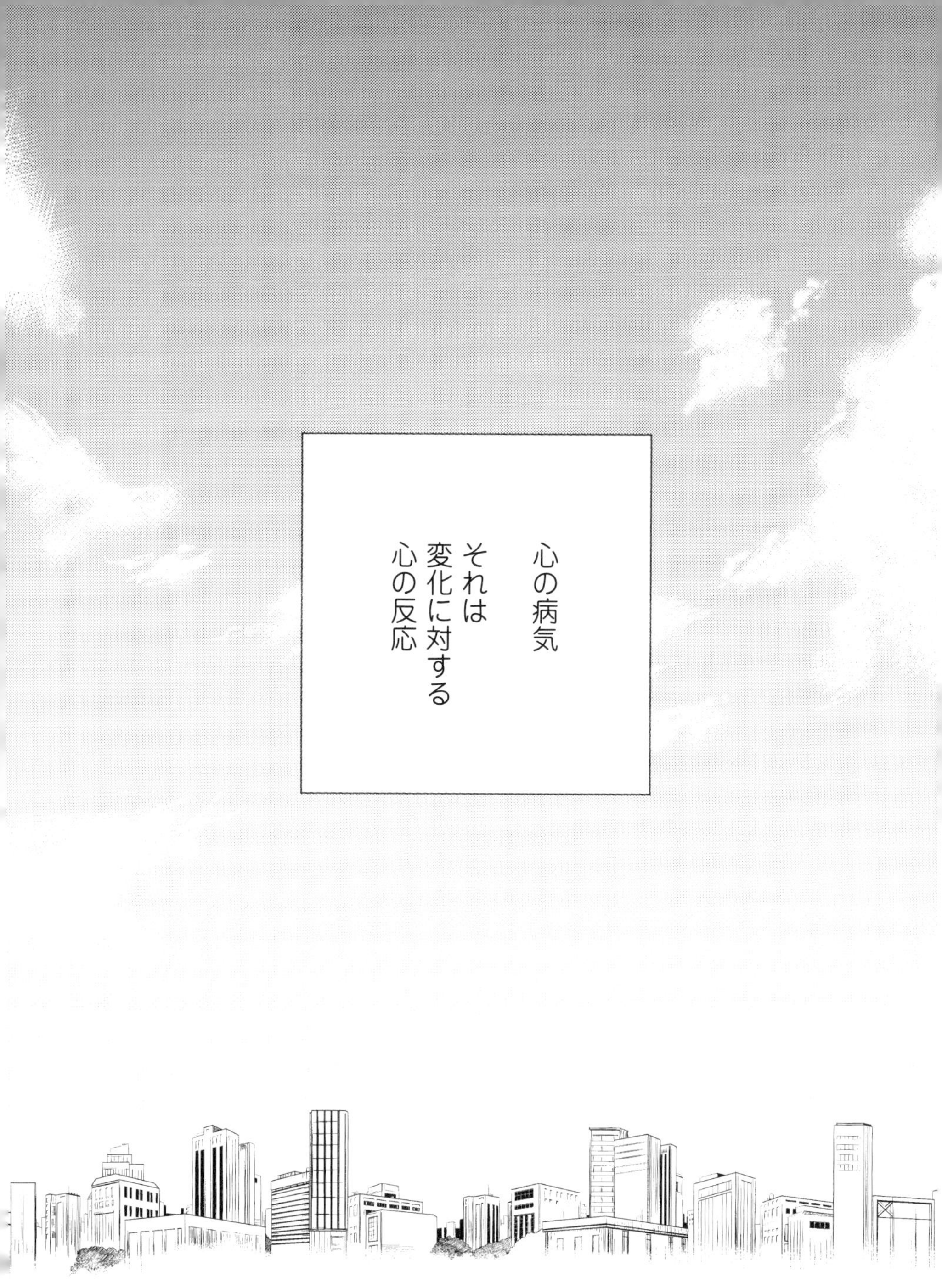
心の病気
それは
変化に対する
心の反応

● この作品は取材に基づいたものですが、精神科医療には、様々な考え方があり、この作品はその一部であり、絶対ではありません。統合失調症など、作品に登場する症例もあくまでも一部で、個人差がありますことをご理解ください。

● 団体名、個人名などは一部を除きフィクションです。

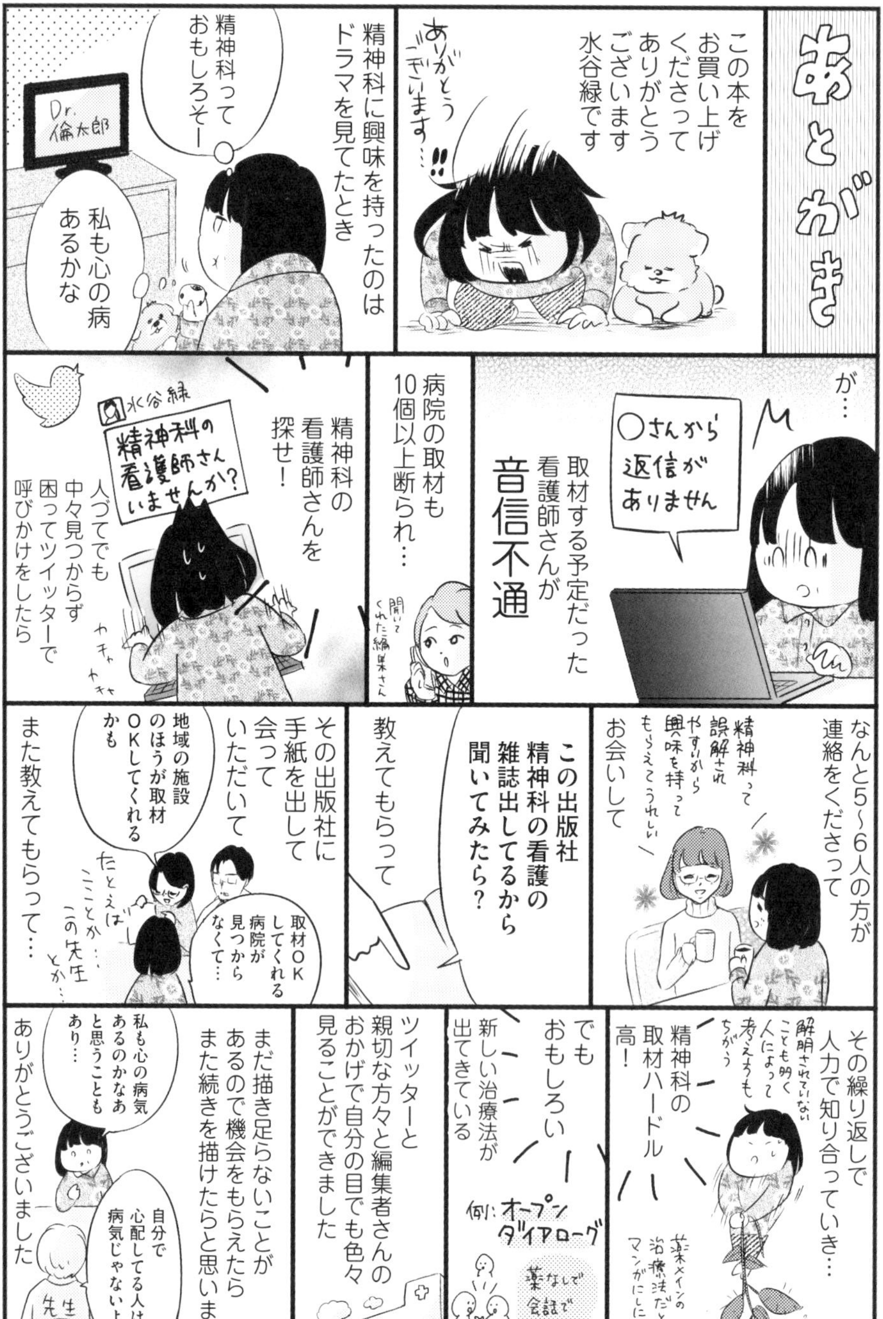

ご感想・ご意見を頂けたら

Special Thanks
ご協力いただいた皆様に心から御礼申し上げます。

.........監修＆取材協力.........

看護師：Y.Oさん、Y.Sさん

.........お話を聞かせてくださった方々.........

看護師：青田理恵さん、久保文子さん、のまりさん、三ツ井直子さん、山田志乃ぶさん、
A.Yさん、F.Tさん、Mさん、M.Nさん、M.Mさん、Uさん、Y.Sさん、
Y.Tさん、Wさん

作業療法士：N.Sさん

医師：三宅永先生、森川すいめい先生、H.M先生

他 協力：諸星朝美さん、諸星純さん

.........取材協力医療施設＆団体.........

就労継続支援 B型事業所ハーモニー、
訪問看護ステーション KAZOC、みどりの風 南知多病院、
みどりの杜クリニック、A病院、B病院

.........取材協力.........

齋藤由希さん、ポチ先生、まどか先生、医学書の出版社の I川さん、A.Kさん、S.Kさん

.........作画協力.........

アズマミドリ、海老野

＊掲載は50音→アルファベット順です。

精神科ナースになったわけ

コミックエッセイの森

2017年4月17日 初版第１刷発行
2018年8月15日 初版第13刷発行

著者　水谷緑

発行人　堅田浩二

本文DTP　松井 和彌

編集　小林千奈都

発行所　株式会社イースト・プレス

〒101-0051
東京都千代田区神田神保町2-4-7　久月神田ビル
Tel 03-5213-4700　Fax 03-5213-4701
http://www.eastpress.co.jp/

印刷所　中央精版印刷株式会社

装幀　坂根 舞（井上則人デザイン事務所）

定価はカバーに表示してあります。

ISBN 978-4-7816-1528-8 C0095